Heidelberger Taschenbücher Band 234

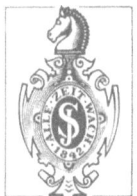

W. Köhler   G. Schachtel   P. Voleske

BIOMETRIE

Einführung in die Statistik
für Biologen und Agrarwissenschaftler

Mit 58 Abbildungen

Springer-Verlag
Berlin Heidelberg New York Tokyo 1984

Professor Dr. WOLFGANG KÖHLER
Dipl.-Math. GABRIEL SCHACHTEL
Dipl.-Biologe PETER VOLESKE

Institut für Pflanzenbau und Pflanzenzüchtung II
Biometrie und Populationsgenetik
Ludwigstraße 27
D-6300 Gießen

ISBN-13: 978-3-540-13166-3   e-ISBN-13: 978-3-642-69573-5
DOI: 10.1007/978-3-642-69573-5

CIP-Kurztitelaufnahme der Deutschen Bibliothek
Köhler, Wolfgang:
Biometrie : Einf. in d. Statistik für Biologen u.
Agrarwiss. / W. Köhler ; G. Schachtel ; P. Voleske. -
Berlin ; Heidelberg ; New York ; Tokyo : Springer, 1984.
  (Heidelberger Taschenbücher ; Bd. 234)

NE: Schachtel, Gabriel:; Voleske, Peter:; GT

Das Werk ist urheberrechtlich geschützt. Die dadurch begründeten Rechte,
insbesondere die der Übersetzung, des Nachdruckes, der Entnahme von Abbildungen,
der Funksendung, der Wiedergabe auf photomechanischem oder ähnlichem Wege und
der Speicherung in Datenverarbeitungsanlagen bleiben, auch bei nur auszugsweiser
Verwertung, vorbehalten. Die Vergütungsansprüche des § 54, Abs. 2 UrhG werden durch
die „Verwertungsgesellschaft Wort", München, wahrgenommen.

© by Springer-Verlag Berlin · Heidelberg 1984

Die Wiedergabe von Gebrauchsnamen, Handelsnamen, Warenbezeichnungen usw. in
diesem Werk berechtigt auch ohne besondere Kennzeichnung nicht zu der Annahme,
daß solche Namen im Sinne der Warenzeichen- und Markenschutz-Gesetzgebung als
frei zu betrachten wären und daher von jedermann benutzt werden dürften.

Vorwort

Dieses Buch richtet sich an die Anwender statistischer Methoden aus der Biologie und den Agrarwissenschaften. Es versucht die behandelten statistischen Verfahren mit möglichst wenig Formalismus, durch anschauliche Beispiele und mit Hilfe graphischer Darstellungen ausführlich zu erläutern. Die Auswahl des behandelten Stoffes erfolgte unter dem Gesichtspunkt, daß im Verlauf eines Semesters ein Einblick sowohl in die beschreibende als auch in die schließende Statistik und in die Versuchsplanung möglich ist. Auf eine Aufarbeitung der Grundlagen der Wahrscheinlichkeitsrechnung wurde verzichtet. Zur Wiederholung empfehlen wir z. B. das entsprechende Kapitel aus dem Buch von Batschelet (siehe Literaturhinweise).

Ziel dieses Lehrbuches ist es nicht, aus einem Anwender einen Statistiker zu machen, sondern es gilt, den Dialog zwischen beiden zu ermöglichen. Dieser Dialog in Form von statistischer Beratung wird als wesentlich angesehen und sollte nicht erst nach Durchführung der Datenerhebung, sondern möglichst schon im Stadium der Versuchsplanung beginnen.

Die Anwendung rechenaufwendiger und komplizierter statistischer Verfahren ist durch den Einsatz von Computern und durch die damit verbundene zunehmende Verbreitung statistischer Programmpakete wesentlich erleichtert worden. Einerseits ermöglicht dies eine verbesserte und umfangreichere Auswertung der in einem Datensatz enthaltenen Informationen, andererseits verführt dieser unkomplizierte Zugang zu unkritischer Anwendung der verschiedensten statistischen Methoden, ohne die zugrundeliegenden Voraussetzungen der Verfahren zu berücksichtigen. Ein Hauptanliegen dieses Buches ist es daher, die hinter den beschriebenen Verfahren stehenden Fragestellungen und Modelle zu vermitteln, um so dem Anwender eine bessere Grundlage und Motivation bei der Auswahl geeigneter Statistik-Prozeduren zur Verrechnung seiner Daten zu geben. Dadurch wird er auch in die Lage versetzt, die Tragfähigkeit seiner Ergebnisse besser zu beurteilen.

Obwohl wir nach Beschreibung der Grundgedanken zu jedem Verfahren den Rechengang in „Kästchen" anführen, wollen wir keine „Rezeptsammlung" vorlegen. Das Durchrechnen von Beispielen anhand dieser Kästchen soll nach der allgemeinen Beschreibung eine konkrete Vorstellung vom rechnerischen Ablauf der Verfahren vermitteln. Wir empfehlen dem Leser die angeführten Beispiele jeweils eigenständig mit dem Taschenrechner durchzurechnen. Neben der Einübung der Verfahren können die Rechenanleitungen zur schnellen Auswertung kleiner Versuche hilfreich sein. Grundsätzlich wurden „Fragestellung" und „Voraussetzung" in den Kästchen aufgeführt, um hervorzuheben, daß stets geklärt sein muß, ob die Daten den Anforderungen des gewählten Verfahrens genügen.

Bei der Behandlung multipler Vergleiche haben wir auf die Unterscheidung zwischen geplanten (a priori) und ungeplanten (a posteriori) Testmethoden Wert gelegt. Bei den a priori-Verfahren wurde die äußerst begrenzte Anwendungsmöglichkeit dieser Tests im Rahmen der Hypothesenprüfung (konfirmatorische Statistik) hervorgehoben. Es muß aber an dieser Stelle betont werden, daß damit ihre Bedeutung beim Aufdecken möglicher Signifikanzen im Rahmen einer Hypothesenfindung (explorative Datenanalyse) nicht geschmälert werden soll. In keiner Weise war unser Anliegen, die Biometrie in eine „inferenzstatistische Zwangsjacke" zu stecken. Nur sollte der beliebten Unsitte entgegengetreten werden, explorativ erhaltenen Aussagen konfirmatorische Autorität durch Angabe einer Sicherheitswahrscheinlichkeit zu verleihen.

Ein ausführliches Sachverzeichnis soll dem Leser ermöglichen, das Buch später auch zum Nachschlagen spezieller Abschnitte zu verwenden. Die Aufnahme eines Verzeichnisses englischer Fachausdrücke schien uns angesichts der meist englisch-sprachigen statistischen Programmpakete sinnvoll.

Unser Dank gilt allen, die durch Fragen und Kritik die heutige Form des Buches beeinflußten, insbesondere Frau CHR. WEINANDT für die Geduld beim Tippen des Manuskripts, Herrn A. WAGNER für die sorgfältige Anfertigung der über 60 graphischen Darstellungen und Frau R. PLÄTTKE für vielfältige Vorschläge zur inhaltlichen Gestaltung.

Gießen, im Juli 1984

WOLFGANG KÖHLER
GABRIEL SCHACHTEL
PETER VOLESKE

Inhaltsverzeichnis

Einleitung 1

Kapitel I Merkmalsauswahl 5
§ 1   Wahl geeigneter Merkmale 5
1.1   Objektivität, Reliabilität, Validität 5
1.2   Die verschiedenen Skalen-Niveaus 6

Kapitel II Beschreibende Statistik 11
§ 2   Tabellen zur Darstellung monovariabler Verteilungen . 11
§ 3   Graphische Darstellung monovariabler Verteilungen . . 16
3.1   Verschiedene Arten graphischer Darstellung 17
3.2   Die Schaubilder einiger Verteilungstypen 24
3.3   Das Summenhäufigkeits-Polygon 25
3.4   ... als die Bilder lügen lernten 26
§ 4   Charakteristische Maßzahlen monovariabler
        Verteilungen 28
4.1   Die Lageparameter 30
4.2   Die Streuungsmaße 36
4.3   Zur Anwendung der eingeführten Maßzahlen 41
§ 5   Graphische Darstellung bivariabler Verteilungen 44
§ 6   Zur Korrelationsanalyse 47
6.1   Der Pearsonsche Maßkorrelationskoeffizient 47
6.2   Das Bestimmtheitsmaß 51
6.3   Zur Interpretation von Korrelationskoeffizient und
        Bestimmtheitsmaß 52
6.4   Der Spearmansche Rangkorrelationskoeffizient 55
6.5   Der Kontingenzkoeffizient 58
§ 7   Zur Regressionsrechnung 63
7.1   Die Ermittlung einer Geradengleichung 63
7.2   Einige Achsentransformationen 71

Kapitel III Einführung in die schließende Statistik 82
§ 8   Grundgedanken zur Test-Theorie 82
8.1   Zielsetzung statistischer Tests 82
8.2   Fehler 1. Art und 2. Art 84

8.3	Einseitige und zweiseitige Fragestellung	90
8.4	Prüfstatistik und Prüfverteilung	92
8.5	Vorgehen bei statistischen Tests	93
§ 9	Eine Auswahl wichtiger Tests	94
9.1	Tests bei normalverteilten Grundgesamtheiten	94
9.2	Tests zu ordinalskalierten Daten (Rangtests)	101
9.3	Test zu nominalskalierten Daten	105
§ 10	Vertrauensbereiche für μ bei Normalverteilung	109

Kapitel IV Varianzanalyse bei normalverteilten Gesamtheiten . . 113

§ 11	Grundgedanken zur Varianzanalyse	113
11.1	Zerlegung der Varianz nach Streuungsursachen	113
11.2	Unterscheidung in feste und zufällige Effekte	115
§ 12	Einfaktorielle Varianzanalyse (Modell I)	119
12.1	Mathematische Bezeichnungen	119
12.2	Zu den Voraussetzungen der Varianzanalyse	123
12.3	Zerlegung in Streuungskomponenten	125
12.4	Durchführung der einfaktoriellen Varianzanalyse (Modell I)	127
§ 13	Zweifaktorielle Varianzanalyse (Modell I)	130
13.1	Das zweifaktorielle Modell	130
13.2	Durchführung der zweifaktoriellen *ANOVA* (mehrfache Besetzung, Modell I)	136
13.3	Die zweifaktorielle *ANOVA* ohne Wiederholungen (Modell I)	141
§ 14	Prüfung der Voraussetzungen	145
14.1	Zwei Tests auf Varianzhomogenität	147
§ 15	Multiple Mittelwertvergleiche	152
15.1	Einige a priori-Testverfahren	153
15.2	Einige a posteriori-Testverfahren	161
§ 16	Einfaktorielle Varianzanalyse (Modell II)	173

Kapitel V Varianzanalyse bei ordinalskalierten Daten 177

§ 17	Parameterfreie Verfahren für mehrere unabhängige Stichproben	177
17.1	Der *H*-Test (Kruskal-Wallis)	178
17.2	Der Nemenyi-Test für multiple Vergleiche	182
§ 18	Parameterfreie Verfahren für mehrere verbundene Stichproben	183
18.1	Der Friedman-Test (Rangvarianzanalyse)	183
18.2	Der Wilcoxon-Wilcox-Test für multiple Vergleiche	186

Kapitel VI Regressionsanalyse 189

§ 19 Grundgedanken zur Regressionsanalyse 189
  19.1 Interessierende Fragestellungen 189
  19.2 Zu den Voraussetzungen einer Regressionsanalyse . . . 191
  19.3 Mathematische Bezeichnungen 194

§ 20 Lineare Regression bei einfacher Besetzung 196
  20.1 Signifikanzprüfung auf Anstieg 198
  20.2 Berechnung von Konfidenzintervallen 200
  20.3 Durchführung der Regressionsanalyse
         (ohne Wiederholung) 202

§ 21 Lineare Regression bei mehrfach-Besetzung 204
  21.1 Prüfung der Linearität 205
  21.2 Durchführung der Regressionsanalyse
         (mit Wiederholung) 207

Kapitel VII Zur Versuchsplanung 212

§ 22 Am Anfang sollte die Versuchsplanung stehen 212
  22.1 Treffgenauigkeit und Präzision 214
  22.2 Einige Grundsätze der Versuchsplanung 214
  22.3 Verschiedene Versuchsanordnungen 221
  22.4 Zur Wahl des Stichprobenumfangs 226

Literaturhinweise 233

Tabellenanhang 235

Sachverzeichnis 247

Auswahl englischer Fachausdrücke 253

Einleitung

Das vorliegende Buch will eine Einführung in die Denk- und Arbeitsweise der *Biometrie* sein. Dieser Zweig der Statistik befaßt sich mit der Anwendung statistischer Verfahren auf die belebte Natur und wird daher auch oft als Biostatistik bezeichnet. Ein wesentliches Ziel der Biometrie ist es, Methoden bereitzustellen, um in Biologie, Agrarwissenschaft und Medizin eine Hilfestellung bei der *Erhebung, Beschreibung* und *Interpretation* von Daten zu geben.

Die Biometrie läßt sich, ebenso wie die Statistik insgesamt, in zwei große Bereiche unterteilen:
– die deskriptive oder *beschreibende* Statistik.
– die analytische oder *schließende* Statistik.

Die beschreibende Statistik hat das Ziel, die gewonnenen Daten so darzustellen, daß das Wesentliche deutlich hervortritt – was „wesentlich" ist, hängt von der Problemstellung ab, unterliegt aber auch häufig der subjektiven Entscheidung des Fachwissenschaftlers. Um Übersichtlichkeit zu erreichen, muß das oft sehr umfangreiche Material geeignet zusammengefaßt werden. Die beschreibende Statistik bedient sich zu diesem Zweck hauptsächlich dreier Formen: Tabellen, graphische Darstellungen und charakteristische Maßzahlen.

Die analytische Statistik schließt dann an Hand des vorliegenden Datenmaterials auf allgemeine Gesetzmäßigkeiten. Dabei sind zunächst nur Daten über konkrete Einzelerscheinungen gegeben, und man bemüht sich, aus der „zufälligen Unregelmäßigkeit" der Einzelerscheinungen auf „statistische Regelmäßigkeiten" (Gesetzmäßigkeiten) der Massenerscheinungen zu folgern. Die analytische Statistik basiert auf der Wahrscheinlichkeitstheorie.

Beispiel: Untersucht wurde die Absterberate unter Einwirkung von 300 µg DDT auf 100 Männchen der Taufliege Drosophila melanogaster. Tabelle 0.1 gibt die Anzahl gestorbener Fliegen nach Beginn der DDT-Behandlung an.

Tabelle 0.1: Kumulative Sterbehäufigkeit von D. melanogaster nach DDT-Behandlung.

Stunden nach Behandlungsbeginn	1	2	3	4	5	6	7	8	9
Gesamtzahl gestorbener Fliegen	1	12	58	84	95	98	98	99	100

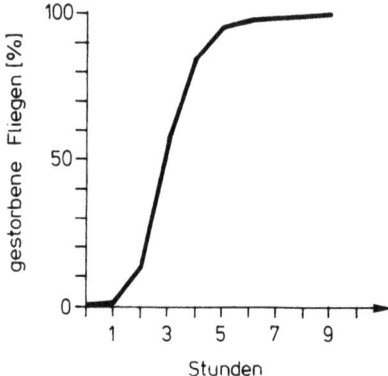

Abb. 0.1: Graphische Darstellung zu Tabelle 0.1.

Wir können aus den Daten selbstverständlich keine Vorhersage über den Sterbezeitpunkt einer bestimmten individuellen Fliege machen. Wir können auch nicht behaupten, daß bei Versuchswiederholung erneut zwei Fliegen nach 6 Stunden überlebt haben werden. Es kann aber mit Hilfe der schließenden Statistik behauptet werden, daß nach 4 Stunden über die Hälfte der Fliegen der untersuchten Population sterben, wenn sie dieser DDT-Behandlung ausgesetzt werden.

Neben den beiden Aufgaben der Biometrie, vorgelegtes Datenmaterial zu ordnen und Schlüsse daraus zu ermöglichen, ist eine ebenso wichtige Aufgabe der Biometrie, den Fachwissenschaftler vom statistischen Standpunkt aus bei einer möglichst sinnvollen Datenerhebung anzuleiten. Diese statistische Beratung *vor* Ausführung eines Versuches (bzw. einer Untersuchung) hat das Bestreben, die Ermittlung der Daten so anzulegen, daß die spätere Beschreibung und Auswertung möglichst effektiv wird und einen optimalen Beitrag zur Beantwortung der interessierenden Fragestellung liefert. Diesen Bereich der Biometrie bezeichnet man als Versuchsplanung.

Vielleicht wird die Zielsetzung der Statistik durch die folgenden typischen Fragen am besten verdeutlicht:

– Welche Daten soll man zur Beantwortung einer gegebenen Aufgabenstellung ermitteln?

- Wieviel Daten soll man ermitteln?
- Auf welche Art soll man das Untersuchungsmaterial auswählen?
- Wie soll man seine Untersuchungsdaten ermitteln?
- Wie sollen die gewonnenen Daten geordnet werden?
- Wie sollen die Daten beschrieben und übersichtlich dargestellt werden?
- Wie wertet man die Daten aus?
- Welche Schlüsse lassen sich ziehen?
- Wie zuverlässig sind die getroffenen Aussagen?
- Welche weiterführenden Fragestellungen haben die Ergebnisse aufgeworfen?

Man kann diesen Fragenkatalog in drei Schritte zusammenfassen:

1. Aufgabenstellung. Nach präziser Formulierung der Fragestellung muß eine geeignete Wahl von Merkmalen getroffen, eine Meß- bzw. Beobachtungsmethode festgelegt und ein Versuchsplan aufgestellt werden.

2. Datengewinnung. Gewinnung des Untersuchungsmaterials (Ziehen der Stichprobe) und Ausführung der Messungen bzw. Beobachtungen an diesem Material.

3. Datenverarbeitung. Das gewonnene Datenmaterial muß graphisch und rechnerisch aufbereitet werden, dann sind Schlüsse von der Stichprobe auf die Grundgesamtheit zu ziehen, diese werden anschließend geprüft und interpretiert.

Die Biometrie liefert insbesondere Beiträge zur Lösung des ersten und dritten Punktes.

Bemerkung 1: Die Einteilung in beschreibende und schließende Statistik wurde gewählt, um die unterschiedliche Zielsetzung der in den beiden Bereichen verwendeten Methoden herauszustellen. Durch die Verbreitung des Computers können heute deskriptive Methoden intensiver zur Datenanalyse herangezogen werden. Dabei steht nicht nur die Datenreduktion und -charakterisierung, sondern darüberhinaus auch das Entdecken möglicher, noch unbekannter Strukturen in den gegebenen komplexen Datenmengen im Vordergrund (data-snooping). Das Vorliegen solcher Strukturen muß dann anschließend aufgrund eines entsprechenden Versuchsplans mit Hilfe der Methoden der schließenden Statistik bestätigt werden. Aufgrund dieses neuen Konzeptes werden für die beiden Bereiche die Bezeichnungen explorative Datenanalyse bzw. konfirmatorische Datenanalyse verwendet.

Bemerkung 2: Leider wird in Praktika selten auf die Probleme bei der Aufgabenstellung eingegangen. Dem Studenten sind Fragestellung, zu messendes Merkmal und Stichprobe vorgegeben. Er beginnt dann mit dem Messen, *ohne* über die Gründe der Auswahl von Merkmal und Stichprobe Näheres zu erfahren. Bei der Datenaufbereitung bleibt er deshalb meist beim Beschreiben seiner Untersuchungsergebnisse stehen, ohne sie zu analysieren. Später aber, in der Diplomarbeit erwartet man von ihm die selbständige Durchführung aller drei Schritte einer Untersuchung, nur die Fragestellung wird ihm vorgegeben.

Das folgende erste Kapitel soll daher deutlich machen, welche Bedeutung schon der sinnvollen Wahl der Merkmale zukommt.

Kapitel I: Merkmalsauswahl

§ 1 Wahl geeigneter Merkmale

1.1 Objektivität, Reliabilität, Validität

Liegt dem Fachwissenschaftler eine Fragestellung vor, so muß er sich entscheiden, welche Merkmale er zur Beantwortung seiner Frage sinnvollerweise untersucht. Dazu sollte er zunächst die folgenden drei *Kriterien bei der Auswahl seiner Merkmale beachten*:

Objektivität
Die Ausprägung des zu ermittelnden Merkmals ist unabhängig von der Person des Auswerters eindeutig festzustellen.

Beispiel: Die Bewertung von Deutsch-Aufsätzen ist oft stark vom beurteilenden Lehrer abhängig und somit wenig objektiv.

Reliabilität
Das Merkmal gestattet reproduzierbare Meß- (bzw. Beobachtungs-) Ergebnisse, bei Wiederholung liegen also gleiche Resultate vor. Statt Reliabilität wird auch von „Zuverlässigkeit" gesprochen.

Beispiel: Beim Test einer neuen Methode zur Messung der Enzymaktivität wurde das untersuchte Homogenat in mehrere gleiche Proben aufgeteilt und jeweils gemessen. Die erhaltenen Ergebnisse unterschieden sich teilweise um eine Größenordnung (Faktor 10). Die Methode mußte als unzuverlässig verworfen werden.

Validität
Das Merkmal in seinen Ausprägungen spiegelt die für die Fragestellung wesentlichen Eigenschaften wider. Statt Validität wird auch von „Gültigkeit" oder „Aussagekraft" gesprochen.

Beispiel: Bei der Zulassung zum Medizin-Studium spielt die Durchschnittsnote im Abitur eine wichtige Rolle. Hat dieses Merkmal tatsächlich eine zentrale Bedeutung für die Beurteilung, ob die Fähigkeit zum Arztberuf vorliegt?

1.2 Die verschiedenen Skalen-Niveaus

Wenn man die eben beschriebenen Kriterien bei der Merkmalsauswahl berücksichtigt hat, dann stehen in den meisten Fällen immer noch eine Vielzahl geeigneter Merkmale zur Verfügung. Es ist ratsam, sich nun über das jeweilige Skalenniveau der geeigneten Merkmale Gedanken zu machen. Man unterscheidet nach der Art der Merkmalsausprägungen verschiedene Skalen-Niveaus:

Nominalskala
Qualitative Gleichwertigkeit wird in einer Nominalskala festgehalten. Das Merkmal ist in mindestens zwei diskrete Kategorien (Klassen, Merkmalsausprägungen) unterteilt. Man beobachtet die Anzahl des Auftretens jeder Kategorie, es wird also gezählt, wie häufig die Merkmalsausprägungen jeweils vorkommen. Die Kategorien sind diskret, weil Zwischenstufen nicht zugelassen werden. D.h. eine Ausprägung fällt entweder in die eine oder andere Kategorie, liegt aber nicht „zwischen" zwei Kategorien.

Beispiel: Das Merkmal Geschlecht mit den Ausprägungen weiblich und männlich ist nominalskaliert. Das Merkmal Farbe mit den Ausprägungen rot, grün, blau und braun ist ebenfalls nominalskaliert.

Ordinalskala
Die Rangfolge wird in einer Ordinalskala festgehalten. Die Merkmalsausprägungen treten in vergleichbaren, diskreten Kategorien auf und lassen sich nach Größe, Stärke oder Intensität anordnen. Zum Zählen kommt zusätzlich ein ordnendes Vergleichen hinzu, somit wird mehr Information als bei einer Nominalskala verarbeitet.

Beispiel: Das Merkmal Leistung mit den Ausprägungen sehr gut, gut, befriedigend, ausreichend und mangelhaft ist ordinalskaliert. Die EG-Qualitätsnorm für Äpfel mit den Ausprägungen Extra, I, II, III (Handelsklassen) ist ebenfalls eine Ordinalskala.

Mangel der Ordinalskala: Man weiß zwar, daß die eine Merkmalsausprägung ein größer, stärker oder schneller als eine andere Ausprägung bedeutet, über das „wieviel größer, stärker oder schneller" ist aber nichts ausgesagt.

Beispiel: Aus der olympischen Medaillenvergabe weiß man zwar, daß Gold besser als Silber und Silber besser als Bronze ist. Dabei kann aber durchaus (z.B. 100m Lauf) der Unterschied Gold (10.1 sec) zu

Silber (10.2 sec) klein sein (0.1 sec), während zwischen Silber und Bronze (10.7 sec) ein großer Abstand klafft (0.5 sec). Diese Information geht verloren, nur Rangplätze zählen.

Intervallskala
Die Abstände zwischen den Merkmalsausprägungen können durch eine Intervallskala festgehalten werden. Gleiche Differenzen (Intervalle) auf der Skala entsprechen gleichen Differenzen beim untersuchten Merkmal. Im Vergleich zur Ordinalskala erlaubt also die Intervallskala zusätzlich zur Anordnung der Merkmalsausprägungen auch den Vergleich der Abstände zwischen den Ausprägungen. Die Skala ist nicht mehr diskret sondern kontinuierlich.

Beispiel: Das Merkmal Temperatur mit Ausprägungen in Grad Celsius (°C) ist intervallskaliert. Eine Temperatur-Schwankung von $-3\,°C$ bis $+6\,°C$ im Januar und von $+20\,°C$ bis $+29\,°C$ im Juli ist gleich groß, da die Differenz zwischen maximaler und minimaler Temperatur in beiden Monaten $9\,°C$ beträgt. Die Schwankungen im Januar und im Juli haben sich jeweils in Temperatur-Intervallen gleicher Länge ($9\,°C$) bewegt.

Verhältnisskala
Nicht nur die Differenz sondern auch der Quotient aus zwei Meßwerten darf bei Verhältnisskalen verwendet werden. Während die Intervallskala nur den Vergleich von Differenzen (Abständen) gemessener Werte erlaubt, ist bei der Verhältnisskala auch der Vergleich der Quotienten (Verhältnis) gemessener Werte sinnvoll. Die sinnvolle Berechnung von Quotienten ist möglich, weil Verhältnisskalen einen eindeutig festgelegten und nicht willkürlich gesetzten Nullpunkt haben.

Beispiel: Das Merkmal Länge mit Ausprägungen in Zentimeter (cm) genügt einer Verhältnisskala. Der Nullpunkt ist nicht willkürlich definierbar. Daher sagt auch der Quotient etwas über das Längenverhältnis zweier Meßwerte aus: 32 cm ist zweimal so lang wie 16 cm, der Quotient ist 2.

Die Temperatur in °C gemessen erfüllt dagegen nicht die Anforderungen einer Verhältnisskala, $32\,°C$ ist (physikalisch gesehen) nicht doppelt so warm wie $16\,°C$, wie eine Umrechnung in Grad Fahrenheit oder Grad Kelvin zeigt. Bei der Festlegung der *Celsius-Skala* wird der Gefrierpunkt von H_2O *willkürlich* zum Nullpunkt der Skala erklärt. Dagegen ist bei *Kelvin* der niedrigste theoretisch erreichbare Temperaturzustand zum Nullpunkt bestimmt worden, es wurde hier also *kein* *willkürlicher sondern der allen Substanzen (nicht nur H_2O) gemeinsame absolute Nullpunkt gewählt.* Somit ist die Kelvin-Skala eine Verhältnis-Skala und es ist physikalisch sinnvoll, eine Temperatur von 300° K als doppelt so warm wie 150° K zu bezeichnen.

Die vier Skalenniveaus wurden hier in aufsteigender Folge eingeführt, jedes höhere Skalenniveau erfüllt jeweils auch die Anforderungen der niedrigeren Skalen. D.h. jedes Merkmal kann zumindest auf Nominalskalenniveau „gemessen" werden, während nicht jedes Merkmal auch ein höheres Skalenniveau zuläßt.

Beispiel: Das Merkmal Länge kann, muß aber nicht auf dem höchsten Verhältnisskalen-Niveau gemessen werden. Für viele Fragestellungen genügt eine Nominalskala. So interessiert sich die Bundespost bei Standardbriefen nur für die Frage: Ist die Höhe des Briefes über 0.5 cm (Porto-Zuschlag) oder darunter (normales Porto)? Wir haben also eine Längen-„Messung" durch eine Nominalskala mit zwei Kategorien vorzunehmen. Das Merkmal Geschlecht läßt sich dagegen nur nominalskalieren und auf keinem höheren Skalenniveau messen.

Wir haben die Unterscheidung in verschiedene Skalenniveaus vorgenommen, weil sie bei der Merkmalsauswahl berücksichtigt werden sollte. Denn das Skalenniveau der Merkmale entscheidet, welche Verfahren für die spätere Datenauswertung zulässig sind. Viele statistische Verrechnungsmethoden sind nur ab einem bestimmten Skalenniveau möglich und sinnvoll.

Beispiel: Aus nominalskalierten Daten darf kein arithmetisches Mittel berechnet werden. Was sollte der Mittelwert aus 4 Hunden und 3 Katzen sein?

Im Vorgriff auf spätere Kapitel wollen wir hier schon tabellarisch einen Eindruck von der engen Beziehung zwischen Skalenniveau und statistischer Auswertung vermitteln:

Tabelle 1.1: Notwendiges Skalenniveau einiger statistischer Verfahren.

Meß-Niveau	zugehörige Daten	Maßzahlen und Tests
Nominal-Skala	Häufigkeiten	C, D, p, χ^2-Test
Ordinal-Skala	Rangplätze	R, Z, V, U-Test
Intervall-Skala	Meßwerte	$r, \bar{x}, s, t$-Test
Verhältnis-Skala	Meßwerte	G, cv

Die statistischen Möglichkeiten bei der Auswertung sind vom Skalenniveau abhängig, weil auf höherem Niveau mehr Information festgehalten und ausgewertet werden kann, als bei niedrigeren Skalierungen. Meist ist aber dieser Anstieg an Information verbunden mit größerem Aufwand in der Untersuchungsmethodik. Dieser Sachverhalt sollte bei der Wahl der geeigneten Merkmale berücksichtigt werden.

Beispiel: Wir planen ein Experiment zur Untersuchung der Wirksamkeit eines Insektizids (Repellent) auf verschiedene Arten von Blattläusen. Es stellt sich die Frage, welche Merkmale geeignet sind, um etwas über die Wirksamkeit des Insektizids zu erfahren. Aus einer Anzahl denkbarer Merkmale haben wir mit Hilfe der Kriterien Objektivität, Reliabilität und Validität einige sofort als ungeeignet verworfen. Nach dieser Vorauswahl seien beispielsweise nur noch drei Merkmale verblieben, die wir im Versuch messen (bzw. beobachten) könnten:

1. Wir beobachten, ob die Läuse auf der Pflanze bleiben oder abfallen und notieren die Anzahl Abgefallener und nicht Abgefallener. Dadurch erhalten wir eine Nominalskala.
2. Wir beobachten, ob die Läuse auf der Pflanze saugen, nur probesaugen oder nicht saugen. Hierbei handelt es sich um eine Ordinalskala.
3. Wir messen die Zeitdauer des Saugens, womit wir eine Verhältnisskala haben.

Bei der Entscheidung für einen der drei Wege sollte bedacht werden, daß mit dem Anstieg an Information auch der Aufwand des Versuches steigt. Das *Schema 1.1* stellt die eben beschriebenen Zusammenhänge nochmals übersichtlich dar. (In unserem Beispiel fehlt ein intervallskaliertes Merkmal, da sehr häufig die intervallskalierten Merkmale auch Verhältnisskalen-Niveau haben.)

10 Wahl geeigneter Merkmale

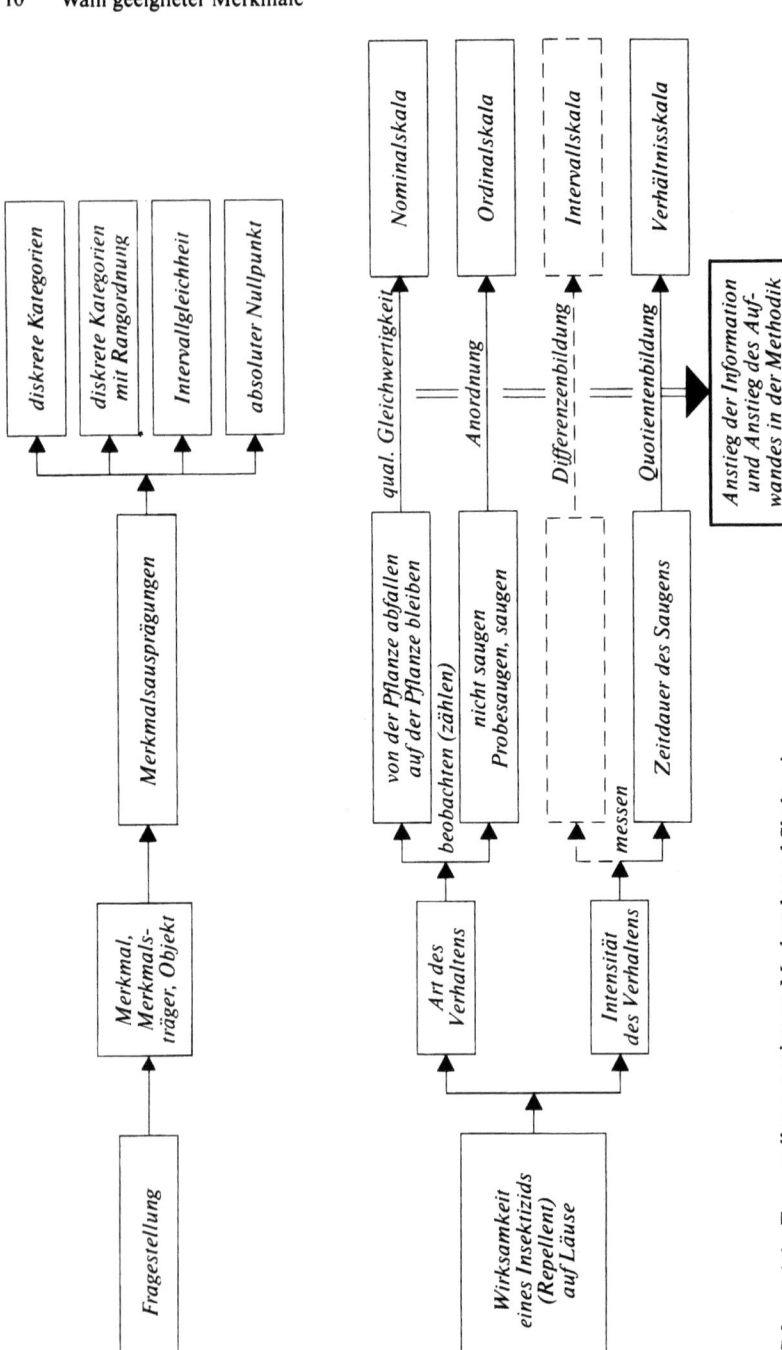

Schema 1.1: Fragestellung, geeignete Merkmale und Skalenniveau.

Kapitel II: Beschreibende Statistik

In der beschreibenden Statistik werden Verfahren zur übersichtlichen Darstellung von Untersuchungsergebnissen bereitgestellt. Stammen diese Daten aus der Untersuchung eines einzigen Merkmals, so erhält man Verteilungen von nur *einer* Variablen und bezeichnet diese als *monovariable Verteilungen*. Entsprechend spricht man bei zwei untersuchten Merkmalen von bivariablen Verteilungen, mit denen wir uns allerdings erst in § 5 beschäftigen werden.

Wie schon erwähnt, sind es im wesentlichen drei Formen, die die deskriptive Statistik zur übersichtlichen Beschreibung von Daten anbietet:
- Tabellen
- Graphische Darstellungen
- Charakteristische Maßzahlen.

In den ersten drei Paragraphen dieses Kapitels werden diese drei Darstellungsweisen im Einzelnen erläutert, wobei wir uns zunächst auf monovariable Verteilungen beschränken. Die letzten Paragraphen des Kapitels gehen auf die Beschreibung bivariabler Verteilungen ein.

§ 2 Tabellen zur Darstellung monovariabler Verteilungen

Die ungeordnete Form von Meßwerten (bzw. Beobachtungen) einer Untersuchung, die der Reihe ihres Auftretens nach zusammengestellt ist, nennt man *Urliste* oder Protokoll.

Um eine Übersicht über die Meßwerte der Urliste zu erhalten, kann man die Meßwerte der Größe nach ordnen. Dadurch entsteht die *primäre Tafel,* die auch „geordnete Liste" heißt.

Jetzt kann man schon einen neuen Wert, die *Variationsbreite V,* ablesen, die aus der Differenz zwischen dem größten (x_{max}) und dem kleinsten (x_{min}) Meßwert gebildet wird: $V = x_{max} - x_{min}$.

Bemerkung: Man achte hier wie im Weiteren darauf, daß das Angeführte nicht für alle Skalierungen anwendbar ist. Haben wir z.B. das Merkmal Obst mit den Ausprägungen Apfel, Birne, Traube und Zitrone, so liegt eine Nominalskala vor. Wir können die vier Merkmalsausprägungen also nicht nach „größer", „stärker" oder „schneller" anordnen, daher haben wir kein x_{max} und x_{min}, um eine Variationsbreite zu berechnen.

Als nächstes kommt man zur *Häufigkeitstabelle,* indem man gleiche Meßwerte zusammenfaßt und ihnen die Anzahl ihres Auftretens zuordnet. Dies ist die übliche Darstellung von Untersuchungsergebnissen. Allerdings ist sie noch recht unübersichtlich, wenn sehr viele verschiedene Werte vorliegen. In diesem Fall ist es ratsam, eine *Klassifizierung* vorzunehmen, d.h. benachbarte Werte zu einer Klasse zusammenzufassen. Die Menge sämtlicher Meßwerte, die innerhalb festgelegter Grenzen, der Klassengrenzen, liegen, nennt man *Klasse*. Als Repräsentant einer Klasse wählt man meist die *Klassenmitte,* die aus dem arithmetischen Mittel der beiden Klassengrenzen gebildet wird. Die *Klassenbreite* kann man entweder aus der Differenz zweier aufeinanderfolgender Klassenmitten oder der Differenz der Klassengrenzen einer Klasse berechnen. Im Allgemeinen sollte für alle Klassen einer Klassifizierung die gleiche Breite gewählt werden.

Bei der Wahl der „richtigen" Klassenbreite ist man bestrebt, mit einem Minimum an Klassen ein Maximum an spezifischer Information zu erhalten. Je größer die Klassenbreite, desto geringer ist die Anzahl der Klassen, was leicht zur Verwischung von Verteilungseigenschaften führen kann. Im Extremfall, bei sehr großer Klassenbreite, fallen *alle* Werte in *eine* Klasse, man erhält eine Gleichverteilung, die kaum mehr Information enthält. Eine zu kleine Klassenbreite dagegen erhöht die Gefahr, unspezifische, zufällige Einflüsse hervorzuheben. Neben der Klassenbreite spielt auch die Wahl der Anfangs- und Endpunkte der Klasseneinteilung eine gewisse Rolle.

Liegen keine Vorinformationen vor, so ist zur Bestimmung der **Klassenbreite b** folgende Formel hilfreich:
$$b = \frac{V}{1 + 3.32 \cdot \lg n},$$
wobei n der Stichprobenumfang (Anzahl der Meßwerte),
V die Variationsbreite (Spannweite).

Formel 2.1: Faustregel von STURGES zur geeigneten Wahl einer Klassenbreite.

Tabellen zur Darstellung monovariabler Verteilungen   13

Beispiel: Zur Analyse der innerartlichen Variabilität wurden die Flügellängen eines Insekts gemessen, in [mm].

Tabelle 2.1: Flügellängen in der Reihenfolge ihres Auftretens.

Urliste: Flügellängen in [mm], Stichprobenumfang $n = 25$								
3.8	3.6	4.3	3.5	4.1	4.4	4.5	3.6	3.8
3.3	4.3	3.9	4.3	4.4	4.1	3.6	4.2	3.9
3.8	4.4	3.8	4.7	3.8	3.6	4.3		

Tabelle 2.2: Flügellängen der Größe nach angeordnet.

Primäre Liste: Flügellängen in [mm], Stichprobenumfang $n = 25$								
$x_{min} =$	3.3	3.5	3.6	3.6	3.6	3.6	3.8	3.8	3.8
3.8	3.8	3.9	3.9	4.1	4.1	4.2	4.3	4.3	4.3
4.3	4.4	4.4	4.4	4.5	$4.7 = x_{max}$				

Tabelle 2.3: Häufigkeitsverteilung zu Tabelle 2.1.

Häufigkeitstabelle: Flügellängen in [mm]		
Meßwert x_i	Strichliste	Häufigkeiten f_i
$x_1 = 3.3$	|	1 oder $f_1 = 1$
$x_2 = 3.4$		0 $f_2 = 0$
$x_3 = 3.5$	|	1 $f_3 = 1$
$x_4 = 3.6$	||||	4 $f_4 = 4$
$x_5 = 3.7$		0 $f_5 = 0$
$x_6 = 3.8$	⊦⊦⊦⊦	5 $f_6 = 5$
$x_7 = 3.9$	||	2 $f_7 = 2$
$x_8 = 4.0$		0 $f_8 = 0$
$x_9 = 4.1$	||	2 $f_9 = 2$
$x_{10} = 4.2$	|	1 $f_{10} = 1$
$x_{11} = 4.3$	||||	4 $f_{11} = 4$
$x_{12} = 4.4$	|||	3 $f_{12} = 3$
$x_{13} = 4.5$	|	1 $f_{13} = 1$
$x_{14} = 4.6$		0 $f_{14} = 0$
$x_{15} = 4.7$	|	1 $f_{15} = 1$
Stichprobenumfang n		25 oder $\sum f_i = 25$

Unsere *Urliste* enthält 25 Werte, das sind $n = 25$ Zahlen als Ergebnis von ebensovielen Beobachtungen (Längenmessungen) eines Merkmals (Flügellänge) von 25 zufällig ausgesuchten Exemplaren einer Insektenart. Die 25 Insekten bilden eine *Stichprobe vom Umfang* $n = 25$, aus der man später Schlüsse auf die zugehörige Grundgesamtheit aller Insekten der betreffenden Population ziehen will.

Aus der *primären Liste* entnehmen wir sofort, daß die Variationsbreite $V = 4.7 - 3.3 = 1.4$ ist.

Oft geht man nicht über eine primäre Liste, sondern erstellt sofort eine Strichliste:

In unserem Fall haben wir direkt aus der Urliste $x_{min} = 3.3$ und $x_{max} = 4.7$ herausgesucht und alle – bei der gegebenen Meßgenauigkeit möglichen – Werte dazwischen der Größe nach aufgelistet und mit $x_1 = 3.3, x_2 = 3.4, \ldots, x_{15} = 4.7$ bezeichnet. Dabei spricht man dann kurz von den Werten x_i mit dem Lauf-Index i von 1 bis 15. Durch eine *Strichliste* haben wir die Häufigkeiten f_i der jeweiligen x_i ermittelt.

Bemerkung: Genaugenommen liegt bei unserer Häufigkeitstabelle schon eine Klassenbildung zugrunde, die durch die begrenzte Meßgenauigkeit aufgezwungen ist. Wenn z. B. dreimal die gleiche Flügellänge $x_{12} = 4.4$ mm gemessen wurde, so heißt das nur, daß wegen unserer Meßgenauigkeit alle Werte zwischen 4.35 mm und 4.45 mm in die Klasse x_{12} fallen. Unsere drei „gleichen" Flügellängen könnten also durchaus von den verschiedenen Werten 4.37, 4.39 und 4.43 herrühren.

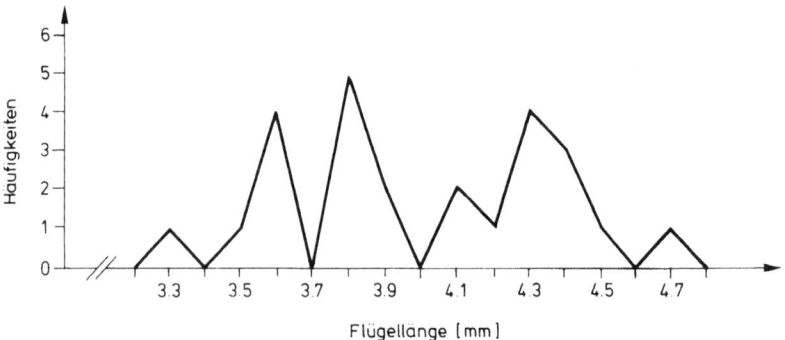

Abb. 2.1: Polygon zur graphischen Darstellung der Häufigkeitsverteilung aus Tabelle 2.3.

Erst im nächsten Paragraphen gehen wir auf graphische Darstellungen ein, wollen aber schon an dieser Stelle für unsere Tabelle ein Schaubild

anfertigen. Aus unserer Häufigkeitstabelle erhalten wir Abb. 2.1, die man „Polygonzug" nennt.
Der Polygonzug erscheint uns wegen der vielen Zacken noch recht unübersichtlich und wir können hoffen, durch die Bildung von Klassen das Spezifische der Verteilung deutlicher zu machen. Nach Formel 2.1 wäre eine Klassenbreite zwischen 0.2 und 0.3 zu empfehlen, wir wollen $b=0.3$ wählen und erhalten 5 Klassen und folgende Tabelle:

Tabelle 2.4: Klassifizierte Häufigkeiten und Summenhäufigkeiten zu Tabelle 2.1 mit Klassenbreite $b=0.3$.

Klassifizierte Häufigkeitstabelle: Flügellängen in [mm]				
Klasse	*Klassenmitte*	*Häufigkeit*	*Summenhäufigkeit*	
i	x_i	f_i	F_i	$F_i\%$
1	$3.3 \leq x < 3.6$	3.45	$f_1=2$	$F_1=\ 2$	8
2	$3.6 \leq x < 3.9$	3.75	$f_2=9$	$F_2=11$	44
3	$3.9 \leq x < 4.2$	4.05	$f_3=4$	$F_3=15$	60
4	$4.2 \leq x < 4.5$	4.35	$f_4=8$	$F_4=23$	92
5	$4.5 \leq x < 4.8$	4.65	$f_5=2$	$F_5=25$	100

Klasse Nr. 4 hat z. B. die Klassengrenzen 4.2 und 4.5, wobei 4.2 noch zur Klasse dazugehört ($4.2 \leq x$, „4.2 ist kleiner oder *gleich* x"), während 4.5 nicht mehr zur Klasse gehört ($x < 4.5$, „x ist *echt* kleiner als 4.5").
Die Klassenmitte ist $x_4 = 4.35$, denn $\dfrac{4.2+4.5}{2} = \dfrac{8.7}{2} = 4.35$.

Bemerkung: Da man im Allgemeinen mit den Klassenmitten weiterrechnet, sollte man darauf achten, bei den Klassen*mitten* möglichst *wenige Stellen hinter dem Komma* zu erhalten. In obigem Beispiel hätte man also besser die Klassengrenzen um 0.05 verschoben, die 1. Klasse wäre dann $3.25 \leq x < 3.55$ und die Klassenmitte wäre $x_1 = 3.4$.

Auch zu Tabelle 2.4 wollen wir die zugehörige graphische Darstellung betrachten:

16 Graphische Darstellung monovariabler Verteilungen

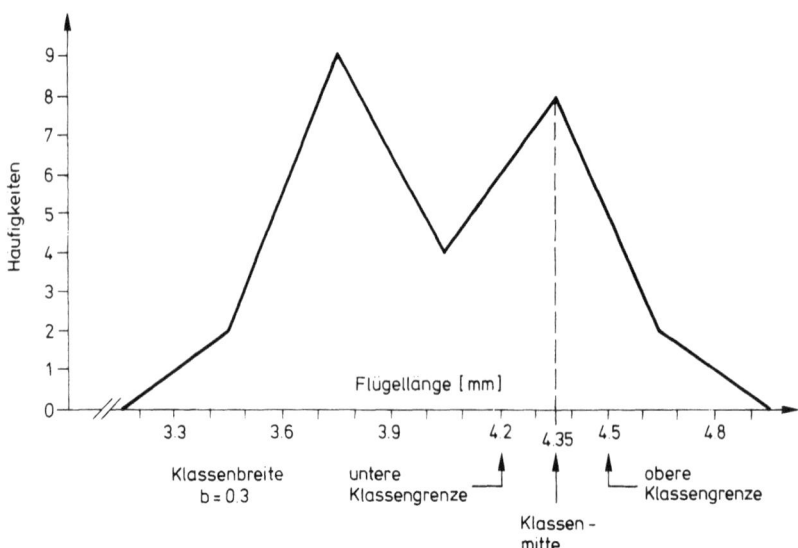

Abb. 2.2: Graphische Darstellung der klassifizierten Häufigkeitsverteilung aus Tabelle 2.4.

Erst aus der Darstellung der *klassifizierten* Häufigkeitstabelle erkennt man das spezifische Resultat dieses Versuchs, nämlich eine *zweigipflige Verteilung*.

§ 3 Graphische Darstellung monovariabler Verteilungen

Im letzten Paragraphen hatten wir schon mit Hilfe von Polygonzügen unsere Tabellen in einem Koordinatensystem abgebildet, um einen ersten visuellen Eindruck von den vorliegenden Verteilungen zu bekommen. Eine solche graphische Darstellung ist das geometrische Bild einer Menge von Daten. Sie kann eine Häufigkeitsverteilung anschaulicher machen. Ziel einer graphischen Darstellung ist es, dem Betrachter *das Wesentliche der Verteilung sofort klar zu machen*. Schaubilder haben aber keine Beweiskraft, sie dürfen also nicht als Beweis für eine aufgestellte Behauptung „mißbraucht" werden.

Bei monovariablen Verteilungen dient die Abszissenachse (X-Achse) im Allgemeinen zur Darstellung der Merkmalsausprägung, während die Ordinate (Y-Achse) die Häufigkeiten repräsentiert. Der

Maßstab für die Einheiten auf Abszisse und Ordinate darf und wird meistens verschieden sein, dabei sollte die maximale Höhe der Darstellung ungefähr der Breite entsprechen:

Faustregel: $f_{max} \approx V.$

3.1 Verschiedene Arten graphischer Darstellung

Wir wollen nun einige sehr verbreitete Methoden der graphischen Darstellung erläutern.

3.1.1 Das Stabdiagramm

Die Merkmalsausprägungen werden mit gleichen Abständen auf der Abszisse eingetragen, bei Nominal-Skala in beliebiger Reihenfolge, bei Ordinalskalierung entsprechend der Anordnung. Senkrecht zur Abszisse werden über den Merkmalsausprägungen Rechtecke („Stäbe") gleicher Breite eingezeichnet, deren Höhen die Häufigkeiten wiedergeben; die Ordinateneinteilung muß diesen Häufigkeiten entsprechen.

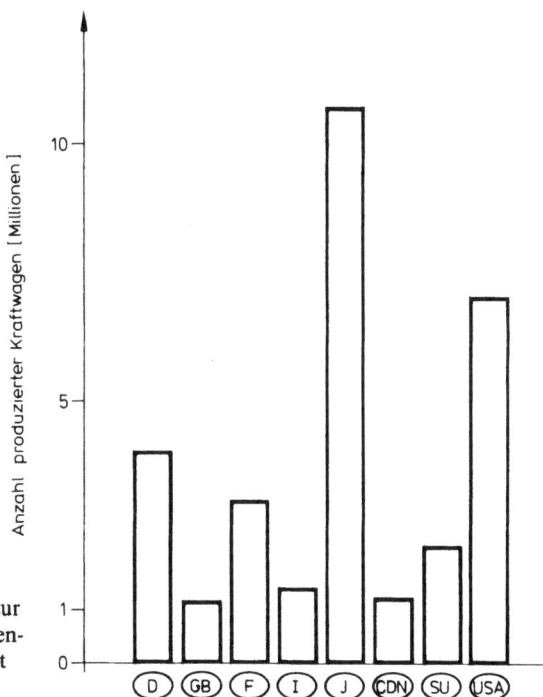

Abb. 3.1: Stabdiagramm zur Darstellung der Kraftwagen-Produktion (1982) der acht größten Autoländer.

Man kann das Koordinatenkreuz auch weglassen und das Diagramm um 90° drehen, man erhält dann aus Abb. 3.1 folgende Darstellung:

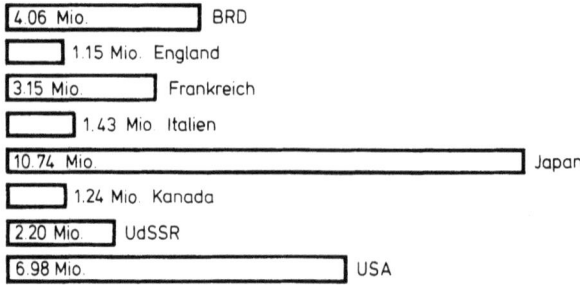

Abb. 3.2: Balkendiagramm zur Darstellung der Kraftwagen-Produktion (1982) der acht größten Autoländer.

Für Stabdiagramme findet man auch die Bezeichnungen *Blockdiagramm, Streifendiagramm, Balkendiagramm*.

3.1.2 Das Komponenten-Stabdiagramm

Bei gewissen Fragestellungen interessiert nur das Verhältnis zwischen den Häufigkeiten, nicht ihre absolute Größe. Dazu berechnet man aus den Häufigkeiten f_i, auch *absolute Häufigkeiten* genannt, die *relativen Häufigkeiten* h_i. Man erhält die i-te Häufigkeit h_i, indem man die absolute Häufigkeit f_i durch die Summe aller absoluten Häufigkeiten $n = \sum f_i$ dividiert. Die relativen Häufigkeiten in Prozent $h_i\%$ erhält man durch Multiplikation von h_i mit 100.

Berechnung der **relativen Häufigkeiten** h_i :

$$h_i = \frac{f_i}{n} \quad \text{oder} \quad h_i\% = \frac{f_i}{n} \cdot 100\%,$$

wobei f_i die i-te absolute Häufigkeit,
$n = \sum f_i$ der Stichprobenumfang.

Formel 3.1: Umrechnung absoluter in relative Häufigkeiten.

Zur graphischen Darstellung der relativen Häufigkeiten ist das Komponenten-Stabdiagramm geeignet, besonders wenn mehrere Stichproben verglichen werden sollen, wie die folgende Abb. 3.3 zeigt:

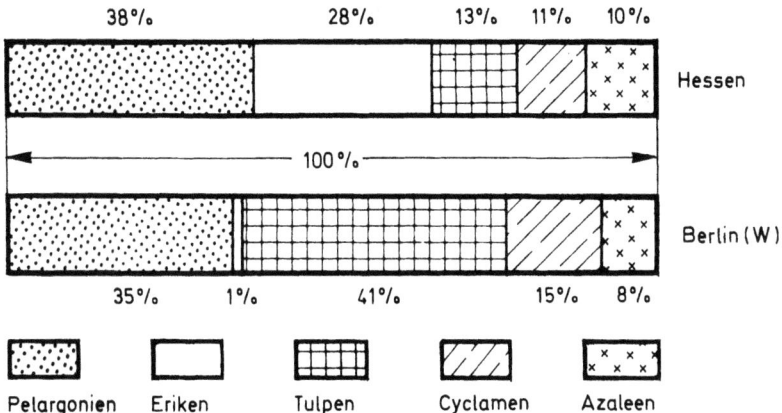

Abb. 3.3: Komponentenstabdiagramm zum Vergleich der relativen Häufigkeiten (in %) beim kommerziellen Anbau einiger Topf- und Ballenzierpflanzen in Hessen und Berlin (West) für das Jahr 1981.

Beim Diagramm der Abb. 3.3 ist die jeweilige Gesamtmenge in beiden Ländern nicht berücksichtigt, nur der relative Anteil jeder Sorte innerhalb eines Landes interessiert. Soll auch die Gesamtmenge in die Darstellung eingehen, so ist ein Kreisdiagramm vorzuziehen.

3.1.3 Das Kreisdiagramm

Sollen mehrere Grundgesamtheiten oder Stichproben verglichen werden, so wird jede durch jeweils einen Kreis dargestellt.

Die Fläche jedes Kreises wird dabei entsprechend der *Größe der zugehörigen Grundgesamtheit* gewählt. Innerhalb eines Kreises geben die *Winkel* die *relativen Anteile* der Merkmalsausprägungen in der jeweiligen Grundgesamtheit wieder.

Die Daten von Abb. 3.3 lassen sich demnach auch in einem Kreisdiagramm darstellen, wenn die Größe der beiden Grundgesamtheiten bekannt ist. Soll also durch die Graphik neben den prozentualen Anteilen der verschiedenen Zierpflanzen auch noch verdeutlicht werden, daß in Westberlin nur 3.8 Millionen, in Hessen aber 11.1 Millionen Stück produziert wurden, so wird man zur Darstellung ein Kreisdiagramm wählen.

Im folgenden Beispiel dient das Kreisdiagramm nicht zum Vergleich von relativen Häufigkeiten, sondern von Anbauflächen, und die Grundgesamtheiten sind nicht zwei Bundesländer, sondern die Jahre 1950 und 1970.

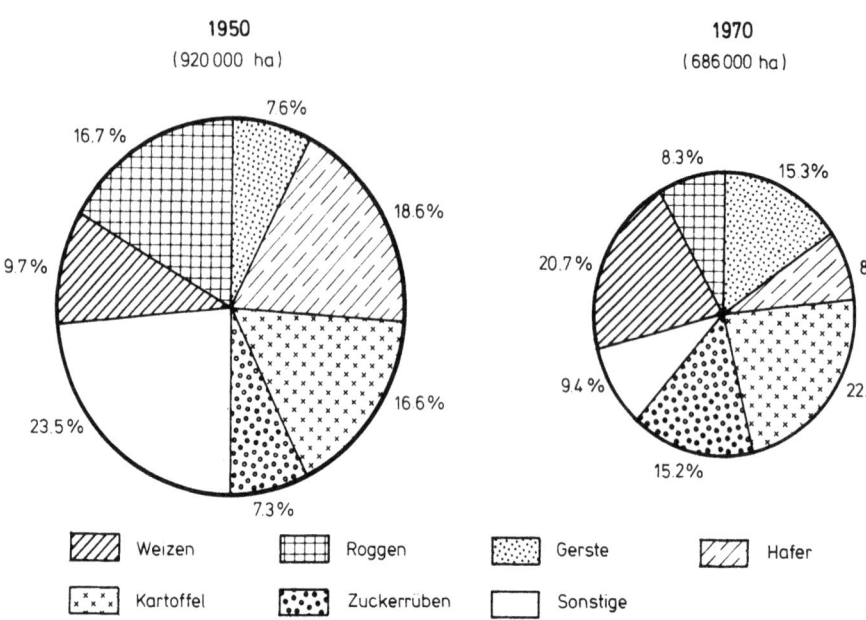

Abb. 3.4: Ackerbauareal (einschl. Brachland) in den Niederlanden mit Anteil der einzelnen Kulturpflanzen in den Jahren 1950 und 1970.

Um Kreisdiagramme zu zeichnen, müssen die Längen der Kreisradien und die Winkel der Kreissektoren berechnet werden:

Soll Kreis B eine x-fache Fläche von Kreis A haben, weil die Gesamtheiten A und B dieses Verhältnis aufweisen, dann gehen wir wie folgt vor: Wir wählen den Radius r_A von Kreis A beliebig, die Fläche von Kreis A ist $\pi \cdot r_A^2$. Gesucht ist Radius r_B so, daß Kreis B von x-facher Fläche ist, also $\pi \cdot r_B^2 = x \cdot (\pi \cdot r_A^2) = \pi \cdot (\sqrt{x} \cdot r_A)^2$, d.h. $r_B = \sqrt{x} \cdot r_A$. Sind nun die relativen Häufigkeiten h_i gegeben, so ist der Winkel des i-ten Sektors $\alpha_i = h_i \cdot 360°$ (bzw. $h_i \cdot 3.6°$, falls $h_i \%$ vorliegt).

Beispiel: Die Anbaufläche 1950 war 920 000 ha und 1970 nur 686 000 ha. 1950 war also die Anbaufläche $x = 1.34$-mal so groß wie 1970. Für 1970 wählen wir $r_A = 3.0$ cm. Für 1950 ist dann der Radius $r_B = \sqrt{x} \cdot r_A = 1.16 \cdot 3.0$ cm $= 3.48$ cm. Die relativen Häufigkeiten sind in Prozent angegeben, für Roggen z.B. 16.7%, d.h. der gesuchte Winkel ist $\alpha = 16.7 \cdot 3.6° = 60.12°$.

Bemerkung: Oft wird der Vorschlag gemacht, statt der Kreisfläche, die Radien im Verhältnis der Gesamtheiten zu wählen. Dies ist nicht empfehlenswert, weil das Auge gewöhnlich die Größe der *Flächen* vergleicht.

3.1.4 Das Kartogramm

Das Kartogramm dient der Darstellung von Daten, die für verschiedene Regionen gesammelt wurden, etwa der Bestand eines Landes an Wäldern, Äckern, Wüsten...
Hierzu das folgende Beispiel aus Österreich (nach RIEDWYL):

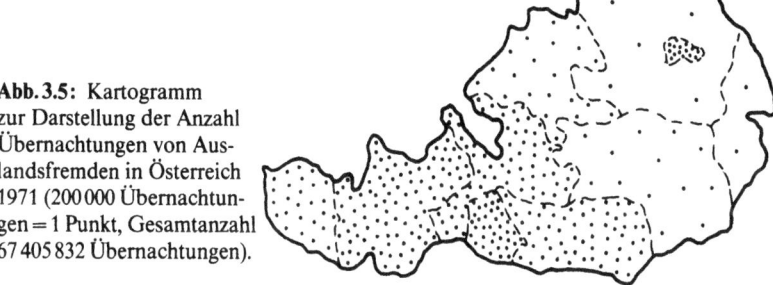

Abb. 3.5: Kartogramm zur Darstellung der Anzahl Übernachtungen von Auslandsfremden in Österreich 1971 (200 000 Übernachtungen = 1 Punkt, Gesamtanzahl 67 405 832 Übernachtungen).

Es gibt auch die Möglichkeit der Kombination von Kartogrammen und Stabdiagramm, Kreisdiagramm etc.

3.1.5 Das Histogramm

Im Histogramm rücken die Stäbe des Stabdiagramms *direkt aneinander*, d.h. wo eine Merkmalsausprägung endet, beginnt sofort die nächste. Bei Nominalskalen ist eine solche Darstellung meist nicht sinnvoll, denn für Abb. 3.1 gilt z. B.: „Wo Japan endet, beginnt nicht sofort Kanada." Aber bei vielen ordinalskalierten Daten grenzen die Merkmalsausprägungen direkt aneinander, z. B. gilt: „Wo die Note ‚gut' aufhört, beginnt die Note ‚befriedigend'." Bei klassifizierten Daten sollen gleichen Klassenbreiten auch gleichlange Abschnitte auf der Merkmalsachse (X-Achse) entsprechen.

Beim Histogramm gibt die Fläche unter der „Treppenfunktion" die Gesamtzahl der Beobachtungen wieder. Um diesen Sachverhalt zu verdeutlichen, haben wir in Abb. 3.6 die gestrichelten Linien eingetragen, wodurch unter der Treppenfunktion genau 25 Quadrate entstehen, die dem Stichprobenumfang $n = 25$ entsprechen.

Bemerkung: Die Abszisse darf man ohne Weiteres erst bei Einheit 3.2 beginnen lassen, sie sollte aber entsprechend deutlich gekennzeichnet sein. Die Ordinate sollte aber bei monovariablen Verteilungen immer bei Null beginnen, weil der Betrachter „automatisch" die *Gesamt*höhen zueinander in Relation setzt und daraus Schlüsse über die Bedeutung der verschiedenen Klassen zieht. Neben der Beschriftung der Achsen sollte jede Abbildung mit einer kurzen Erläuterung versehen werden, aus der das Wesentliche der Graphik schon verständlich wird, ohne daß man sich die notwendigen Erklärungen aus dem laufenden Text zusammensuchen muß.

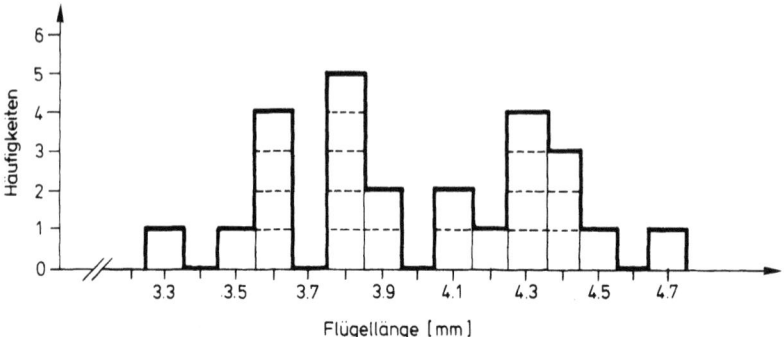

Abb. 3.6: Histogramm zu den Häufigkeiten aus Tabelle 2.3.

3.1.6 Der Polygonzug

Aus dem Histogramm kann man durch Verbinden der Mittelpunkte der oberen Rechteckseiten den Polygonzug erhalten. Durch geeignete Fortsetzung des Linienzuges bis zur Abszissenachse bleibt die Fläche unter dem Polygon erhalten und entspricht somit ebenfalls dem Stichprobenumfang:

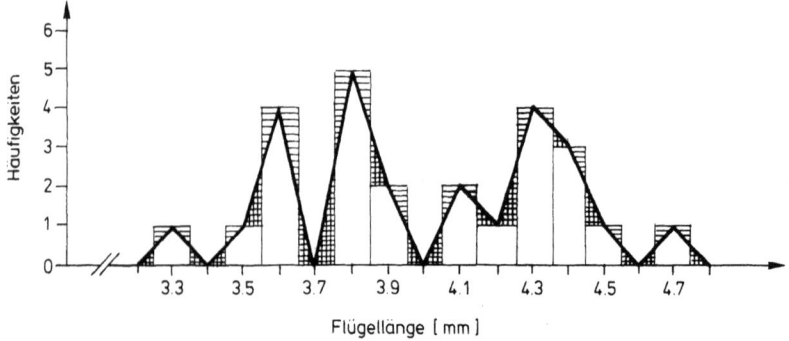

Abb. 3.7: Zusammenhang zwischen Polygon und Histogramm, die Fläche unter beiden Linienzügen ist gleich. Die zugrundeliegenden Daten stammen aus Tabelle 2.3. Vgl. auch Abb. 2.1.

Polygone werden beim Vergleich mehrerer Verteilungen bevorzugt, weil man leicht und übersichtlich mehrere Linienzüge in einem Koordinatensystem einzeichnen kann, vgl. Abb. 3.10.

3.1.7 Der stetige Ausgleich

Aus einem Polygon kann man durch „Glättung" des Linienzuges eine Kurve ohne Ecken bilden.

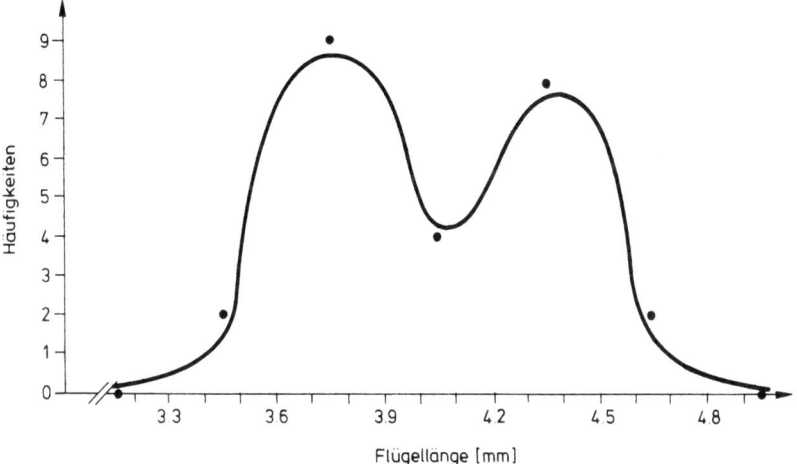

Abb. 3.8: Stetiger Ausgleich zum Polygon in Abb. 2.2. Die Daten stammen aus der klassifizierten Häufigkeitsverteilung von Tabelle 2.4.

Man sollte nach der „Glättung" zusätzlich zur Kurve auch die ursprünglichen Häufigkeiten als Punkte miteinzeichnen.

Wenn bei diesen graphischen Darstellungen vom stetigen Ausgleich die Rede ist, meint man, daß mit einer „kontinuierlichen", „stetigen"* Änderung auf der X-Achse eine ebenfalls „kontinuierliche", gleichmäßige Änderung der zugehörigen Häufigkeiten erfolgt. Aus diesem Grund sollte bei ordinalskalierten Daten *nicht* stetig ausgeglichen werden.

---

* Stetigkeit ist hier nicht im mathematischen Sinn gemeint.

24 § 3 Graphische Darstellung monovariabler Verteilungen

3.1.8 Zur Anwendung der eingeführten Darstellungsweisen

Bei verschiedenen Skalenniveaus bevorzugt man jeweils bestimmte Schaubilder:

Tabelle 3.1: Geeignete Diagramme zu verschiedenen Skalen.

Meß-Niveau	bevorzugte Darstellungen
1. Nominal-Skala	Stabdiagramm, Kreisdiagramm, Kartogramm
2. Ordinal-Skala	Histogramm, (Polygon) und Diagramme von 1.
3. Intervall- und Verhältnis-Skala	Stetiger Ausgleich und Diagramme von 2.

3.2 Die Schaubilder einiger Verteilungstypen

Für häufig auftretende Kurvenläufe führen wir eine erste grobe Einteilung ein:

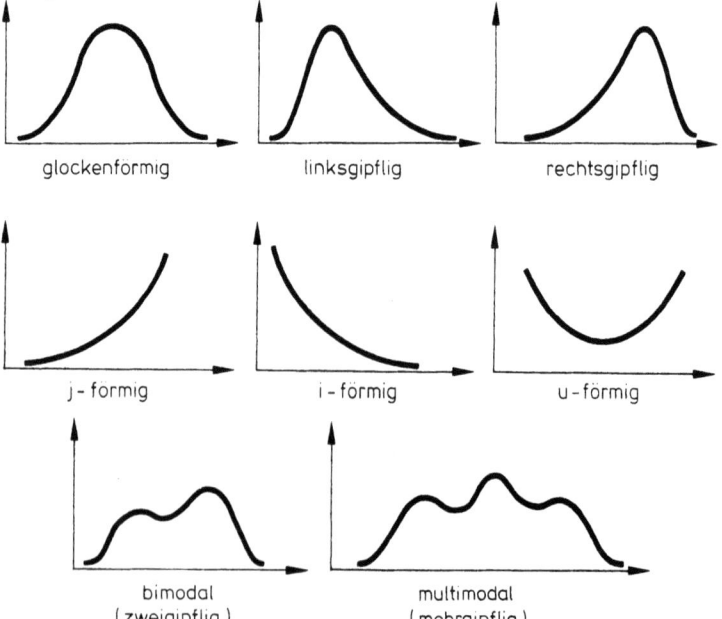

Innerhalb gewisser Verteilungstypen kann man auch deren Wölbung grob einteilen. So für die symmetrisch eingipfligen Kurven, die man mit der Normalverteilung vergleicht und dann von positivem oder negativem *Exzeß* spricht.

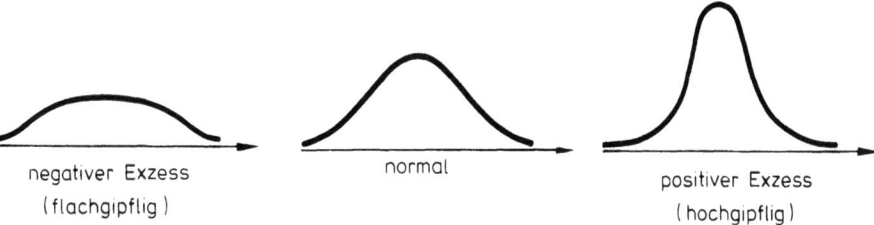

negativer Exzess (flachgipflig)

normal

positiver Exzess (hochgipflig)

3.3 Das Summenhäufigkeits-Polygon

Oft interessiert man sich dafür, wie häufig Meß- bzw. Beobachtungswerte auftraten, die kleiner als ein festgelegter Wert waren.

Beispiel: Man fragt: wieviel Prozent der Studierenden eines Jahrgangs legten bis zum 5. Semester ihre Zwischenprüfung ab?

Umgekehrt kann auch von Interesse sein, unterhalb welchem Wert gerade ein bestimmter Anteil der Stichprobe sich befindet.

Beispiel: Man fragt: bis zu welchem Semester haben 90% der Studenten eines Jahrgangs ihre Zwischenprüfung abgelegt?

Beispiel: Die Ermittlung der Letaldosis LD_{50} eines Insektizids basiert ebenfalls auf einer solchen Fragestellung. Man interessiert sich für die Dosis, bei der 50% der Tiere sterben.

Alle angesprochenen Probleme beantwortet man mit Hilfe von Summenkurven, die aus den Summenhäufigkeiten F_j gebildet werden: Zunächst fügt man in der Häufigkeitstabelle eine weitere Spalte „Summenhäufigkeiten" an, indem man in dieser Spalte auf der Höhe der j-ten Zeile jeweils den Wert F_j einträgt, wobei $F_j = f_1 + f_2 + \ldots + f_j$ oder kurz:

$$F_j = \sum_{i=1}^{j} f_i.$$

Beispiel: In der 3-ten Zeile der Tabelle 2.4 „Klassifizierte Häufigkeitsverteilung" steht $F_3 = 15$, denn es gilt: $F_3 = f_1 + f_2 + f_3 = 2 + 9 + 4 = 15$.

Für die Summenhäufigkeiten F_j (auch *kumulative* Häufigkeiten genannt) kann man nun ein Histogramm oder ein Polygon zeichnen, auf der Abszisse werden die Merkmalsausprägungen eingetragen, auf der Ordinate die Summenhäufigkeiten F_j. Wird die Polygon-Darstellung gewählt, so muß man beachten, daß *beim Summenpolygon* die kumulativen Häufigkeiten F_j *nicht über den Klassenmitten, sondern über den Klassenenden* eingetragen werden.

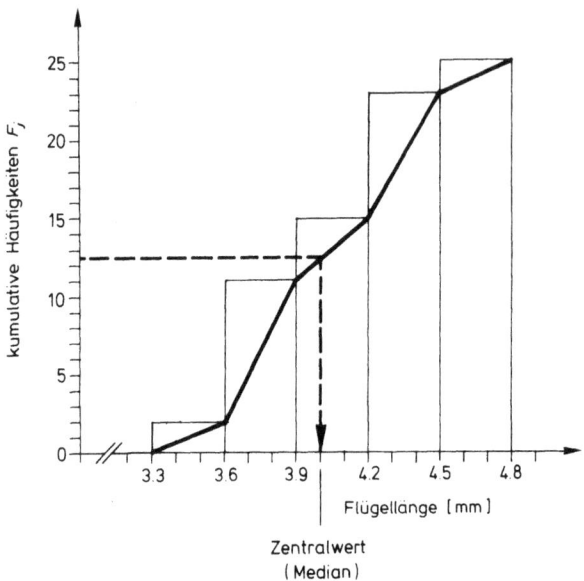

Abb. 3.9: Summenpolygon zu den Daten aus Tabelle 2.4. Die dünn eingezeichnete Treppenfunktion stellt das entsprechende Summenhistogramm dar.

3.4 ... als die Bilder lügen lernten

Wir wollen den Paragraphen über graphische Darstellungen nicht verlassen, ohne nochmals zu betonen: *Schaubilder dienen der visuellen Veranschaulichung von Sachverhalten, sie besitzen aber keine Beweiskraft.* Es sei darauf hingewiesen, daß Schaubilder äußerst aufmerksam und kritisch betrachtet werden müssen, da nicht selten durch Manipulationen ein falscher Eindruck erweckt wird.

Beispiel: Anfang März 1983, wenige Tage vor einer Bundestagswahl, erschien im Wirtschaftsteil vieler deutscher Tageszeitungen die folgende Graphik (Abb. 3.10) zur Entwicklung auf dem Arbeitsmarkt.

... als die Bilder lügen lernten 27

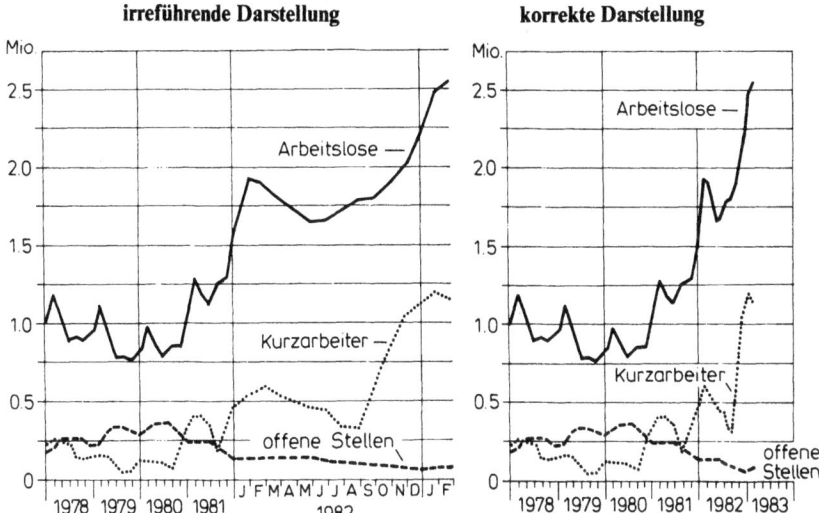

Abb. 3.10: Beide Schaubilder geben die gleichen Daten wieder. *Links:* die Originalgraphik einer Tageszeitung, ab Januar 1982 ist hier die Merkmalsachse gedehnt, wodurch der Anstieg der Arbeitslosen- und Kurzarbeiterzahlen flacher erscheint. *Rechts:* die korrigierte Darstellung mit durchgehend gleichem Maßstab der Merkmalsachse über alle Jahre von 1978 bis 1983. Nur im rechten Schaubild ist der drastische Anstieg im Jahre 1982 gegenüber den Vorjahren maßstabsgetreu wiedergegeben.

In diesem Zeitungsbeispiel wurde offensichtlich gegen eine „Grundregel" graphischer Darstellungen verstoßen, indem innerhalb eines Bildes der Maßstab verändert wurde, wodurch die beiden Teile der Graphik nicht mehr mit dem Auge sinnvoll vergleichbar sind.

Aber auch ohne „Regelverstoß" läßt sich beim Betrachter durch geschickte Wahl von Abszisse und Ordinate einiges an unbewußten Effekten erzielen.

Beispiel: Folgende drei Abbildungen zeigen dieselbe Figur, wobei nur das Verhältnis der Längen von *X*- und *Y*-Achse von Graphik zu Graphik variiert wurde.

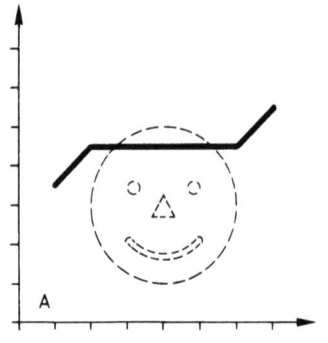
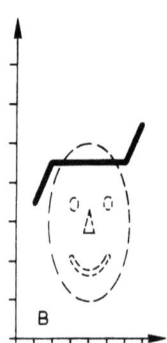

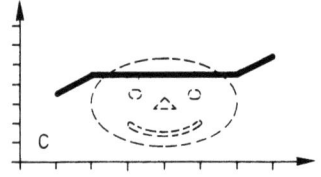

Abb. 3.11: Während A einen „runden" Eindruck hinterläßt, macht B ein etwas „langes" Gesicht und C wirkt eher „plattgedrückt". Am „Hutrand" zeigt sich auch, wie sich solche Maßstabsmanipulationen auf Kurvenverläufe auswirken.

§ 4 Charakteristische Maßzahlen monovariabler Verteilungen

Die beschreibende Statistik verwendet neben den Tabellen und Schaubildern auch Maßzahlen zur Darstellung von Häufigkeitsverteilungen, wobei man bestrebt ist, mit möglichst wenig Zahlen das typische einer Verteilung zu charakterisieren. Um eine Menge von Beobachtungen knapp zu charakterisieren, sucht man nach Zahlenwerten, die alle Daten repräsentieren. Diese *statistischen Kennwerte* (auch Kennziffern, Maßzahlen, Indizes, Parameter oder Statistiken genannt) lassen sich in zwei große Gruppen einteilen; nämlich einerseits die Lageparameter (Mittelwerte) und andererseits die Streuungsparameter. Dies sei am Beispiel erläutert:

Vergleicht man die drei Verteilungen in Abb. 4.1, dann erkennt man sofort:

– *die Verteilungen A und B stimmen zwar in ihrer Lage überein*, d.h. beide haben den gleichen Mittelwert $\bar{x} = 4$. *Ihre Streuung ist aber*

§ 4 Charakteristische Maßzahlen monovariabler Verteilungen

Abb. 4.1: Verteilungen A und B haben den gleichen Mittelwert aber verschiedene Streuung. Die Verteilungen B und C haben gleiche Streuung aber verschiedene Mittelwerte.

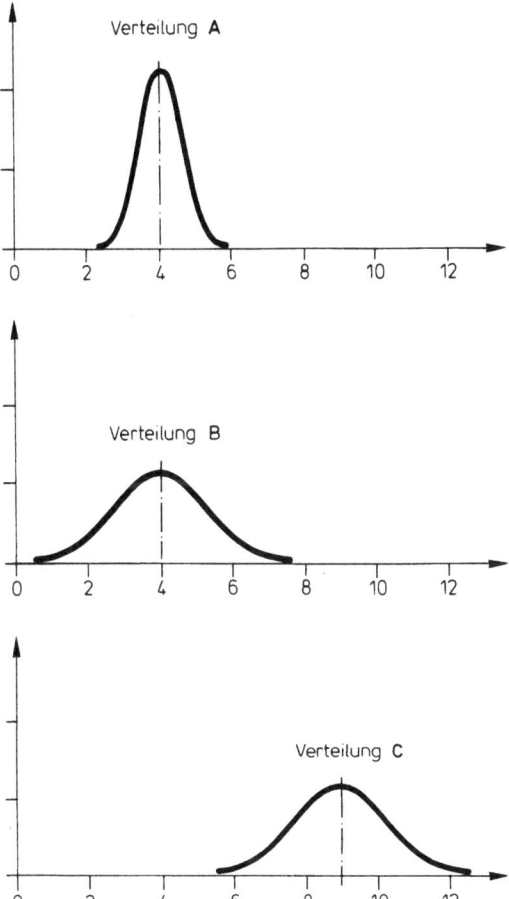

verschieden. Die Werte von Verteilung A streuen wesentlich enger um den Mittelwert als die Werte von Verteilung B.
- *die Verteilungen B und C stimmen zwar in ihrer Streuung überein. Ihre Lage ist aber verschieden.* Verteilung C ist im Vergleich zu B deutlich nach rechts verschoben, was sich zahlenmäßig im größeren Mittelwert ausdrückt.

Zur Kennzeichnung von Lage und Streuung stellt die Statistik verschiedene *charakteristische Maßzahlen* zur Verfügung:

Lageparameter: arithmetisches Mittel $\bar{x}$, Dichtemittel D, Zentralwert Z, gewogenes arithmetisches Mittel $\bar{\bar{x}}$, Geometrisches Mittel G und Harmonisches Mittel H.

Streuungsmaße: Varianz s^2 und Standardabweichung s, mittlerer Fehler $s_{\bar{x}}$, Variationskoeffizient cv, Variationsbreite V und Interquartilbereich I_{50}.

Welche dieser Maßzahlen man zur Beschreibung der Daten heranzieht, ist von der Fragestellung, dem Verteilungstyp und dem Skalenniveau abhängig. Statistische Maßzahlen vermitteln nur ein grobes Bild von der Verteilung, daher sollten zusätzlich die gemessenen Daten graphisch dargestellt werden, insbesondere wenn der Verteilungstyp nicht bekannt ist.

4.1 Die Lageparameter

Die Lageparameter, die man auch Mittelwerte* nennt, dienen zur Beschreibung der Lokation (Lage) der angegebenen Datenmenge, man sagt auch, diese Parameter geben die *zentrale Tendenz* der Verteilung wieder. Im folgenden werden die wichtigsten Lageparameter eingeführt.

4.1.1 Das arithmetische Mittel

Der Wert $\bar{x} = \frac{1}{n} \cdot \sum x_i$, d.h. die Summe aller Meßwerte x_i geteilt durch die Anzahl n aller Meßwerte, heißt arithmetisches Mittel. Treten gleiche Meßwerte jeweils mehrfach auf z. B. bei klassifizierten Daten, so bezeichnet man ihre Häufigkeit mit f_i und berechnet $\bar{x}$ wie folgt:

Formel zur Berechnung des **arithmetischen Mittels** $\bar{x}$:

$$\bar{x} = \frac{f_1 \cdot x_1 + f_2 \cdot x_2 + \ldots + f_m \cdot x_m}{f_1 + f_2 + \ldots + f_m} = \frac{\sum f_i x_i}{\sum f_i}$$

$$= \frac{1}{n} \cdot \sum_{i=1}^{m} f_i x_i,$$

wobei m — die Anzahl verschiedener Meßwerte (Klassenmitten),
  x_i — der i-te der verschiedenen Meßwerte,
  f_i — die absolute Häufigkeit des Meßwertes x_i,
  $n = \sum_{i=1}^{m} f_i$ — die Anzahl aller Meßwerte (Stichprobenumfang),
  i — der Laufindex von 1 bis m läuft.

---

* Genaugenommen gibt es Lageparameter, die keine Mittelwerte sind, so z. B. die Quartile Q_1 und Q_3 (vgl. Abschn. 4.1.3).

Beispiel: Für die Daten von Tabelle 2.4 der klassifizierten Häufigkeiten von Flügellängen ist $m = 5$ die Anzahl der Klassen und $n = 25$ der Stichprobenumfang. Als x_i gehen die Klassenmitten in die Rechnung ein.

$$\bar{x} = \frac{2 \cdot 3.45 + 9 \cdot 3.75 + 4 \cdot 4.05 + 8 \cdot 4.35 + 2 \cdot 4.65}{2+9+4+8+2} = \frac{100.95}{25} = 4.04.$$

In unserem Beispiel, wo neben den klassifizierten Daten aus Tabelle 2.4 auch die ursprünglichen Originaldaten des Versuches vorliegen, sollte man besser das arithmetische Mittel aus den Originaldaten (vgl. Tabelle 2.3) berechnen. Man erhält dann in der Regel einen etwas anderen Wert für die unklassifizierten Daten, hier ist $\bar{x} = 4.00$.

Bemerkung 1: Sind alle Meßwerte untereinander verschieden, tritt also jedes x_i nur einfach auf, so sind alle Häufigkeiten $f_i = 1$. Die Formel reduziert sich dann zu

$$\bar{x} = \frac{1}{n} \cdot \sum x_i,$$

wobei n der Stichprobenumfang ist.

Bemerkung 2: Eine wichtige Eigenschaft des Mittelwertes $\bar{x}$ ist, daß die Summe der Abweichungen aller Einzelwerte vom arithmetischen Mittel null ist:

$$\sum_{i=1}^{m} f_i \cdot (x_i - \bar{x}) = 0, \text{ summiert über } m \text{ Klassen.}$$

4.1.2 Der Modalwert

Der Modalwert D ist derjenige Wert, der in einer Beobachtungsreihe am häufigsten auftritt. Kommt jeder Wert nur einmal vor, so gibt es keinen Modalwert.

Findet sich nach Klassenbildung eine Klasse, deren Klassenhäufigkeit am größten ist, so bedeutet das, daß in dieser Klasse die Meßwerte am dichtesten liegen, daher wird der Modalwert häufig auch *Dichtemittel* genannt.

Berechnung des **Modalwertes** D bei klassifizierten Daten:
- Suche die am *häufigsten besetzte* Klasse, diese sei die k-te Klasse.
- Ermittle den Wert der unteren Klassengrenze der k-ten Klasse, dieser sei x_{uk}.
- Jetzt berechnet sich der Modalwert D durch

$$D = x_{uk} + \frac{f_k - f_{k-1}}{2f_k - f_{k-1} - f_{k+1}} \cdot b,$$

wobei f_k die Häufigkeit der k-ten Klasse,
       f_{k-1} die Häufigkeit der $(k-1)$-ten Klasse,
       f_{k+1} die Häufigkeit der $(k+1)$-ten Klasse,
       b die Klassenbreite.

Beispiel: Für die Daten von Tabelle 2.4 der klassifizierten Häufigkeiten von Flügellängen gilt:

- am häufigsten besetzte Klasse $k = 2$
- untere Klassengrenze dieser Klasse $x_{uk} = 3.6$
- somit berechnet sich

$$D = 3.6 + \frac{9-2}{18-2-4} \cdot 0.3 = 3.78.$$

Wobei $f_k = f_2 = 9$, $f_{k-1} = f_1 = 2$, $f_{k+1} = f_3 = 4$ und $b = 0.3$ ist. Am Polygon in Abb. 2.2 wird deutlich, daß es für mehrgipflige Verteilungen nicht sinnvoll ist, nur einen Modalwert zu berechnen, man würde bei Tabelle 2.4 also für beide lokalen Maxima die Modalwerte

$$D_1 = 3.78 \quad \text{und} \quad D_2 = 4.2 + \frac{8-4}{16-4-2} \cdot 0.3 = 4.32$$

angeben müssen.

Der Modalwert ist bei Fragestellungen informativ, bei denen „Ausnahmewerte" nicht berücksichtigt werden sollen: einen Bevölkerungswissenschaftler interessiert weniger, ab welchem frühesten Alter Ehen geschlossen werden, sondern wie alt die meisten Personen sind, wenn sie heiraten.

4.1.3 Der Median

Der Median Z (oder Zentralwert) halbiert die nach der Größe geordnete Folge der Einzelwerte, so daß gleichviele Meßwerte unterhalb von Z und oberhalb von Z liegen.

Der Median 33

Bei der Ermittlung des Medians einer Folge von Zahlen (unklassifizierte Daten) muß zwischen gerader und ungerader Anzahl von Werten unterschieden werden.

Beispiel 1 (ungerade Anzahl): Gegeben seien folgende $n=9$ Werte:

$x_1=4.9$	$x_2=5.3$	$x_3=3.8$	$x_4=11.2$	$x_5=2.4$	$x_6=10.9$	$x_7=6.5$	$x_8=3.8$	$x_9=4.2$

Man ordnet die Werte zunächst der Größe nach an:

2.4	3.8	3.8	4.2	4.9	5.3	6.5	10.9	11.2

Dann ist der mittlere Wert der Median Z, hier also $Z=4.9$.

Beispiel 2 (gerade Anzahl): Wieder liegen dieselben Werte wie in Beispiel 1 vor, nur *$x_9=4.2$ sei weggelassen,* dann haben wir eine gerade Anzahl von $n=8$ Werten gegeben. Man ordnet diese acht Werte zunächst der Größe nach an 2.4|3.8|3.8|4.9|5.3|6.5|10.9|11.2. Das arithmetische Mittel aus den beiden mittleren Werten 4.9 und 5.3 ergibt den Median Z, hier also $Z=0.5\cdot(4.9+5.3)=5.1$.

Zur Ermittlung des *Medians bei klassifizierten Daten* gehen wir von den kumulativen Häufigkeiten aus.

Berechnung des **Medians Z** bei klassifizierten Daten:

– Berechne $\dfrac{n}{2}$ und suche die kleinste *Summenhäufigkeit*, die größer oder gleich $\dfrac{n}{2}$ ist, diese sei F_k.

– Ermittle die untere Klassengrenze der zu F_k gehörenden k-ten Klasse, diese untere Grenze sei x_{uk}.

– Jetzt berechnet sich der Zentralwert Z durch

$$Z = x_{uk} + \frac{\dfrac{n}{2} - F_{k-1}}{f_k} \cdot b,$$

wobei $n=\sum f_i$ der Stichprobenumfang,
F_{k-1} die kumulative Häufigkeit (Summenhäufigkeit)
der $(k-1)$-ten Klasse,
f_k die Häufigkeit der k-ten Klasse,
b die Klassenbreite.

Beispiel: Für die Daten von Tabelle 2.4 der klassifizierten Häufigkeiten von Flügellängen gilt:

- es ist $n=25$, also $\frac{n}{2}=12.5$ und $F_k=F_3=15\geq 12.5$, also $k=3$
- untere Klassengrenze der k-ten Klasse: $x_{uk}=3.9$
- somit berechnet sich $Z=3.9+\frac{12.5-11}{4}\cdot 0.3=4.01$.

Wobei $f_k=f_3=4$ und $F_{k-1}=F_2=11$ und $b=0.3$ ist.

Zeichnerisch kann der Zentralwert leicht aus der Summenkurve ermittelt werden, indem man den Wert $\frac{n}{2}$ (bzw. 50%) auf der Y-Achse sucht, von dort waagrecht zur Kurve geht und vom Schnittpunkt mit der Kurve senkrecht nach unten auf die X-Achse, vgl. dazu Abb. 3.9.

Bemerkung: Der Median Z als Mittelwert ist so definiert, daß unterhalb und oberhalb Z jeweils 50% der Meßwerte liegen. Ein ähnlicher Gedankengang liegt der Definition der Quartil-Punkte Q_1 und Q_3 zugrunde: Als *unteres Quartil* Q_1 bezeichnet man den Punkt, wo genau *25% der Meßwerte* unterhalb und 75% oberhalb liegen. Als *oberes Quartil* Q_3 bezeichnet man den Punkt, wo genau *75% der Meßwerte* unterhalb und 25% oberhalb liegen. Die Ermittlung der Quartile erfolgt entsprechend der Bestimmung des Zentralwertes Z, der ja nichts anderes als das mittlere Quartil Q_2 ist.

4.1.4 Zur Lage von $\bar{x}$, Z und D zueinander

Drei verschiedene Lokationsmaße haben wir bisher eingeführt. Die Lage dieser drei Maßzahlen zueinander soll nun graphisch an zwei häufig auftretenden Verteilungstypen dargestellt werden. Wir gehen dabei zunächst von der in Abschnitt 3.2 abgebildeten Glockenkurve aus, diese ist *symmetrisch* und erfüllt die Gleichung $\bar{x}=Z=D$. Verändert man nun solch eine Glockenkurve auf einer Seite des Maximums so, daß sie flacher abfällt und in „schiefer Bahn" abwärts ausläuft, so erhält man:

- entweder eine *linksgipflige* (rechtsschiefe) Verteilung mit $\bar{x}>Z>D$, vgl. Abb. 4.2 (a).
- oder eine *rechtsgipflige* (linksschiefe) Verteilung mit $\bar{x}<Z<D$, vgl. Abb. 4.2 (b) und Abb. 4.3.

(a) **linksgipflig**   (b) **rechtsgipflig**

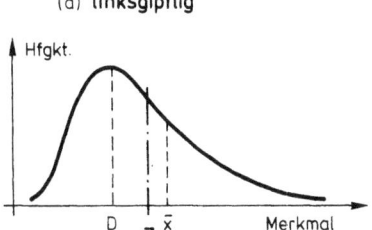
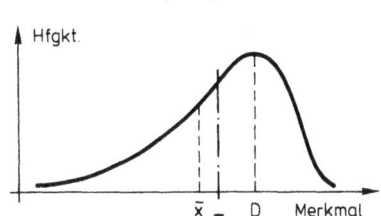

Abb. 4.2: Links- und rechtsgipflige Verteilung mit eingezeichneten Lageparametern. Bei diesem Verteilungstyp ist der Zentralwert Z die geeignete Maßzahl zur Charakterisierung der Lage.

Aus der Lage von arithmetischem Mittel $\bar{x}$, Median Z und Modalwert D zueinander kann man hier auf die *Schiefe* der Verteilung schließen.

4.1.5 Das gewogene arithmetische Mittel

Hat man mehrere Stichproben aus einer Grundgesamtheit entnommen, so kann man für jede Stichprobe einen Stichprobenmittelwert berechnen und für alle Stichproben einen gemeinsamen Gesamtmittelwert $\bar{\bar{x}}$. Dabei gehen die Stichprobenmittelwerte entsprechend dem Stichprobenumfang jeweils mit verschiedenem Gewicht in $\bar{\bar{x}}$ ein, man nennt den Gesamtmittelwert $\bar{\bar{x}}$ daher auch gewogenes arithmetisches Mittel:

Formel zur Berechnung des **gewogenen arithmetischen Mittels $\bar{\bar{x}}$**:

$$\bar{\bar{x}} = \frac{\sum n_i \bar{x}_i}{\sum n_i} = \frac{1}{N} \cdot \sum_{i=1}^{k} n_i \bar{x}_i$$

$$= \frac{1}{N} \cdot \sum_{i=1}^{k} \sum_{j=1}^{n_i} x_{ij},$$

wobei k die Anzahl der Stichprobenmittelwerte,
n_i der Umfang der i-ten Stichprobe,
$N = \sum n_i$ die Anzahl aller Meßwerte aus allen Stichproben,
$\bar{x}_i$ das arithmetische Mittel der i-ten Stichprobe,
i der Laufindex von 1 bis k läuft.

Beispiel: Für drei Sorten wurde der Ertrag ermittelt. Für Sorte A liegen $n_1 = 3$, für Sorte B $n_2 = 4$ und für Sorte C $n_3 = 3$ Werte vor. Für jede Sorte i wurde das arithmetische Mittel $\bar{x}_i$ berechnet (vgl. Abschn. 4.1.1).

Sorte	$i=1$	$i=2$	$i=3$
Stichprobenumfang n_i	3	4	3
Sortenmittelwert $\bar{x}_i$	2.5	1.7	1.8

$k = 3$
$N = 3 + 4 + 3 = 10$

Das gewogene arithmetische Mittel ist somit

$$\bar{\bar{x}} = \frac{3 \cdot 2.5 + 4 \cdot 1.7 + 3 \cdot 1.8}{10} = 1.97.$$

Bemerkung 1: Liegen nicht nur die Mittelwerte $\bar{x}_i$ der Stichproben vor, sondern die Einzelwerte x_{ij} der Stichproben, so werden Rundungsfehler vermieden, wenn man $\bar{\bar{x}}$ berechnet, indem alle Einzelwerte aller Stichproben aufsummiert und durch N dividiert werden:

$$\bar{\bar{x}} = \frac{1}{N} \cdot \sum_i \sum_j x_{ij}$$

Bemerkung 2: Haben alle k Stichproben gleichen Umfang (alle n_i sind gleich), so kann $\bar{\bar{x}}$ ermittelt werden, indem alle $\bar{x}_i$ aufsummiert und durch k geteilt werden.

4.1.6 Weitere Mittelwerte

Wir geben hier nur noch die Formeln an für das *geometrische Mittel G*

$$G = \sqrt[n]{x_1 \cdot x_2 \cdot \ldots \cdot x_n}$$

und das *harmonische Mittel H*

$$\frac{1}{H} = \frac{1}{n} \cdot \left(\frac{1}{x_1} + \frac{1}{x_2} + \ldots + \frac{1}{x_n} \right), \text{ wobei alle } x_i < 0.$$

4.2 Die Streuungsmaße

Wie schon zu Beginn dieses Paragraphen erwähnt, können zwei Verteilungen gleiche Mittelwerte und völlig verschiedene Streuungen aufweisen. Wir wollen jetzt einige Maße für die Streuung einführen.

4.2.1 Varianz und Standardabweichung

Die Varianz s_x^2 ist die Summe der Abweichungsquadrate (SQ) aller Meßwerte einer Verteilung von ihrem Mittelwert $\bar{x}$, dividiert durch $n-1$. Dabei ist n die Anzahl der Messungen. Wieso hier durch $n-1$ (Freiheitsgrade) statt durch n zu teilen ist, wird weiter hinten erläutert, vgl. Abschn. 8.4. Mit den schon eingeführten Bezeichnungen x_i, f_i und $\bar{x}$ erhalten wir als Rechenvorschrift:

Formel zur Berechnung der **Varianz** s_x^2:

$$s_x^2 = \frac{SQ}{FG} = \frac{1}{n-1} \cdot \sum_{i=1}^{m} f_i \cdot (x_i - \bar{x})^2$$

$$= \frac{1}{n-1} \cdot \left[\sum_{i=1}^{m} f_i x_i^2 - \frac{\left(\sum_{i=1}^{m} f_i x_i \right)^2}{n} \right],$$

wobei m die Anzahl *verschiedener* Meßwerte,
 x_i der i-te der verschiedenen Meßwerte,
 f_i die Häufigkeit des Meßwertes x_i,
 $n = \sum f_i$ der Stichprobenumfang,
 $FG = n-1$ der Freiheitsgrad,
 der Laufindex i von 1 bis m läuft.

Die **Standardabweichung** s_x ist die (positive) Quadratwurzel aus der Varianz:

$$s_x = \sqrt{\frac{1}{n-1} \cdot \left[\sum f_i x_i^2 - \frac{(\sum f_i x_i)^2}{n} \right]}$$

Bemerkung: Wo keine Mißverständnisse zu befürchten sind, werden wir statt s_x^2 (bzw. s_x) einfach s^2 (bzw. s) schreiben.

Beispiel: Für die Daten von Tabelle 2.4 ist $m=5$, $n=25$ und $\bar{x}=4.04$, vgl. Bsp. in Abschn. 4.1. Wir berechnen

$$\sum_{i=1}^{5} f_i x_i^2 = 2 \cdot (3.45)^2 + 9 \cdot (3.75)^2 + 4 \cdot (4.05)^2 + 8 \cdot (4.35)^2 + 2 \cdot (4.65)^2 = 410.60,$$

$$\frac{1}{25} \cdot \left(\sum f_i x_i \right)^2 = \frac{(100.95)^2}{25} = 407.64 \text{ und } s^2 = \frac{1}{25-1} (410.60 - 407.64) = 0.12.$$

Die Varianz ist $s^2 = 0.12$ und die Standardabweichung $s = 0.35$.

Die Standardabweichung gibt uns ähnlich wie die Variationsbreite ein Maß für die Streuung der Werte. Im Gegensatz zu V gehen aber bei s nicht nur x_{max} und x_{min}, sondern *alle* Meßwerte in die Rechnung ein. Je kleiner s bzw. s^2 ist, desto enger streuen die Meßwerte um das arithmetische Mittel. Anders ausgedrückt, s^2 ist die durchschnittliche quadratische Abweichung der Einzelwerte vom Mittelwert.

4.2.2 Der mittlere Fehler des Mittelwertes

Interessiert uns das arithmetische Mittel μ einer umfangreichen Grundgesamtheit, so messen wir nicht alle Werte der Grundgesamtheit, um daraus μ zu berechnen, wir begnügen uns meist mit einer Stichprobe und berechnen aus den Meßwerten der Stichprobe das arithmetische Mittel $\bar{x}$. Nennen wir μ den „wahren Mittelwert" der Grundgesamtheit, so ist das Stichprobenmittel $\bar{x}$ eine mehr oder weniger genaue Schätzung für μ. Wir können davon ausgehen, daß $\bar{x}$ umso genauer den Wert μ schätzen wird, je mehr Meßwerte der Berechnung von $\bar{x}$ zugrunde liegen, d. h. je größer der Stichprobenumfang n ist. Die folgende Formel dient der Schätzung des mittleren Fehlers von $\bar{x}$, sie gibt also an, wie groß etwa die Streuung von $\bar{x}$ um den wahren Mittelwert der Grundgesamtheit ist, genaueres siehe Abschn. 4.3.

Formel zur Berechnung des **mittleren Fehlers $s_{\bar{x}}$**:

$$s_{\bar{x}} = \frac{s}{\sqrt{n}},$$

wobei s die Standardabweichung,
        n der Stichprobenumfang.

Beispiel: Für die Daten aus Tabelle 4.1 ist $s = 0.17$ und $n = 269$, also $s_{\bar{x}} = 0.01$.

4.2.3 Der Variationskoeffizient

Will man die Streuungen mehrerer Stichproben mit verschiedenen Mittelwerten vergleichen, so muß man dabei die unterschiedlich großen Mittelwerte berücksichtigen. Dies leistet der Variationskoeffizient, der in Prozenten das Verhältnis der Standardabweichung zum Mittelwert ausdrückt:

Formel zur Berechnung des **Variationskoeffizienten** cv:

$$cv = \frac{s}{|\bar{x}|} \quad \text{oder} \quad cv\% = \frac{s}{|\bar{x}|} \cdot 100\%$$

wobei s die Standardabweichung,
$|\bar{x}|$ der Absolutbetrag des arithmetischen Mittels.

Beispiel (nach E. WEBER): Die Körperlänge von $n_1 = 77$ Mädchen im Alter von 6 Jahren und von $n_2 = 51$ Mädchen im Alter von 17–18 Jahren wurde gemessen:

Messung der Körperlänge	n	$\bar{x}$	s	$cv\%$
6-jährige Mädchen	77	112.6	4.64	4.12%
17–18-jährige Mädchen	51	162.6	5.12	3.15%

Betrachtet man nur die Standardabweichungen $s_1 = 4.64$ und $s_2 = 5.12$, so *erscheint die Variabilität bei den 6-jährigen kleiner* als bei den 17–18-jährigen, das liegt aber nur an der durchschnittlich geringeren Körpergröße der 6-jährigen, die auch eine kleinere durchschnittliche Abweichung zur Folge hat. Der Vergleich der Variationskoeffizienten $cv_1 = 4.12$ und $cv_2 = 3.15$ zeigt, daß *in Wirklichkeit die Streuung bei den 6-jährigen relativ größer ist*.

4.2.4 Variationsbreite und Interquartilabstand

Die Variationsbreite hatten wir schon eingeführt, sie wird aus der Differenz des größten und kleinsten Wertes gebildet:

Formel zur Berechnung der **Variationsbreite** V:

$$V = x_{max} - x_{min},$$

wobei x_{max} der größte Meßwert,
x_{min} der kleinste Meßwert.

Für die Variationsbreite findet man auch die Bezeichnung *Spannweite*. Während die Variationsbreite die Länge des Bereiches angibt, in dem

40 § 4 Charakteristische Maßzahlen monovariabler Verteilungen

sich 100% aller Meßwerte befinden, kann man als Streuungsmaß auch die Länge des (mittleren) Bereiches wählen, der genau 50% der Meßwerte enthält. Kennen wir die Quartile Q_1 und Q_3 (vgl. Abschn. 4.1.3), so können wir die Differenz zwischen Q_3 und Q_1 bilden, man nennt diese den *Interquartilabstand* I_{50} und das zugehörige Intervall $[Q_1; Q_3]$ heißt Interquartilbereich.

Formel zur Berechnung des **Interquartilabstands** I_{50}:

$$I_{50} = Q_3 - Q_1,$$

wobei Q_3 das obere Quartil,
       Q_1 das untere Quartil.

Der Wert I_{50} ist ebenso wie die Variationsbreite V ein Streuungsmaß, wobei I_{50} nicht so stark wie V von Extremwerten am Rand der Verteilung abhängt.

Beispiel: Abb. 4.3 zeigt eine Häufigkeitsverteilung mit $x_{max} = 5.0$ und $x_{min} = 0.25$, also $V = 4.75$. Das untere Quartil $Q_1 = 2.5$ und das obere Quartil $Q_3 = 4.0$. Daher ist der Interquartilabstand $I_{50} = 4.0 - 2.5 = 1.5$.

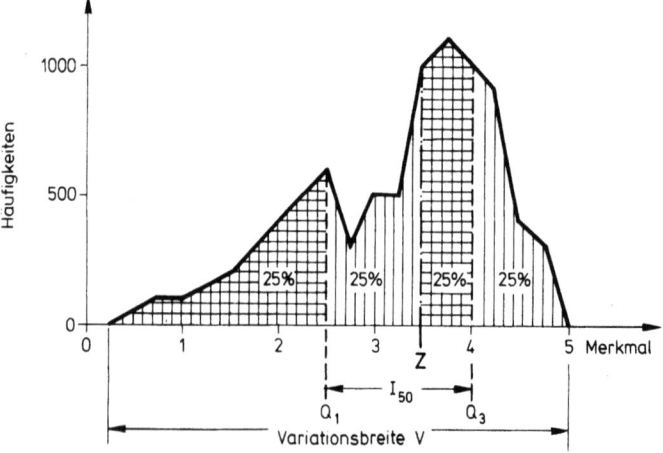

Abb. 4.3: Polygon einer Häufigkeitsverteilung mit eingezeichneten Quartilen Q_1, Z, Q_3.

Die Quartile Q_1, $Z = Q_2$ *und* Q_3 teilen die Fläche unter dem Polygon in vier gleiche Teile. Die Variationsbreite V gibt die Länge des Intervalls an, in welchem 100% der Werte liegen; der Interquartilabstand I_{50} gibt die Länge des Intervalls $[Q_1; Q_3]$ an, in welchem 50% der Werte liegen.

4.3 Zur Anwendung der eingeführten Maßzahlen

4.3.1 Standardabweichung und Normalverteilung

Oft kann man davon ausgehen, daß die gegebenen Daten annähernd normal verteilt sind. Die Häufigkeitsverteilung ergibt dann bei stetigem Ausgleich (vgl. Abschn. 3.1.7) eine der Glockenkurve ähnliche Funktion.

Wir wollen uns nun an der graphischen Darstellung der Normalverteilung einige ihrer Eigenschaften veranschaulichen. Die Kurve ist *symmetrisch*, Dichtemittel D, Zentralwert Z und arithmetisches Mittel $\bar{x}$ fallen mit dem Maximum der Funktion zusammen.

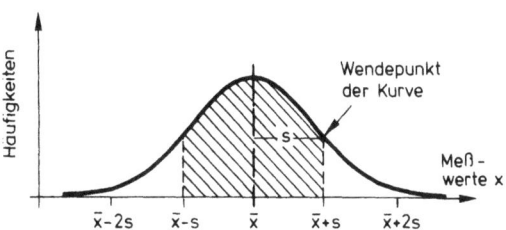

Abb. 4.4: Graphische Darstellung einer Normalverteilung mit Mittelwert $\bar{x}$ und Standardabweichung s. Die schraffierte Fläche macht ca. 68% der Gesamtfläche unter der Kurve aus.

Die *Wendepunkte* der Normalverteilung liegen bei $\bar{x}-s$ und $\bar{x}+s$, wobei s die Standardabweichung bezeichnet.

Wie bei Histogramm und Polygon entspricht auch hier die *Fläche unter der Kurve* dem Stichprobenumfang, also 100% der Meßwerte. Und weiter gilt als Faustregel, daß über dem Intervall

$[\bar{x}-s; \bar{x}+s]$ etwa 68% der Fläche (schraffiert) liegt
$[\bar{x}-2s; \bar{x}+2s]$ etwa 95% der Fläche liegt
$[\bar{x}-3s; \bar{x}+3s]$ etwa 99% der Fläche liegt.

Besonders oft werden wir die zweite Eigenschaft noch anwenden, daß die Fläche über dem Intervall $[\bar{x}-2s; \bar{x}+2s]$ etwa 95% der Gesamtfläche unter der Kurve ausmacht. Da diese Fläche der Anzahl Beobachtungen entspricht, liegen also 95% der beobachteten Werte im Bereich zwischen $\bar{x}-2s$ und $\bar{x}+2s$.

Beispiel: Aus Abb. 2.2 schlossen wir für die Flügellängen auf eine *zweigipflige* Verteilung, die wir mit vorhandenen Geschlechtsunterschieden erklärten. Daraufhin wurden an 269 Männchen derselben Insektenart erneut die Flügellängen ermittelt. Man erhielt folgende Häufigkeitsverteilung:

§ 4 Charakteristische Maßzahlen monovariabler Verteilungen

Tabelle 4.1: Flügellängen von 269 *männlichen* Insekten.

Flügellängen in [mm]	3.2	3.3	3.4	3.5	3.6	3.7	3.8	3.9	4.0	4.1	4.2
Häufigkeiten f_i	1	5	13	30	55	61	53	32	13	4	2

$m = 11$
$n = 269$

Die Daten ergeben einen glockenförmigen Verteilungstyp, wie man sich z. B. am zugehörigen Polygon klar macht. Daher berechnet man $\bar{x}$ und s und darf die eben erwähnten Eigenschaften einer Normalverteilung zur Interpretation heranziehen.

$\sum f_i x_i = 995.6$, $\bar{x} = 3.70$, $\sum f_i x_i^2 = 3692.92$, die Varianz $s^2 = 0.03$. Die Standardabweichung $s = 0.17$ und der mittlere Fehler $s_{\bar{x}} = 0.01$. Für die *Einzelwerte* können wir nun aussagen, daß wir bei 95 von 100 Insekten der untersuchten Art eine Flügellänge zwischen $\bar{x} - 2s = 3.36$ mm und $\bar{x} + 2s = 4.04$ mm erwarten können. Anders ausgedrückt, mit 95% Wahrscheinlichkeit wird ein zufällig ausgewähltes Individuum eine Flügellänge haben, deren Wert im Intervall [3.36; 4.04] liegt.

Mit Hilfe des mittleren Fehlers $s_{\bar{x}}$ können wir auch das Intervall $[\bar{x} - 2s_{\bar{x}}; \bar{x} + 2s_{\bar{x}}] = [3.68; 3.72]$ berechnen, dieses Intervall enthält mit 95% Wahrscheinlichkeit den wahren Mittelwert μ. Auf diesen Sachverhalt werden wir später im Zusammenhang mit „Vertrauensbereichen" zurückkommen, vgl. § 10.

4.3.2 Hilfe bei der Wahl geeigneter Maßzahlen

Die im letzten Abschnitt besprochene Normalverteilung ist ein Spezialfall, für den $\bar{x}$ und s als Parameter hervorragend geeignet sind. Oft hat man aber schiefe (d.h. unsymmetrische) Verteilungen, diese können zusätzlich multimodal sein. Auch wird häufig das Skalenniveau nur ordinal sein. All diese Besonderheiten einer Verteilung müssen dann bei der Entscheidung für adäquate charakteristische Maßzahlen berücksichtigt werden.

Beispiel: Während das arithmetische Mittel $\bar{x}$ für „Ausreißer"-Werte am Rand der Verteilung hochempfindlich ist, spielen solche untypischen Werte für die Größe des Medians kaum eine Rolle. In einer fiktiven Gemeinde liege folgende (linksgipflige) Einkommensverteilung vor:

Einkommen in DM	1 000	2 000	18 000
Anzahl Familien (Häufigkeit)	100	90	10

Zur Charakterisierung des mittleren Einkommens könnte man den Modalwert $D=1000$, den Median $Z=1500$ oder das arithmetische Mittel $\bar{x}=2300$ heranziehen. Hier repräsentiert Z von den Lageparametern die Einkommensverteilung am besten, während bei $\bar{x}$ die Spitzenverdiener zu stark ins Gewicht fallen, denn 95% der Familien liegen unterhalb des arithmetischen Mittels.

Die folgende Übersicht soll eine kleine Hilfe geben, bei der Wahl geeigneter Parameter zur sinnvollen Charakterisierung einer Verteilung durch wenige Maßzahlen:

Tabelle 4.2: Hinweise zur geeigneten Wahl der charakteristischen Maßzahlen.

	Lage	Streuung
Glockenkurve (Normalverteilung) oder symmetrische Verteilung und mindestens Intervallskala	$\bar{x}$	$s, s_{\bar{x}}$
cv nur bei Verhältnisskala zulässig		cv
Eingipflig, asymmetrisch und mindestens Ordinalskala	Z, D	V
I_{50} nur bei Stichprobenumfang $n \geq 12$		I_{50}
Mehrgipflig und mindestens Ordinalskala	$D_1, D_2, \ldots$	V, I_{50}
Z günstig bei offenen Randklassen	Z	
Nominalskala	D	
Zeitreihen	H	
Verhältniszahlen	G	

§ 5 Graphische Darstellung bivariabler Verteilungen

Bis jetzt haben wir uns ausschließlich mit monovariablen Verteilungen, also Verteilungen mit nur einer Variablen beschäftigt. Oft interessieren aber *mehrere* Merkmale am selben Untersuchungsobjekt (Individuum), also multivariable Verteilungen.

Beispiele: In einem Versuch untersuchte man
- Länge *und* Gewicht von Bohnen
- Haar- *und* Augenfarbe von Personen
- Behandlungsdosis *und* Heilungserfolg *und* Alter von Patienten.

Im Folgenden beschränken wir uns auf Untersuchungen von *zwei* Merkmalen, d.h. auf *bivariable Verteilungen*. Zunächst werden wir Methoden zur graphischen Darstellung solcher Verteilungen angeben. Später in den Paragraphen 6 und 7 werden wir den Zusammenhang zwischen zwei Merkmalen zu beschreiben versuchen, dabei soll einerseits etwas über die *Stärke* dieses Zusammenhanges (Korrelation) und andererseits über die *Art* des Zusammenhanges (Regression) ausgesagt werden. Doch vorerst wollen wir zurückkehren zur Ausgangsfrage dieses Paragraphen, wie man bivariable Verteilungen graphisch darstellen sollte.

Erinnern wir uns an die Konstruktion unserer monovariablen Schaubilder im Abschnitt 3.1.5, dort hatten wir die Abszisse X als Merkmalsachse und die Ordinate Y als Häufigkeitsachse benutzt, vgl. Abb. 3.6. Es liegt nahe, bei bivariablen Verteilungen entsprechend vorzugehen, indem eine weitere Merkmalsachse hinzugefügt wird. Es entsteht dann statt eines Histogramms im (X, Y)-System ein „Verteilungs-Gebirge" in einem (X_1, X_2, Y)-Achsensystem. Die Klasseneinteilung entsteht hier nicht durch Intervalle, sondern durch Rechteck-Flächen.

Tabelle 5.1: Wertetabelle der Messung der Länge und Breite von 33 Samen in [mm].

k	1	2	3	4	5	6	7	8	9	10	11	12	13	14	15	16
X_1	2.5	2.7	2.8	3.0	3.2	3.2	3.6	3.9	3.9	4.1	4.2	4.5	4.5	4.8	4.8	4.9
X_2	2.0	2.3	2.6	2.1	2.4	2.7	2.2	2.6	2.8	3.1	2.3	2.7	3.0	2.5	3.0	3.2

k	17	18	19	20	21	22	23	24	25	26	27	28	29	30	31	32	33
X_1	5.1	5.2	5.3	5.5	5.6	5.7	5.8	6.0	6.1	6.2	6.5	6.6	6.9	7.1	7.2	7.8	7.9
X_2	2.8	3.1	3.2	3.0	2.7	3.1	3.5	2.8	3.3	2.9	3.1	3.2	3.3	3.6	3.6	2.3	3.7

Beispiel: Es liegen die in Tab. 5.1 gegebenen 33 Wertepaare vor, wobei X_1 die Länge und X_2 die Breite von Samen in [mm] ist. Wir bilden eine Klasseneinteilung, indem wir sowohl für X_1 als auch für X_2 die Klassenbreite $b_1 = b_2 = 1.0$ wählen, also erhalten wir z. B. die Klasse

$$K_{23} = \{4.0 \leq x_1 < 5.0 \text{ und } 3.0 \leq x_2 < 4.0\}$$

mit der Klassenhäufigkeit $f_{23} = 4$. Nach der Klassenbildung erhalten wir eine Häufigkeitstabelle:

Tabelle 5.2: Häufigkeiten f_{ij} der Daten aus Tabelle 5.1 nach Klassifizierung.

Länge in X_1 [mm] Breite in [mm] X_2	$j=1$ $2 \leq x_1 < 3$	$j=2$ $3 \leq x_1 < 4$	$j=3$ $4 \leq x_1 < 5$	$j=4$ $5 \leq x_1 < 6$	$j=5$ $6 \leq x_1 < 7$	$j=6$ $7 \leq x_1 < 8$
$2 \leq x_2 < 3$ $i=1$	3	6	3	2	2	1
$3 \leq x_2 < 4$ $i=2$	–	–	4	5	4	3

Mit Hilfe der Häufigkeiten f_{ij} läßt sich nun ein Schaubild zeichnen:

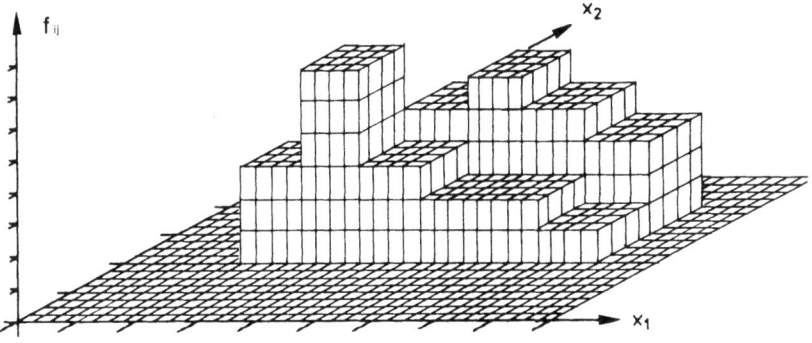

Abb. 5.1: Histogramm der bivariablen Verteilung von Tab. 5.2 in einem Koordinatensystem mit drei Achsen.

Im Abschn. 3.1.7 hatten wir die Möglichkeit des stetigen Ausgleichs monovariabler Verteilungen eingeführt, solch eine Glättung ist auch bei einem Verteilungsgebirge möglich, wie die folgende in X_1 und X_2 normalverteilte Darstellung zeigt.

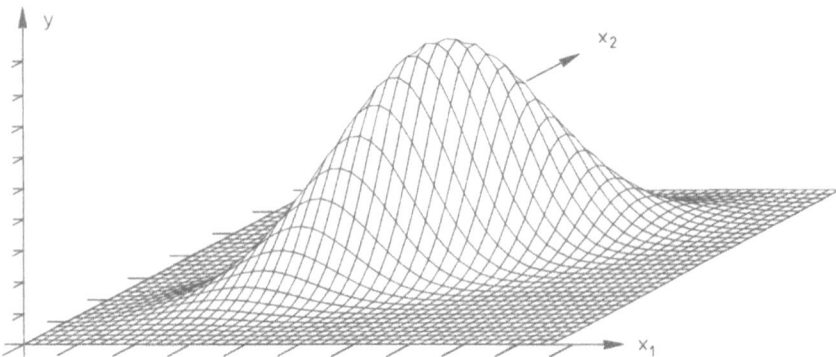

Abb. 5.2: Darstellung einer bivariablen Normalverteilung im (X_1, X_2, Y)-System.

Das Zeichnen von aussagekräftigen Schaubildern im (X_1, X_2, Y)-System erfordert einige Erfahrung und gewisse Kenntnisse in darstellender Geometrie. Hat man diese Kenntnisse nicht, so bietet sich eine weit weniger aufwendige Darstellungsweise an, die zudem für die meisten Fälle den gewünschten Sachverhalt ebenso anschaulich wiedergibt. Diese einfachere Methode der Darstellung bivariabler Verteilungen benötigt nur die Merkmalsachsen X_1 und X_2 und verzichtet auf die Häufigkeitsachse Y. Es wird jedem Individuum (bzw. Objekt) im (X_1, X_2)-System ein Punkt zugeordnet, dessen Koordinaten die gemessenen Werte x_1 und x_2 der beiden Merkmale sind.

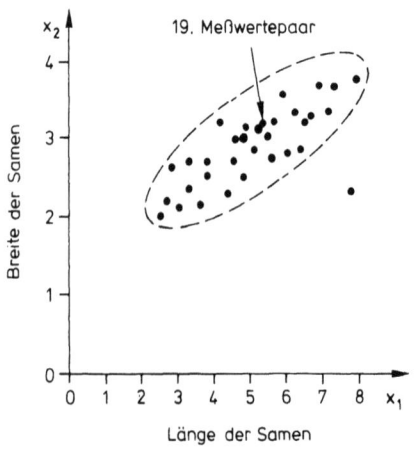

Abb. 5.3: Darstellung der bivariablen Verteilung von Tabelle 5.2 in einem Koordinatensystem mit nur zwei Achsen.

Beispiel: Das 19. Meßwertpaar ($k=19$) hat in Tabelle 5.1 die Größen $x_1 = 5.3$ und $x_2 = 3.2$ und wird in unserem Schaubild in den Punkt (5.3/3.2) abgebildet.

Wie das Beispiel zeigt, erhält man eine Vielzahl von Punkten, aus deren Lage oft schon Zusammenhänge sichtbar werden. Je stärker der Zusammenhang zwischen Länge und Breite der Samen ist, desto schmaler wird in Abb. 5.3 die Ellipse um die Punktwolke ausfallen.

Bemerkung: In unserem Beispiel liegt der Punkt (7.8/2.3) offensichtlich weit ab von den übrigen, er stammte vom 32. Wertepaar in Tabelle 5.1. Wenn wir um die Punktwolke eine Ellipse legen, so dürfen wir diesen „Ausreißer" hierbei unberücksichtigt lassen. Als Faustregel gilt, daß man bzgl. der Ellipse höchstens 5% solcher Punkte vernachlässigen darf. Trotzdem sollte der Fachwissenschaftler stets zu klären versuchen, wieso es zu den Ausreißern kam, die vielleicht doch eine Bedeutung haben könnten. *Keinesfalls dürfen diese Ausreißer „verschwinden"*, weder aus der Tabelle noch aus dem Schaubild.

§ 6 Zur Korrelationsanalyse

Wir wollen nun Maßzahlen für die Stärke eines Zusammenhangs einführen und zwar erst für intervallskalierte Daten, später für Ordinalskalen (Abschn. 6.4) und schließlich für nominalskalierte Daten (Abschn. 6.5). Vermutet man aufgrund der Form der Punktwolke der graphischen Darstellung einen bestimmten Zusammenhang zwischen den Variablen, dann will man etwas über die Stärke dieses Zusammenhanges wissen, über die *Korrelation im weitesten Sinn*. Läßt sich durch die Punktwolke eine Kurve legen, so bedeutet *starke* Korrelation, daß die meisten Punkte *sehr nahe an der Kurve* liegen. Schwache Korrelation liegt vor, wenn die Punkte in einem relativ breiten Bereich oberhalb und unterhalb der eingezeichneten Kurve liegen.

6.1 Der Pearsonsche Maßkorrelationskoeffizient

Im Weiteren gehen wir näher auf den Spezialfall der linearen Korrelation ein, d. h. die aus der Punktwolke heraus zu vermutende Kurve soll *eine Gerade* sein, also eine lineare Funktion.

§ 6 Zur Korrelationsanalyse

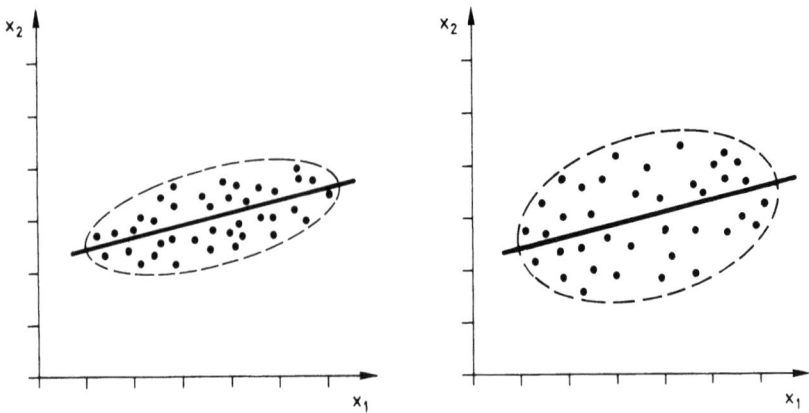

Abb. 6.1: Beide Punktwolken lassen lineare Zusammenhänge vermuten, wobei die schmalere Ellipse links auf einen stärkeren Zusammenhang hindeutet. Eingezeichnet ist die Hauptachse der Ellipse.

Um bei der Beschreibung der Stärke des Zusammenhangs nicht nur auf graphische Darstellungen angewiesen zu sein, wurde von BRAVAIS und PEARSON für *lineare Zusammenhänge** der *Maßkorrelationskoeffizient r* eingeführt. Oft wird r auch *Produkt-Moment-Korrelationskoeffizient* genannt, wir ziehen die Bezeichnung *Maß*korrelationskoeffizient vor, weil sie daran erinnert, daß r nur für *gemessene* Werte anwendbar ist, d.h. sowohl X_1 als auch X_2 müssen mindestens intervallskaliert sein.

Formel zur Berechnung des **Maßkorrelationskoeffizienten r**:

$$r = \frac{\Sigma(x_i-\bar{x})(y_i-\bar{y})}{\sqrt{\Sigma(x_i-\bar{x})^2 \cdot \Sigma(y_i-\bar{y})^2}} = \frac{\Sigma x_i y_i - \frac{(\Sigma x_i)\cdot(\Sigma y_i)}{n}}{\sqrt{\left(\Sigma x_i^2 - \frac{(\Sigma x_i)^2}{n}\right) \cdot \left(\Sigma y_i^2 - \frac{(\Sigma y_i)^2}{n}\right)}}$$

(Formel 6.1).

Wobei x_i der Meßwert des Merkmals X_1 am i-ten Individuum,
  y_i der Meßwert des Merkmals X_2 am i-ten Individuum,
  $\bar{x}$ (bzw. $\bar{y}$) das arithmetische Mittel von X_1 (bzw. X_2),
  n die Anzahl aller Wertepaare,
  i der Laufindex von 1 bis n läuft.

---

* Bei nichtlinearem Kurvenverlauf sagt r möglicherweise nichts über die Stärke des Zusammenhangs aus, vgl. Abb. 6.2 (g).

Beispiel: Zu den Werten aus Tab. 5.1 berechnet sich der Korrelationskoeffizient r mit $n=33$, $\Sigma xy = 494.68$, $\Sigma x = 167.1$, $\Sigma y = 94.7$, $\Sigma x^2 = 918.73$, $\Sigma y^2 = 278.25$. Somit erhalten wir für r mit Formel 6.1:

$$r = \frac{15.15}{\sqrt{471.12}} = 0.70.$$

Bemerkung 1: Wenn keine Mißverständnisse entstehen, lassen wir in Zukunft häufig die Indizes weg. So wird aus $\sum_{i=1}^{33} x_i y_i$ dann kurz Σxy. Man beachte auch den Unterschied zwischen Σx^2 und $(\Sigma x)^2$.

Bemerkung 2: Um zu betonen, daß bei der Korrelationsanalyse nicht zwischen abhängigen und unabhängigen Variablen unterschieden wird, haben wir die Merkmale mit X_1 und X_2 bezeichnet, statt mit X und Y. In den Formeln haben wir dann bei Merkmal X_2 die Meßwerte mit y_i bezeichnet, um eine unübersichtliche Doppelindizierung zu vermeiden.

Bemerkung 3: Man sollte sich die Bedeutung des Index i beim Meßwertpaar (x_i / y_i) genau klar machen: x_i und y_i sind hier die Werte der Merkmale X_1 und X_2, gemessen am *selben* Objekt (bzw. Individuum), nämlich am i-ten Objekt.

Wie man zeigen kann, nimmt der eben eingeführte Korrelationskoeffizient r immer Werte zwischen -1 und $+1$ an. Das *Vorzeichen* von r ergibt sich aus der *Steigung der Geraden,* anders ausgedrückt: Wenn mit der Zunahme von X_1 auch eine Zunahme von X_2 verbunden ist, so ist r positiv, wenn die Zunahme des einen Merkmals mit der Abnahme des anderen einhergeht, so ist r negativ.

Liegen alle Punkte der Punktwolke direkt auf der Geraden (vollkommene Korrelation), so hat r den Betrag 1, d.h. entweder $r = +1$ oder $r = -1$. Je näher die meisten Punkte bei der Geraden liegen, desto näher liegt der Zahlenwert von r bei $+1$ oder -1. Am Beispiel einiger Punktwolken und ihren jeweiligen r-Werten sei die Bedeutung von r in Bezug auf die Lage der Punkte demonstriert (siehe Abb. 6.2).

Bemerkung: Liegen alle Meßwertpunkte exakt auf einer Gerade, so ist $r=1$, wenn diese Gerade nicht parallel zu einer der Koordinatenachsen verläuft. Verläuft die Gerade parallel zu einer Achse, dann ist der Korrelationskoeffizient nicht definiert. Beachte auch, daß für $n=2$ Meßwerte die Punkte stets exakt auf einer Geraden liegen, also (falls definiert) $r=1$ ist.

§6 Zur Korrelationsanalyse

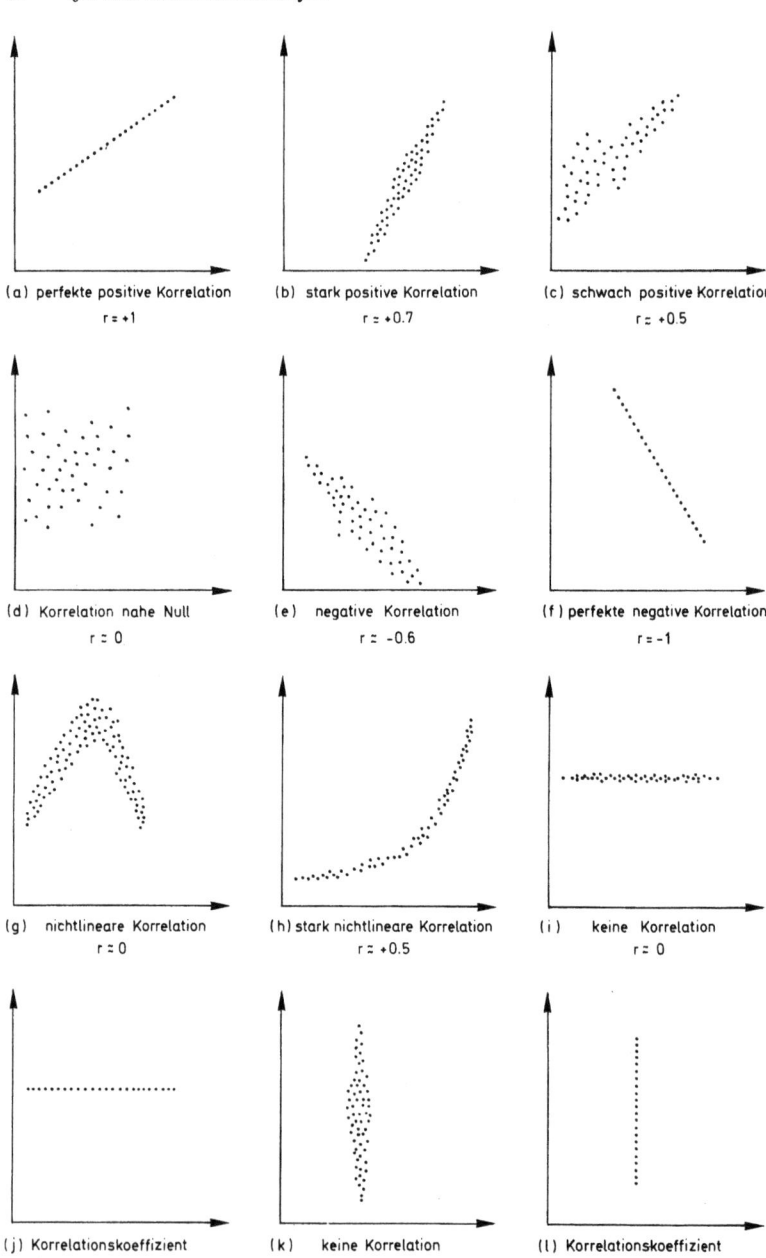

Abb. 6.2: Beispiele für einige Punktwolken mit den dazugehörigen Werten der Korrelationskoeffizienten.

6.2 Das Bestimmtheitsmaß

Neben dem Korrelationskoeffizienten r gibt es für intervallskalierte Daten eine weitere Maßzahl zur Beschreibung der Stärke des Zusammenhangs, das *Bestimmtheitsmaß B*. Die genaue Definition von B werden wir erst im Rahmen der Regression (vgl. Abschn. 7.1.3) formulieren. Beim Bestimmtheitsmaß wird der Grad des Zusammenhangs durch eine positive Zahl ausgedrückt, wobei folgende Fragestellung zugrundegelegt ist: welcher Anteil der Veränderungen des einen Merkmals kann aus den Veränderungen des anderen Merkmals erklärt werden? Aus der Fragestellung ist schon einsichtig, daß B einen Wert zwischen 0 und 1 bzw. 0% und 100% annehmen muß. Denn im *Extremfall* liegt *kein* Zusammenhang vor, d.h. ein „Anteil von 0%" kann erklärt werden, oder es liegt *vollständiger* Zusammenhang vor, d.h. ein „Anteil von 100%" kann erklärt werden.

Bei Vorliegen eines linearen Zusammenhangs, den wir hier voraussetzen, berechnet sich das Bestimmtheitsmaß B aus dem Korrelationskoeffizienten r wie folgt:

Formel zur Berechnung des **Bestimmtheitsmaßes** B:

$$B = r^2 = \frac{\left(\Sigma x_i y_i - \frac{(\Sigma x_i) \cdot (\Sigma y_i)}{n}\right)^2}{\left(\Sigma x_i^2 - \frac{(\Sigma x_i)^2}{n}\right) \cdot \left(\Sigma y_i^2 - \frac{(\Sigma y_i)^2}{n}\right)} \quad \text{(Formel 6.2)}.$$

Wobei x_i der Meßwert des Merkmals X_1 am i-ten Individuum,
y_i der Meßwert des Merkmals X_2 am i-ten Individuum,
n die Anzahl aller Wertepaare,
i der Laufindex von 1 bis n läuft,
r der Maßkorrelationskoeffizient ist.

Beispiel: Zu Tab. 5.1 hatten wir den Maßkorrelationskoeffizienten $r = 0.70$ berechnet, für das Bestimmtheitsmaß $B = r^2$ ergibt sich $B = 0.49$. Die Variation der Länge der untersuchten Samen läßt sich also zu 49% aus der Variation der Breite erklären. Da unsere Merkmale X_1 und X_2 in der Korrelationsanalyse „gleichberechtigt" sind, gilt auch umgekehrt, daß sich 49% der Variation der Breite aus der Variation der Länge erklärt.

6.3 Zur Interpretation von Korrelationskoeffizient und Bestimmtheitsmaß

Die beiden hier eingeführten Maßzahlen r und B für lineare Korrelation sagen nur etwas über den Grad des Zusammenhangs aus, sie sagen *nichts über die Ursachen* der Korrelation aus.

Hat man rechnerisch eine Korrelation nachgewiesen, so können diesem Zusammenhang ganz unterschiedliche kausale Abhängigkeiten zugrunde liegen, wir wollen daher einige der möglichen *Korrelationstypen* angeben.

6.3.1 Verschiedene Korrelationstypen

Wechselseitige Abhängigkeit

Beispiel: Bei einer Pflanze beeinflussen sich die Mengen der Wasseraufnahme und -abgabe wechselseitig.

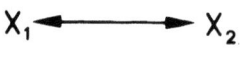

Gemeinsamheitskorrelation

X_1 und X_2 stehen in keiner direkten kausalen Beziehung zueinander, aber über eine dritte Größe Z besteht ein Zusammenhang.

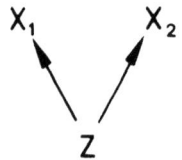

Beispiel: Sei X_1 die Geburtenrate, X_2 die Zahl vorhandener Storchennester und Z ein Maß für den Grad der Industrialisierung. Ein relativ starker Zusammenhang zwischen X_1 und X_2 ließ sich in der Vergangenheit feststellen, da bei steigender Industrialisierung sowohl die Geburtenrate als auch die Zahl der Storchennester rückläufig waren.

Inhomogenitätskorrelation

Fehler bei der Stichprobenentnahme können dazu führen, daß verschiedenartiges Material in eine Stichprobe kommt und in der Untersuchung als gleichartig angesehen wird. Es kann dann eintreten, daß die beiden untersuchten Merkmale der inhomogenen Stichprobe hohe

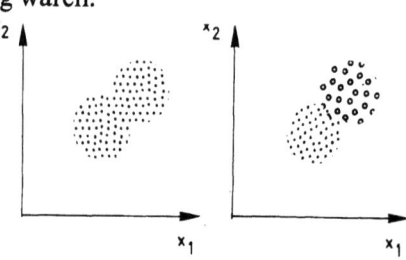

Abb. 6.3: Links ist die Punktwolke der inhomogenen Stichprobe eingezeichnet. Rechts werden die homogenen Teile der Stichprobe unterschieden.

Korrelation aufweisen, jedoch die homogenen Bestandteile der Stichprobe unkorreliert sind.

Beispiel (nach L. SACHS): Der Hämoglobingehalt des Blutes und die Oberflächengröße der Blutkörperchen zeigen weder bei Neugeborenen noch bei Männern oder Frauen eine Korrelation. Die Werte sind -0.06 bzw. -0.03, bzw. $+0.07$. Würde man das Material zusammenfassen, so erhielte man für das Gesamtmaterial einen Korrelationskoeffizienten von $+0.75$. Graphisch kann man sich diesen Effekt so verdeutlichen:

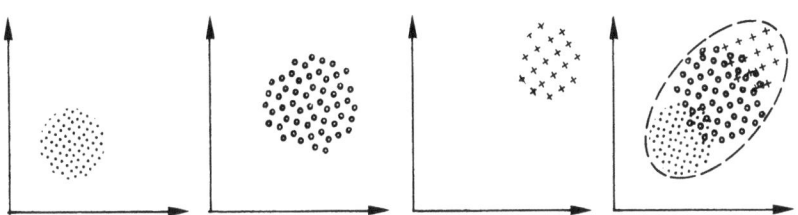

Abb. 6.4: Die drei homogenen Stichproben aus Neugeborenen (×), Männern (o) und Frauen (·) zeigen keine Korrelation. Das inhomogene Gesamtmaterial täuscht eine Ellipse als Punktwolke vor.

Formale Korrelation

Ergänzen sich zwei Bestandteile annähernd zu 100% (z. B. Eiweiß und Fett in einem Nahrungsmittel) oder müssen sie sich definitionsgemäß immer genau zu 100% ergänzen, so besteht eine formale Korrelation zwischen den beiden zusammengehörenden Prozentwerten.

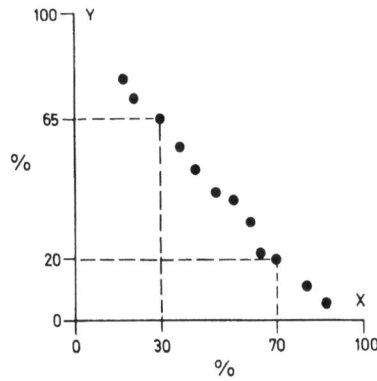

Abb. 6.5: Alle Wertepaare *(x/y)*, die sich annähernd zu 100% ergänzen, liegen in der Nähe der Geraden $y = 100 - x$.

Wir wollen noch einen weiteren und besonders wichtigen Typ des Zusammenhangs betrachten, der im Mittelpunkt der Regressionsanalyse stehen wird, die einseitige Abhängigkeit:

Einseitige Abhängigkeit
Hier ist das eine Merkmal Y in seiner Ausprägung vom anderen Merkmal X abhängig, während X von Y unbeeinflußt ist. Es liegt also ein unabhängiges und ein abhängiges Merkmal vor. In Schaubildern trägt man das unabhängige Merkmal auf der Abszisse (X-Achse) und das abhängige Merkmal auf der Ordinate (Y-Achse) ab.

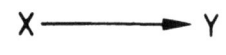

Beispiel: Der Ertrag steht in einseitiger Abhängigkeit zur Düngung. Die Düngermenge ist die unabhängige Variable und der Ertrag ist die abhängige Variable.

Welcher der angegebenen kausalen Zusammenhänge im konkreten Fall vorliegt, muß vom Fachwissenschaftler beurteilt werden. Hat die statistische Auswertung einen hohen Wert für r oder B geliefert, so *hat der Forscher kritisch zu fragen, ob und welche Kausal-Zusammenhänge sich dahinter verbergen*. Oft kann auch er diese Frage nicht klären.

Liegt über den Korrelationstyp eine bestimmte Annahme vor, so kann in einigen Fällen die Statistik bei der Prüfung dieser Vermutung weiterhelfen.

6.3.2 Aussagekraft der Größe von r und B

Bei der Interpretation von r und B spielt neben dem Korrelationstyp auch die Frage eine Rolle, was die Größe der Zahlenwerte von r und B aussagt:

Weiter oben wurde ausgeführt, daß die Größe von r ein Maß für die Stärke des Zusammenhangs zweier Merkmale sei. Es wäre falsch, daraus eine starre, allgemeingültige Regel ableiten zu wollen, wonach etwa $r = 0.5$ als schwach positiver und $r = 0.9$ als stark positiver Zusammenhang einzustufen wäre. Vielmehr hängt die Größe von r bzw. B oft von weiteren unbekannten oder unberücksichtigten Einflüssen ab, die von Problem zu Problem verschieden sind. Häufig bestehen Zusammenhänge zwischen *mehr als zwei* Merkmalen, der Korrelationskoeffizient r gibt aber nur Auskunft über die Stärke des Zusammenhangs von zwei Merkmalen. In einem solchen Fall wird r nur richtig geschätzt, falls es gelingt, die anderen Einflußfaktoren im Versuch annähernd konstant zu halten, und nur die zwei gemessenen Merkmale zu variieren.

Beispiel: Untersucht man den Zusammenhang zwischen Mathematik-Note und Zahlengedächtnis bei Schulkindern, ohne den Faktor Müdigkeit zu berücksichtigen, so wird r wesentlich kleiner ausfallen, als bei einem Versuch, der diesen Einflußfaktor berücksichtigt, indem darauf geachtet wird, daß alle untersuchten Kinder etwa gleich „frisch" sind.

Da man bei komplexen Fragestellungen garnicht alle beteiligten Faktoren erfassen kann, wird häufig vorgeschlagen, zur Beurteilung der Größe eines Koeffizienten, diesen mit der durchschnittlichen Höhe entsprechender Werte aus anderen Untersuchungen desselben Problems zu vergleichen.

Beispiel: Würde eine Untersuchung des Zusammenhangs zwischen den pädagogischen Fähigkeiten eines Lehrers und den Leistungen seiner Schüler ein Bestimmtheitsmaß $B = 0.60$ ergeben, so wäre das überraschend „hoch". 60% der Leistungen der Schüler wären durch die Fähigkeiten des Lehrers zu erklären.

Ein Zusammenhang von $B = 0.60$ zwischen den Noten in einer Mathematik und in einer Statistik-Klausur würde dagegen eher als „niedrig" empfunden.

Bemerkung: Wie das Beispiel zeigt, ist zur Beschreibung der Stärke des Zusammenhangs das Bestimmtheitsmaß dem Korrelationskoeffizienten vorzuziehen, weil es als Prozentangabe anschaulicher interpretiert werden kann. Einem $B = 0.60$ entspricht ein $r = 0.77$. Oft wird $r = 0.77$ dann *fälschlich* als Prozentangabe interpretiert.

Abschließend sei darauf hingewiesen, daß oft die graphische Darstellung schon eine große Hilfe für die Beurteilung eines Zusammenhangs ist, daher sollte *immer zunächst ein Schaubild angefertigt werden,* bevor man sich der Interpretation von r und B zuwendet, man kann damit viele Gefahren der Mißdeutung vermeiden.

6.4 Der Spearmansche Rangkorrelationskoeffizient

Bisher hatten wir ausschließlich bivariable Verteilungen betrachtet, bei denen die Merkmale X_1 und X_2 jeweils mindestens intervallskaliert waren. Zudem hatten wir uns auf die Beschreibung von annähernd linearem Zusammenhang zwischen X_1 und X_2 beschränkt. Beide Einschränkungen lassen sich lockern, wenn wir mit dem Rangkorrelationskoeffizienten von SPEARMAN arbeiten.

Der *Rangkorrelationskoeffizient R verlangt* zum einen nur *ordinalskalierte Daten für X_1 und X_2*, zum anderen braucht kein linearer Zusammenhang vorausgesetzt zu werden. *Es genügt Monotonie.*

Unter Monotonie einer Funktion verstehen wir, daß die Funktion im gesamten Kurvenverlauf *entweder* nur ansteigt (monoton wachsend) *oder* nur abfällt (monoton fallend).

Beispiel: Der Punktwolke in Abb. 6.2(h) liegt ein monoton wachsender Kurvenverlauf zugrunde. Dagegen liegt bei Abb. 6.2(g) *keine* Monotonie vor, da die Kurve zunächst ansteigt und dann abfällt.

Der von Spearman entwickelte Koeffizient R beruht auf der *Vergabe von Rangplätzen*. Wir wollen daher zunächst diese wichtige und in vielen statistischen Verfahren wiederkehrende Zuordnungs-Methode erklären:

Wir haben an n Objekten (Individuen) jeweils die Merkmalsausprägung bzgl. eines ordinalskalierten Merkmals X festgestellt. Da eine Ordinalskala vorliegt, lassen sich die Ausprägungen nun anordnen. Der „kleinsten" in dieser Anordnung aufgetretenen Ausprägung wird der Rang 1 zugewiesen, der „zweitkleinsten" der Rang 2, ..., der „größten" der Rang n zugewiesen. Sind die Merkmalsausprägungen mehrerer Objekte gleich, so wird aus den zugehörigen Rangplätzen das arithmetische Mittel gebildet und dieser Mittelwert allen Objekten mit dieser Ausprägung zugeordnet.

Beispiel: In Tabelle 6.1 wurde das unentschuldigte Fehlen der Teilnehmer eines Sprachkurses festgehalten:

Tabelle 6.1: Unentschuldigtes Fehlen in einem Sprachkurs in Tagen und nach Rangplatz-Zuordnung.

Vorname	Anna	Dora	Erik	Erna	Ida	Karl	Marc	Max	Paul	Rita	Uwe	
Anzahl Tage	1	0	4	5	8	4	2	0	0	4	0	$n=11$
Rangplatz	5	2.5	8	10	11	8	6	2.5	2.5	8	2.5	$\Sigma=66$

Bei Dora, Max, Paul und Uwe hatten wir die gleiche Merkmalsausprägung „0 Tage" mit den zugehörigen Rangplätzen 1, 2, 3, 4, deren Mittelwert $\frac{1}{4} \cdot (1+2+3+4) = 2.5$ ist. Die nächstgrößere Merkmalsausprägung ist „1 Tag" (Anna), der zugehörige Rang ist 5. Dann kommt Rangplatz 6 für Marc mit „2 Tage". Erik, Karl und Rita teilen sich mit „4 Tage" die Rangplätze 7, 8 und 9, deren Mittel 8 als Rangplatz dreimal vergeben ist.

Probe: Hat man die Ränge von 1 bis n richtig vergeben, so muß die Summe aller Ränge $0.5 \cdot n \cdot (n+1)$ ergeben, hier also $0.5 \cdot 11 \cdot 12 = 66$.

Um jetzt den Rangkorrelationskoeffizienten R für ordinalskalierte Merkmalspaare X_1 und X_2 berechnen zu können, müssen wir für X_1 und X_2 *gesondert* Rangplätze vergeben. Sind die Rangplätze für X_1 und X_2 jeweils vergeben, so bildet man für jedes der n Untersuchungsobjekte (Individuen) die Differenz zwischen X_1- und X_2-Rangplatz. Man erhält n Zahlenwerte, nämlich die n Differenzen $d_1, d_2, \ldots, d_n$.

Formel zur Berechnung des **Rangkorrelationskoeffizienten R:**

$$R = 1 - \frac{6 \cdot \Sigma d_i^2}{n \cdot (n^2 - 1)} \qquad \text{(Formel 6.3)}.$$

Wobei d_i die Differenz des i-ten Rangplatzpaares,
  n Anzahl der untersuchten Objekte (Individuen),
  i der Laufindex von 1 bis n läuft.

Für $n < 5$ sollte *kein* Rangkorrelationskoeffizient bestimmt werden, da er kaum Aussagekraft besitzt.

Beispiel: Bei der Züchtung neuer Rebsorten erfolgt die Auswahl vermehrungswürdiger Nachkommen einer Kreuzung nach der Weinqualität, die unter anderem mittels einer sensorischen Prüfung durch Kellermeister bestimmt wird. Zwei Kellermeister hatten neun Nachkommen zu bewerten, vgl. Tab. 6.2. Mit Hilfe des Rangkorrelationskoeffizienten R soll der Zusammenhang zwischen den Bewertungen der beiden Kellermeister beschrieben werden.

Tabelle 6.2: Qualitätsränge für neun Nachkommen einer Kreuzung von Rebsorten, bewertet durch zwei Kellermeister.

Nachkommen i	1	2	3	4	5	6	7	8	9	Summe (Probe)
Gutachter A	1	4	6	2	5	7	3	9	8	45
Gutachter B	3	4	5	1	9	7	2	8	6	45
Differenz d_i	-2	0	1	1	-4	0	1	1	2	0
Diff.-Quadrat d_i^2	4	0	1	1	16	0	1	1	4	$\Sigma d_i^2 = 28$

Wegen $n=9$ muß die Summe der vergebenen Ränge $0.5 \cdot 9 \cdot 10 = 45$ ergeben. Die Summe der Differenzen d_i muß stets null ergeben. Der Rangkorrelationskoeffizient berechnet sich nach der Formel

$$R = 1 - \frac{6 \cdot 28}{9 \cdot (81-1)} = 0.77.$$

Wir können R ähnlich dem entsprechenden Maßkorrelationskoeffizienten r interpretieren. Anhand einer graphischen Darstellung erkennt man, daß die Punktwolke die Monotonie-Bedingung nicht verletzt.

Bemerkung: Die Formel für R ist aus dem Maßkorrelationskoeffizienten r zu gewinnen, indem statt der ursprünglichen Meßwerte x_i und y_i die jeweiligen Ränge in die Formel 6.1 eingesetzt werden. Wie beim Maßkorrelationskoeffizienten gilt auch hier $-1 \leq R \leq +1$.

Der Rangkorrelationskoeffizient R kann auch im Fall einseitiger Abhängigkeit zwischen Variablen X und Y zur Charakterisierung der Stärke des Zusammenhangs verwendet werden.

6.5 Der Kontingenzkoeffizient

Bisher haben wir Maße für den Zusammenhang bivariabler Verteilungen besprochen, die entweder intervallskaliert oder ordinalskaliert waren. Für *nominalskalierte Daten* muß man andere Maßzahlen verwenden, man spricht dann statt von „Korrelation" von „Kontingenz". Wir werden hier nur den Pearson'schen Kontingenzkoeffizienten C einführen. Er ist ein Maß für die Stärke des Zusammenhangs von X_1 und X_2. Der Kontingenzkoeffizient C steht in engem Verhältnis zur Größe χ^2 („Chi-Quadrat"), die wir daher schon an dieser Stelle im Vorgriff auf das nächste Kapitel einführen wollen. Wir gehen davon aus, daß an N Individuen zwei qualitative Merkmale X_1 und X_2 untersucht wurden. Dabei sei r die Anzahl verschiedener Merkmalsausprägungen bei X_1 und c die Anzahl Ausprägungen bei Merkmal X_2. In einer Tafel mit $r \times c$ Feldern können wir nun die beobachteten Häufigkeiten der verschiedenen Ausprägungskombinationen eintragen.

Beispiel: Zur Beantwortung der Frage, ob zwischen Haar- und Augenfarbe ein Zusammenhang besteht, wurde bei 128 Personen jeweils Haar- und Augenfarbe festgestellt und in einer 4×3-Feldertafel eingetragen.

Tabelle 6.3: Kontingenztafel zur Beziehung von Haar- und Augenfarbe bei 128 Personen.

i	j Augen / Haare	1 blau	2 braun	3 grün	Σ Z_i	Randverteilung, relative Zeilenhäufigkeit
1	blond	42	1	6	49	$\frac{49}{128} = 0.38$
2	braun	12	5	22	39	$\frac{39}{128} = 0.31$
3	schwarz	0	26	2	28	$\frac{28}{128} = 0.22$
4	rot	8	4	0	12	$\frac{12}{128} = 0.09$
Σ	S_j	62	36	30	128	
Randverteilung, relative Spaltenhäufigkeit.		$\frac{62}{128}=0.48$	$\frac{36}{128}=0.28$	$\frac{30}{128}=0.24$	$r = 4$ $c = 3$ $N = 128$	(Zeilenanzahl) (Spaltenanzahl) (Stichprobenumfang)

Um nun χ^2 berechnen zu können, muß man für jedes Feld (i, j) die erwartete Häufigkeit E_{ij} ermitteln: Gäbe es zwischen Haarfarbe und Augenfarbe keinen Zusammenhang, d.h. die Ereignisse „Haarfarbe i" und „Augenfarbe j" wären im Sinne der Wahrscheinlichkeitsrechnung unabhängig, so wäre die Wahrscheinlichkeit für das gemeinsame Auftreten beider Ereignisse gleich dem Produkt der beiden „Randwahrscheinlichkeiten", die wir hier durch die relativen Häufigkeiten $\left(\frac{Z_i}{N} \text{ und } \frac{S_j}{N}\right)$ schätzen. Diesen Schätzwert der Wahrscheinlichkeit für das gemeinsame Auftreten beider Ereignisse multiplizieren wir mit dem Stichprobenumfang N, um die erwartete Häufigkeit zu erhalten.

Gäbe es also keinen Zusammenhang zwischen Haar- und Augenfarbe, so wären die erwarteten Häufigkeiten E_{ij} nach folgender Formel zu berechnen:

$$E_{ij} = \frac{Z_i}{N} \cdot \frac{S_j}{N} \cdot N = Z_i \cdot S_j \cdot \frac{1}{N}.$$

Besteht aber ein starker Zusammenhang zwischen den beiden Merkmalen, so wird der beobachtete Wert B_{ij} stark vom erwarteten Wert E_{ij} abweichen. Die Quadratsumme dieser Abweichungen wird umso größer, je stärker der Zusammenhang zwischen den Merkmalen ist.

Wie die Formel 6.4 zeigt, gehen diese Abweichungsquadrate maßgeblich in χ^2 ein, weshalb die Größe von χ^2 eng mit der Stärke des Zusammenhangs verbunden ist.

Formel zur Berechnung von χ^2 (**Chi-Quadrat**):

$$\chi^2 = \Sigma \frac{(B_{ij} - E_{ij})^2}{E_{ij}} = \left(\Sigma \frac{B_{ij}^2}{E_{ij}} \right) - N \qquad \text{(Formel 6.4)}$$

(summiert über alle i und j).

Wobei B_{ij} die beobachtete Häufigkeit für die i-te Merkmalsausprägung von X_1 und die j-te Ausprägung von X_2,

$E_{ij} = Z_i \cdot S_j \cdot \frac{1}{N}$ die erwartete Häufigkeit für die i-te Merkmalsausprägung von X_1 und die j-te Ausprägung von X_2,

$Z_i = \sum\limits_{j=1}^{c} B_{ij}$ die i-te Zeilensumme der Kontingenztafel,

$S_j = \sum\limits_{i=1}^{r} B_{ij}$ die j-te Spaltensumme der Kontingenztafel,

$N = \Sigma B_{ij}$ der Stichprobenumfang,

r (bzw. c) die Anzahl Merkmalsausprägungen von X_1 (bzw. X_2),

i (bzw. j) der Laufindex von 1 bis r (bzw. c) läuft.

Beispiel: Für die Kontingenztafel von Tab. 6.3 soll χ^2 berechnet werden ($N = 128$):

Tabelle 6.4: Mit den Werten aus Tab. 6.3 berechnete E_{ij} und B_{ij}^2/E_{ij}.

(i, j)	(1,1)	(2,1)	(3,1)	(4,1)	(1,2)	(2,2)	(3,2)	(4,2)	(1,3)	(2,3)	(3,3)	(4,3)	Σ
B_{ij}	42	12	0	8	1	5	26	4	6	22	2	0	128
E_{ij}	23.73	18.89	13.56	5.81	13.78	10.97	7.88	3.38	11.48	9.14	6.56	2.81	127.99
$\frac{B_{ij}^2}{E_{ij}}$	74.34	7.62	0.00	11.02	0.07	2.28	85.79	4.73	3.14	52.95	0.61	0.00	242.55

$\chi^2 = 242.55 - 128 = 114.55$. Zur Probe wurde $\Sigma E_{ij} = 128$ berechnet.

Mit Hilfe von χ^2 läßt sich nun der Pearsonsche Kontingenzkoeffizient definieren:

Formel zur Berechnung des **Kontingenzkoeffizienten** C:

$$C = \sqrt{\frac{\chi^2}{\chi^2 + N}} \qquad \text{(Formel 6.5)}.$$

Wobei χ^2 nach Formel 6.4 berechnet wird,
N der Stichprobenumfang.

Beispiel: Die Stärke des Zusammenhangs von Haar- und Augenfarbe für Tab. 6.3 läßt sich mit $C = 0.69$ beschreiben. Wir haben $N = 128$ und $\chi^2 = 114.55$ in Formel 6.5 eingesetzt.
Es wird in Formel 6.5 stets nur die positive Wurzel genommen, daher hat der Kontingenzkoeffizient im Gegensatz zum Maß- oder Rangkorrelationskoeffizienten keine negativen Werte, es gilt immer $C \geq 0$.

Ein großer Nachteil des Kontingenzkoeffizienten ist, daß der maximale Wert, den C annehmen kann, stets *kleiner* als 1 ist und zudem noch von der Zeilen- und Spaltenanzahl der Kontingenztafel abhängt. Für 3×3-Tafeln z. B. ist der maximale Wert $C_{max} = 0.82$, für 4×4-Tafeln ist dagegen $C_{max} = 0.87$.

Wegen dieser Schwankungen des Wertbereiches von C bei verschiedenen $r \times c$-Tafeln sind die zugehörigen C-Werte nicht immer direkt vergleichbar. Ein Wert von $C = 0.82$ beschreibt für 3×3-Tafeln den maximalen Grad von Zusammenhang, für 9×9-Tafeln jedoch beschreibt der gleiche C-Wert einen geringeren Zusammenhang. Man kann für eine $r \times c$-Kontingenztafel den größtmöglichen C-Wert bestimmen, indem man das Minimum m der beiden Zahlen r und c nimmt, also $m = \min(r; c)$. Dann ist $C_{max} = \sqrt{\dfrac{m-1}{m}}$.

§6 Zur Korrelationsanalyse

Beispiel: Für eine 9×6-Tafel ist $r=9$, $c=6$ und $m=\min(9;6)=6$, daher $C_{max} = \sqrt{\frac{5}{6}} = 0.91$.

Mit einem Korrekturfaktor können wir erreichen, daß einerseits die Kontingenzkoeffizienten untereinander und andererseits die C-Werte auch mit den schon eingeführten Korrelationskoeffizienten r und R besser vergleichbar werden. Der Grundgedanke bei dieser Korrektur ist, daß C jeweils durch den entsprechenden C_{max}-Wert dividiert wird, dadurch gilt für alle korrigierten Kontingenzkoeffizienten C_{korr}, daß ihr Wertebereich das ganze Intervall von 0 bis 1 ausschöpft. Der stärkste mögliche Zusammenhang wird dann, unabhängig von der Zeilen- und Spaltenanzahl stets durch $C_{korr}=1$ beschrieben.

Formel zur Berechnung des **korrigierten Kontingenzkoeffizienten C_{korr}**:

$$C_{korr} = \frac{C}{C_{max}}$$

$$= \sqrt{\frac{\chi^2 \cdot m}{(\chi^2 + N)(m-1)}} \qquad \text{(Formel 6.6)}.$$

Wobei χ^2 nach Formel 6.4 berechnet wird,
N der Stichprobenumfang,
$m = \min(r;c)$ die kleinere der Zahlen r und c,
r (bzw. c) die Anzahl Zeilen (bzw. Spalten) der Kontingenztafel.

Beispiel: Zur 4×3-Tafel der Haar- und Augenfarbe (vgl. Tab. 6.3) soll C_{korr} ermittelt werden.

$\chi^2 = 114.55$, $N=128$, $r=4$, $c=3$, $m=\min(4;3)=3$.

$C_{korr} = \sqrt{\frac{114.55 \cdot 3}{242.55 \cdot 2}} = 0.84$. Der unkorrigierte Kontingenzkoeffizient war $C=0.69$.

§ 7 Zur Regressionsrechnung

Mit den Koeffizienten r, R und C haben wir Maßzahlen eingeführt, die geeignet sind, die Stärke eines Zusammenhanges bei bivariablen Verteilungen zu beschreiben. Bisher hatten wir die Merkmale X_1 und X_2 gleichberechtigt behandelt, jetzt gehen wir von der Korrelationsrechnung zur Regression über und verlassen gleichzeitig das Modell „gleichberechtigter" Merkmale X_1 und X_2.

Bei der Regressionsanalyse unterscheidet man zwischen abhängigen und unabhängigen Merkmalen (Variablen). Symbolisiert wird dieser Unterschied dadurch, daß X für die unabhängige und Y für die abhängige Variable steht, vgl. dazu in Abschn. 6.3.1 „Einseitige Abhängigkeit". Sind (x_i/y_i) intervallskalierte Meßwertpaare der Merkmale X und Y, so ergibt jedes Wertepaar einen Punkt im (X, Y)-Koordinatensystem und wie in Abb. 7.3 erhalten wir eine Punktwolke. Ziel der Regressionsrechnung ist es, die Form der Punktwolke geeignet durch eine Funktion zu beschreiben. Durch einen algebraischen Ausdruck will man aus der unabhängigen Variablen den zugehörigen mittleren Wert der abhängigen Variablen berechnen.

Zu Beginn werden wir den einfachen Fall der linearen Funktionen behandeln, danach soll für einige kompliziertere Funktionen durch Transformationen die Rückführung auf den linearen Fall demonstriert werden.

7.1 Die Ermittlung einer Geradengleichung

Zunächst wird vorausgesetzt, daß die Form der Punktwolke die Annahme eines linearen Verlaufes rechtfertigt, daß also die Punkte bandförmig um eine (gedachte) Gerade streuen.

7.1.1 Graphische Bestimmung der Regressionsgeraden

In die Punktwolke läßt sich nach „Gefühl" bzw. „Augenmaß" eine Ausgleichsgerade so einzeichnen, daß die Meßwertpunkte gleichmäßig oberhalb und unterhalb der Geraden streuen. Es ist dabei *nicht* notwendig, daß irgendwelche Punkte direkt auf der Ausgleichsgeraden liegen. Wir wollen solche Geraden auch *Regressionsgeraden* nennen.

§ 7 Zur Regressionsrechnung

Beispiel: In einem Feldversuch wurden bei verschiedenen Düngermengen X [kg/ha] folgende Erträge Y [dt/ha] erzielt.

Tabelle 7.1: Erzielte Erträge in Abhängigkeit der eingesetzten Düngermenge auf $n=8$ Parzellen.

Laufindex	i	1	2	3	4	5	6	7	8
Düngermenge	X	3.0	3.0	4.0	4.5	4.5	5.0	5.0	6.0
Ertrag	Y	32	38	39	40	44	47	50	49

In ein (X, Y)-Koordinatensystem werden die Wertepaare eingetragen und durch die Punktwolke wird eine Gerade gelegt.

Der Verlauf von Geraden in einem Koordinatensystem läßt sich mathematisch durch eine *Geradengleichung* der Form $y=a+bx$ beschreiben. Kennt man die Parameter a und b, so kennt man die genaue Lage der Geraden. Man kann dann zu jedem vorgegebenen X-Wert einen Y-Wert berechnen.

Graphisch lassen sich a und b aus der „nach Gefühl" eingezeichneten Geraden ablesen.

Bestimmung der **Parameter a und b** einer Geradengleichung $\hat{y}=a+bx$ *(graphisch)*:
(1) den Wert a liest man direkt am Schnittpunkt der Geraden mit der Y-Achse ab.
(2) die Steigung b der Geraden erhält man, wenn man die X- und Y-Koordinaten von zwei beliebigen Punkten *auf* der Geraden abliest und den Differenzenquotienten bildet. Seien die abgelesenen Koordinaten (x_1/y_1) und (x_2/y_2), dann ist

$$b = \frac{y_2 - y_1}{x_2 - x_1}.$$

Beispiel: Zu den Meßwerten von Tab. 7.1 soll eine Ausgleichsgerade $y=a+bx$ bestimmt werden. Man erhält Punktwolke und Regressionsgerade wie in Abb. 7.1. Aus der graphischen Darstellung liest man $a=20$ direkt ab. *Auf* der Geraden wählt man die zwei Punkte $(x_1=2/y_1=30)$ und $(x_2=5/y_2=45)$ und erhält $b=\dfrac{15}{3}=5$. Die gesuchte Geradengleichung ist $\hat{y}=20+5x$.

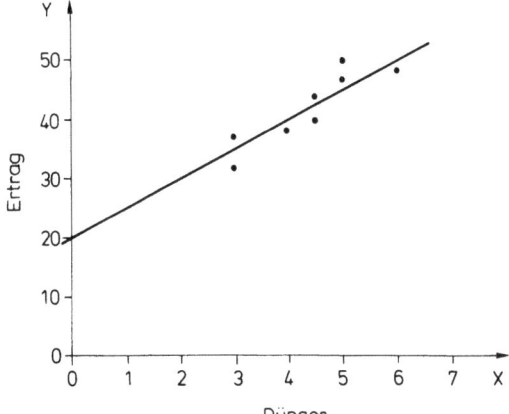

Abb. 7.1: Punktwolke mit „nach Gefühl" eingezeichneter Ausgleichsgeraden zu den Daten von Tab. 7.1.

Bemerkung: Beim Ablesen des Y-Achsenabschnittes a kommt es zu Fehlern, wenn man in der graphischen Darstellung eine verkürzte X-Achse verwendet hat. Eine verkürzte X-Achse lag z. B. beim Histogramm in Abb. 3.6 vor.

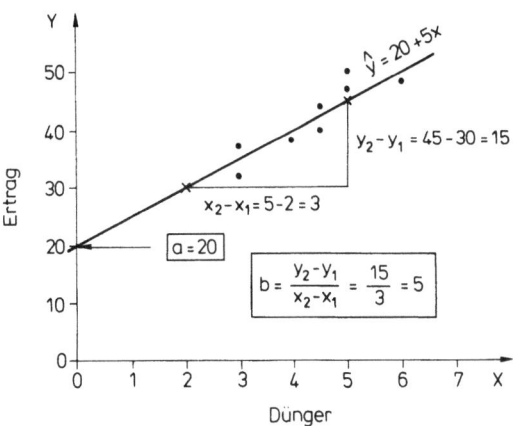

Abb. 7.2: Ausgleichsgerade zu den Daten von Tab. 7.1 mit Achsenabschnitt $a=20$ und dem Steigungsdreieck, aus dem b berechnet wird.

Mit unserer Geradengleichung haben wir den gewünschten algebraischen Ausdruck und können zur unabhängigen X-Variable den zugehörigen Wert der abhängigen Y-Variable vorhersagen.

Beispiel: Aus der Information, die uns die Daten der Tab. 7.1 vermitteln, soll für eine Düngermenge $x=3.5$ kg/ha die zu erwartende Ertragsmenge prognostiziert werden. Mit Abb. 7.2 hatten wir die Geradengleichung $\hat{y}=20+5 \cdot x$ gefunden und setzen jetzt $x=3.5$ ein:

$\hat{y} = 20 + 5 \cdot 3.5 = 37.5$. Der erwartete Ertrag wird mit 37.5 dt/ha vorhergesagt.

Bemerkung: Es muß beachtet werden, daß Vorhersagen nur innerhalb des untersuchten Bereiches zulässig sind! Dehnt man bei Abb. 7.3 die Aussagekraft der Geraden *fälschlicherweise* über den *Untersuchungsbereich* weiter aus, so prognostiziert die Regressionsgerade z. B. für $x=2$ einen *negativen* Ertrag.

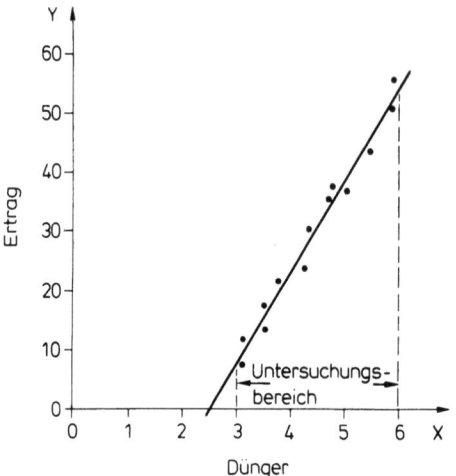

Abb. 7.3: Der Untersuchungsbereich lag hier zwischen $x=3$ und $x=6$.

7.1.2 Die Methode der kleinsten Quadrate

Die graphische Bestimmung von a und b hängt sehr stark von der „nach Gefühl" eingezeichneten Ausgleichsgerade ab. Durch die folgende *rechnerische Ermittlung* einer Ausgleichsgeraden kommt man zu einheitlichen Ergebnissen und beseitigt den subjektiven Faktor.

Zur rechnerischen Ermittlung der Ausgleichsgeraden fordert man, daß die Summe der Quadrate der „Abstände" aller Punkte von der gesuchten Geraden minimal wird. Mit dieser Forderung ist die Lage der Geraden eindeutig festgelegt, ohne daß irgendein subjektives Augenmaß beim Einzeichnen von Ausgleichsgeraden mit ins Spiel kommt.

Wir wollen jetzt die Forderung nach minimalen Abstandsquadraten mathematisch exakt formulieren und dann direkt aus den Daten die Parameter a und b berechnen. Dieses von GAUSS entwickelte Rechenverfahren nennt man die *Methode der kleinsten Quadrate*. Mit dem „Abstand" eines Meßpunktes von der gesuchten Geraden soll hier der *Abstand in Y-Richtung* gemeint sein. Üblicherweise versteht man unter Abstand die Länge des Lotes vom Punkt auf die Gerade. Bei der Regressionsgeraden dagegen wird der Abstand immer in Richtung der abhängigen Variablen gemessen.

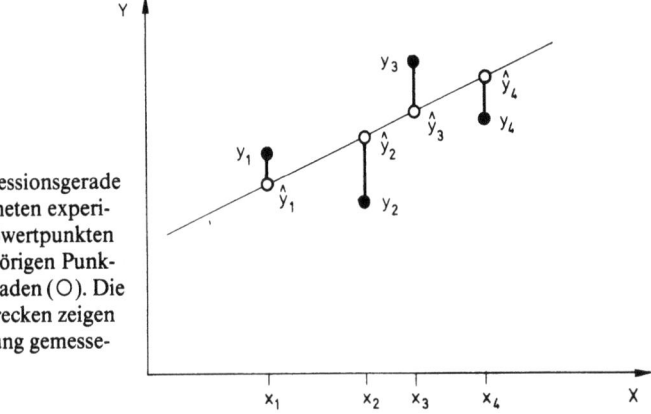

Abb. 7.4: Regressionsgerade mit eingezeichneten experimentellen Meßwertpunkten (●) und zugehörigen Punkten auf der Geraden (○). Die Verbindungsstrecken zeigen die in *Y*-Richtung gemessenen Abstände.

Wenn wir die *Y*-Koordinaten der Meßwerte mit $y_1, y_2, \ldots, y_n$ bezeichnen und die der zugehörigen *Geradenpunkte mit* $\hat{y}_1, \hat{y}_2, \ldots, \hat{y}_n$ symbolisieren, dann lautet unsere Forderung nach Minimierung der Abstandsquadratsumme:

$$(\hat{y}_1 - y_1)^2 + (\hat{y}_2 - y_2)^2 + \ldots + (\hat{y}_n - y_n)^2 \stackrel{!}{=} min$$

oder

$$\Sigma(\hat{y}_i - y_i)^2 \stackrel{!}{=} min \qquad (Gl. 7.1)$$

Da die Punkte $(x_i / \hat{y}_i)$ auf der Geraden liegen, erfüllen sie die Geradengleichung $\hat{y}_i = a + b \cdot x_i$. Wir ersetzen $\hat{y}_i$ dementsprechend in (Gl. 7.1) und erhalten als Forderung:

$$\Sigma(a + b \cdot x_i - y_i)^2 \stackrel{!}{=} min.$$

Um aus diesem Ausdruck *a* und *b* zu berechnen, muß man nach *a* und *b* partiell differenzieren, dieses null setzen und erhält so zwei Gleichungen („Normalgleichungen") mit zwei Unbekannten (*a* und *b*). Aus den Gleichungen lassen sich dann die gesuchten Parameter *a* und *b* berechnen. Wir geben hier nur das Resultat an:

Berechnung der Parameter a und b einer Geradengleichung $\hat{y} = a + bx$ durch die **Methode der kleinsten Quadrate**:

$$b = \frac{\Sigma(x_i - \bar{x}) \cdot (y_i - \bar{y})}{\Sigma(x_i - \bar{x})^2} = \frac{(\Sigma x_i y_i) - \left(\frac{(\Sigma x_i) \cdot (\Sigma y_i)}{n}\right)}{(\Sigma x_i^2) - \left(\frac{(\Sigma x_i)^2}{n}\right)} \quad \text{(Formel 7.1)},$$

$$a = \bar{y} - b \cdot \bar{x} = \frac{1}{n}(\Sigma y_i - b \cdot \Sigma x_i) \quad \text{(Formel 7.2)}.$$

Wobei n die Anzahl der Wertepaare,
   x_i der X-Meßwert des i-ten Objekts,
   y_i der Y-Meßwert des i-ten Objekts,
   $\bar{x}$ (bzw. $\bar{y}$)   das arithmetische Mittel der X- (bzw. Y-) Meßwerte,
   i der Laufindex von 1 bis n läuft.

Beispiel: Nach der Methode der kleinsten Quadrate soll die Regressionsgerade für Tab. 7.1 berechnet werden. Es ist $n=8$, $\Sigma x_i = 35$, $\Sigma x^2 = 160.5$, $(\Sigma x)^2 = 1225$, $\Sigma y = 339$, $(\Sigma x) \cdot (\Sigma y) = 11865$, $b = 5.41$, $a = 18.71$. Die gesuchte Geradengleichung lautet $\hat{y} = 18.71 + 5.41x$. Unsere graphisch ermittelte Gerade war $\hat{y} = 20 + 5x$, vgl. Abb. 7.2.

Bemerkung: Häufig wird eine Regressionsgerade bei zwei Merkmalen X_1 und X_2 gezeichnet, zwischen denen *keine einseitige* Beziehung existiert. Diese Gerade beschreibt die Punktwolke nur ungenügend, da X_1 der abhängigen Variablen Y und X_2 der unabhängigen Variablen X willkürlich zugeordnet wird: $X_1 = f(X_2)$. Vertauscht man die Zuordnung von X_1 und X_2, so erhält man eine zweite andere Regressionsgerade: $X_2 = g(X_1)$, vgl. Abb. 7.5.

Der Unterschied zwischen beiden Geraden ergibt sich dadurch, daß bei der Regressionsrechnung die Minimierung der Fehlerabstände in Y-Richtung erfolgt, also in Abb. 7.5 (links) in X_2-Richtung und in Abb. 7.5 (rechts) in X_1-Richtung.

In Abb. 7.6 sind beide Regressionsgeraden in ein Koordinatensystem eingetragen. Die Schere, die beide Geraden bilden, wird um so enger, je größer der Absolutbetrag des Korrelationskoeffizienten r ist.

Eine bessere Beschreibung der Punktwolke als durch eine bzw. beide Regressionsgeraden wird durch die Hauptachse der Punktwolken-Ellipse geliefert (Abb. 7.7), deren Berechnung allerdings aufwendig ist.

Die Methode der kleinsten Quadrate   69

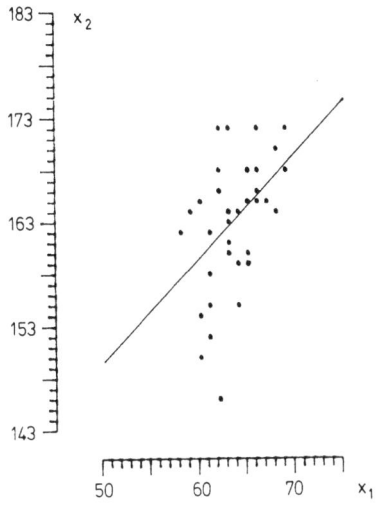

Abb. 7.5: Regression von X_2 auf X_1, $X_2 = f(X_1)$

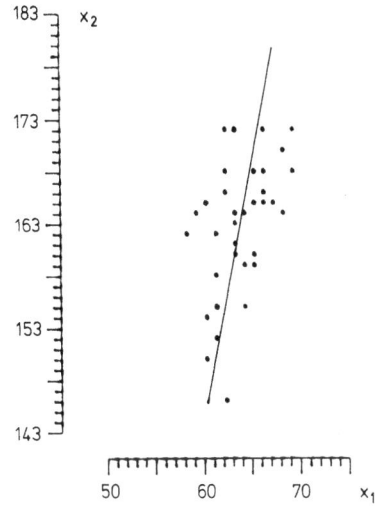

Regression von X_1 auf X_2, $X_1 = g(X_2)$

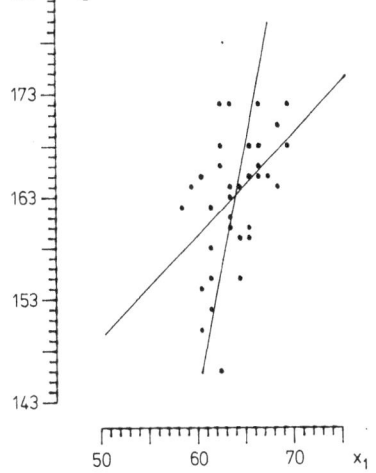

Abb. 7.6: Schere der Regressionsgeraden $X_2 = f(X_1)$ und $X_1 = f(X_2)$

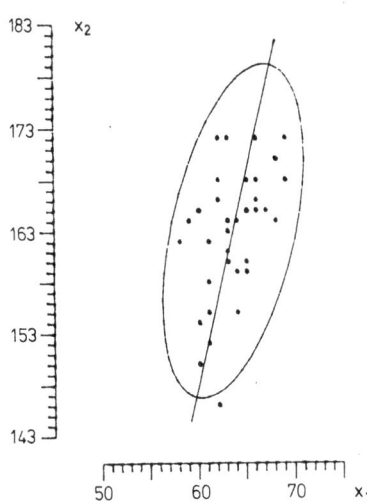

Abb. 7.7: Hauptachse der durch die Punktwolke gebildeten Ellipse

Residuen: Die behandelten Methoden zur Bestimmung einer Ausgleichsgerade gehen alle davon aus, daß tatsächlich ein linearer Verlauf unterstellt werden darf. Oft liefert die Betrachtung der Residuen erst Anhaltspunkte, ob überhaupt Linearität vorliegt. Als *Residuen* bezeichnet man die Differenzen zwischen den Meßwerten y_i und den berechneten Werten $\hat{y}_i$ auf der Regressionsgeraden. In Abb. 7.8 sind die Residuen als Längen der eingezeichneten Strecken dargestellt. Die Folge der Vorzeichenwechsel der Residuen gibt Aufschluß darüber, ob Linearität vorausgesetzt werden darf. Wir wollen dies graphisch kurz veranschaulichen:

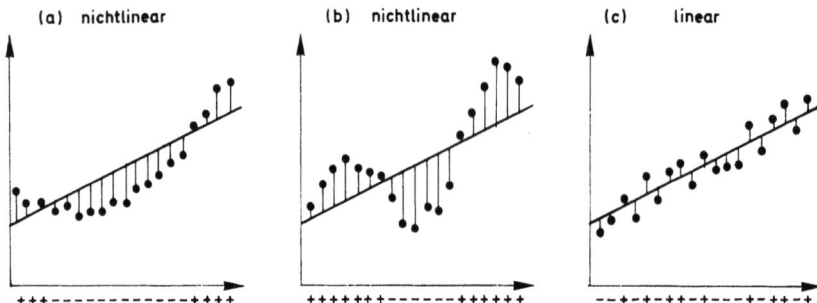

Abb. 7.8: Unter dem Koordinatensystem haben wir die Vorzeichenfolge der Residuen aufgeschrieben. Liegt der Meßwertpunkt über der Geraden, so hat das Residuum positives Vorzeichen. In (a) und (b) wechseln „+" und „−" *nicht zufällig*, was auf Nichtlinearität hinweist. In (c) wechseln die Vorzeichen offensichtlich zufällig, weswegen keine Zweifel an der Linearität des Zusammenhangs bestehen.

7.1.3 Ein Maß für die Güte der Anpassung

Haben wir zu gegebenen Meßwertpunkten (x_i/y_i) eine Ausgleichsgerade ermittelt, so stellt sich die Frage, ob die Meßwertpunkte durch die Gerade gut angepaßt werden. Wir wollen diese Güte der Anpassung durch das Bestimmtheitsmaß B beschreiben und dazu, wie in Abschnitt 6.2 versprochen, eine genaue Definition für B nachliefern. Wir hatten B bisher einfach als Quadrat des Maßkorrelationskoeffizienten berechnet. Interpretiert wurde die Größe von B als Anteil der Veränderungen des einen Merkmals, die aus den Änderungen des anderen erklärt werden können. Setzen wir diese Interpretation für unser Regressionsproblem in Formeln um, so läßt sich das wie folgt machen:

Wir gehen vom Mittelwert $\bar{y}$ und den einzelnen Meßwerten y_i aus und betrachten die Differenzen $y_i - \bar{y}$ als Veränderungen des einen Merkmals. Um eine Durchschnittszahl für diese Veränderung zu erhalten, wählen wir die Varianz von Y, also

$$s_y^2 = \frac{1}{n-1} \cdot (\Sigma(y_i - \bar{y})^2).$$

Jetzt suchen wir den durch X erklärbaren Anteil der Y-Änderungen. Die Regressionsgerade sagt uns, daß bei einer X-Änderung von $\bar{x}$ nach x_i eine Y-Änderung von $\bar{y}$ nach $\hat{y}_i = a + b \cdot x_i$ erwartet werden muß. Aus X lassen sich also die $\hat{Y}$-Änderungen $\hat{y}_i - \bar{y}$ „erklären". Auch für diese $\hat{Y}$-Änderungen bilden wir den Durchschnittswert

$$s_{\hat{y}}^2 = \frac{1}{n-1} \cdot (\Sigma(\hat{y}_i - \bar{y})^2).$$

Der Quotient aus erklärter Varianz $s_{\hat{y}}^2$ und Gesamt-Varianz s_y^2 kann dann interpretiert werden als der Anteil der Gesamtveränderung von Y, der sich aus X erklären läßt. Wir definieren daher

$$B = \frac{s_{\hat{y}}^2}{s_y^2}.$$

Für den *linearen Fall* ist das hier allgemein definierte B stets gleich r^2. Mit dem *Bestimmtheitsmaß* haben wir nun ein *Maß zur Beschreibung der Güte der Anpassung* von Regressionsfunktionen an die gegebenen Meßwertpunkte auch für den nichtlinearen Fall.

7.2 Einige Achsentransformationen

Bei den eben beschriebenen graphischen und numerischen Methoden der Regression haben wir vorausgesetzt, daß unsere Meßwerte eine Darstellung durch eine Gerade zulassen. Liegen die Meßwertpunkte aber so, daß sie nicht an eine Gerade angepaßt werden können, so läßt sich oft durch geeignete Transformationen erreichen, daß aus einer nichtlinearen Kurve eine Gerade wird, und dann können die in Abschn. 7.1 beschriebenen Methoden doch noch angewandt werden.

Wir verwenden Transformationen, um komplizierte Funktionen in einfache Funktionen zu verwandeln.

Man kann sich das etwa so vorstellen: auf ein elastisches Tuch wird eine Figur aufgezeichnet, indem man jetzt das Tuch geschickt spannt, entstehen Verzerrungen der ursprünglichen Figur. Leicht läßt sich so ein Kreis zu einer Ellipse verzerren oder aus einer Geraden kann eine Parabel erzeugt werden. Bringt man das Tuch wieder in den ursprünglichen Zustand zurück, so wird aus der Ellipse wieder ein Kreis, aus der Parabel wieder eine Gerade. Denselben Effekt kann man in einem Koordinatensystem durch geschickte „Verzerrung" der Abszisse oder der Ordinate erreichen. Vgl. hierzu auch die Schaubilder von Abb. 3.11. Solche „Verzerrungen" wollen wir *Transformationen* oder *Achsentransformationen* nennen.

7.2.1 Die einfach-logarithmische Transformation

Ein oft hilfreiches Verfahren ist die einfach-logarithmische Transformation. Sie ermöglicht es, Exponentialfunktionen in lineare Funktionen umzurechnen:

Gegeben sei eine Funktion der Form

$$y = a \cdot b^x \qquad \text{(Gl. 7.2)}.$$

Durch Logarithmieren auf beiden Seiten erhalten wir

$$ln\, y = (ln\, a) + (ln\, b) \cdot x \qquad \text{(Gl. 7.3)}$$

oder

$$\tilde{y} = \tilde{a} + \tilde{b} \cdot x \qquad \text{(Gl. 7.4)},$$

wobei wir $\tilde{y} = ln\, y$, $\tilde{a} = ln\, a$ und $\tilde{b} = ln\, b$ gesetzt haben. Die Gleichung (Gl. 7.4) ist eine Geradengleichung mit $\tilde{a}$ als Achsenabschnitt und $\tilde{b}$ als Steigung. Durch ln-Transformation haben wir also eine komplizierte, nämlich eine exponentielle Beziehung auf eine einfachere, nämlich lineare Beziehung reduziert. Um eine Geradengleichung zu erhalten, mußten wir die Variable y in die Variable $\tilde{y} = ln\, y$ transformieren. Anders ausgedrückt, wir haben die Y-Achse zur $\tilde{Y}$-Achse verzerrt, graphisch sieht das so aus:

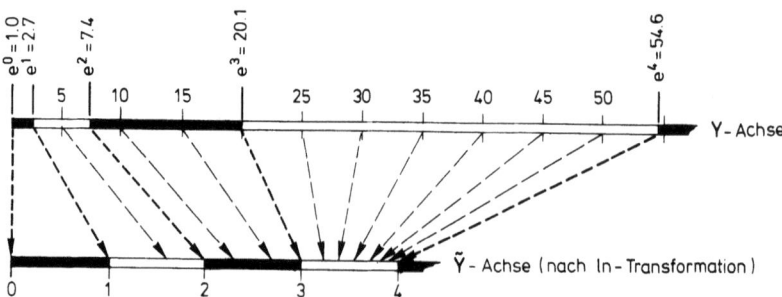

Abb. 7.9: Graphische Darstellung der Achsentransformation $\tilde{y} = ln\, y$. Der obere Balken zeigt die Y-Achse, der untere die logarithmisch verzerrte $\tilde{Y}$-Achse. Für die Werte $y = 5$, $y = 10, \ldots, y = 50$ und für $e^0, e^1, \ldots, e^4$ zeigen die Pfeile, wohin die Punkte der Y-Achse auf der $\tilde{Y}$-Achse abgebildet werden.

Bemerkung: Sowohl in (Gl. 7.3) als auch in Abb. 7.9 hatten wir den natürlichen Logarithmus „ln" zur Transformation verwendet. Man kann stattdessen beliebige andere Logarithmen nehmen, etwa den Zweier-Logarithmus oder den Zehner-Logarithmus. Letzteren wollen wir mit

„lg" bezeichnen. Hat man sich für einen bestimmten Logarithmus entschieden, so muß dieser für die ganze Transformation und Rücktransformation beibehalten werden.

Transformationen wie in (Gl. 7.4), bei denen eine der Achsen logarithmisch transformiert wird, während die andere Achse unverändert bleibt, heißen *einfach-logarithmische Transformationen*.

Durch einfach-logarithmische Transformationen werden exponentiell wachsende Funktionen so „gestaucht", daß aus ihnen Geraden werden. Diesen Sachverhalt können wir wie folgt nutzen:

Wenn Meßwerte vorliegen, deren Punktwolke vermuten läßt, daß die Daten gut durch eine Exponential-Funktion der Form $\hat{y} = a \cdot b^x$ anzupassen sind, dann transformieren wir die y-Werte logarithmisch in $\tilde{y}$-Werte. In einem $(X, \tilde{Y})$-Koordinatensystem ermitteln wir die Parameter $\tilde{a}$ und $\tilde{b}$ der Ausgleichsgerade $\tilde{y} = \tilde{a} + \tilde{b} \cdot x$ nach den bekannten Verfahren aus Abschn. 7.1. Wenn wir nun die gewonnene Geradengleichung rücktransformieren, in unserem Fall also entlogarithmieren, erhalten wir aus $\tilde{a}$ und $\tilde{b}$ die gesuchten Parameter a und b der Exponential-Funktion $\hat{y} = a \cdot b^x$.

Bestimmung der Parameter a und b einer Ausgleichsfunktion $\hat{y} = a \cdot b^x$ durch **einfach-log-Transformation**:

(0) Trage die gegebenen Meßwert-Punkte (x_i / y_i) in ein Koordinatensystem ein und entscheide, ob die Punktwolke möglicherweise gut durch eine Exponentialfunktion $\hat{y} = a \cdot b^x$ anzupassen ist.

(1) Berechne aus den y_i die Werte $\tilde{y}_i = \lg y_i$.

(2) Trage nun die transformierten Punkte $(x_i / \tilde{y}_i)$ in ein anderes Koordinatensystem ein und entscheide, ob die Punktwolke diesmal gut durch eine Gerade $\tilde{y} = \tilde{a} + \tilde{b} \cdot x$ anzupassen ist. Zur Beschreibung der Güte der Anpassung berechne das Bestimmtheitsmaß.

(3) Bestimme die Parameter $\tilde{a}$ und $\tilde{b}$
    – entweder graphisch im Koordinatensystem von (2)
    – oder nach der Methode der kleinsten Quadrate, wobei die $\tilde{y}_i$ (und *nicht* die y_i) in die Berechnung eingehen.

(4) Berechne die Parameter a und b aus $\tilde{a}$ und $\tilde{b}$ durch Rücktransformation:
$$a = 10^{\tilde{a}} \quad \text{und} \quad b = 10^{\tilde{b}} \qquad \text{(Gl. 7.5)}.$$
Die gesuchte Ausgleichsfunktion ist somit
$$\hat{y} = 10^{\tilde{a}} \cdot 10^{\tilde{b}x} = a \cdot b^x.$$

Wurde in (1) statt des Zehner-Logarithmus der natürliche Logarithmus *ln* mit Basis *e* verwendet, so muß in (Gl. 7.5) „10" durch „*e*" ersetzt werden.

Beispiel: In einem Experiment wurden zu jedem vorgegebenen x zwei y-Werte bestimmt, wobei für $x=1$ ein Meßwert fehlt.

Tabelle 7.2: Die 9 Meßwerte des Experiments.

i	1	2	3	4	5	6	7	8	9
X	0	0	1	2	2	3	3	4	4
Y	1.5	2.5	4.0	7.0	7.5	18.0	28.0	60.0	70.0

Zunächst tragen wir die 9 Punkte in ein Koordinatensystem ein, vgl. Abb. 7.10(a). Die Vermutung einer exponentiellen Ausgleichsfunktion ist gerechtfertigt, daher berechnen wir die $\tilde{y}_i = \lg y_i$.

Tabelle 7.3: Die $\tilde{Y}$-Werte sind die durch $\tilde{y}_i = \lg y_i$ transformierten Y-Werte von Tab. 7.2.

i	1	2	3	4	5	6	7	8	9
X	0	0	1	2	2	3	3	4	4
$\tilde{Y}$	0.17	0.40	0.60	0.85	0.88	1.26	1.45	1.78	1.85

In einem weiteren Schaubild, vgl. Abb. 7.10(b) sehen wir, daß die Punkte $(x_i, \tilde{y}_i)$ der Tab. 7.3 gut durch eine Gerade angepaßt werden. Wir können hier als Güte der Anpassung das Bestimmtheitsmaß angeben, es ist $B = 0.97$. Die graphische Ermittlung von $\tilde{a} = 0.25$ und $\tilde{b} = 0.36$ ist mit Hilfe des eingezeichneten Steigungsdreieck in Abb. 7.10(b) erfolgt. Die Methode der kleinsten Quadrate ergibt fast die gleichen Werte, nämlich $\tilde{a} = 0.22$ und $\tilde{b} = 0.38$, man geht dabei nicht von der Abbildung sondern ausschließlich von Tab. 7.3 aus.

Wir berechnen schließlich die gesuchten Parameter a und b:

$$a = 10^{0.22} = 1.66, \qquad b = 10^{0.38} = 2.40,$$

die gesuchte Exponentialfunktion ist demnach $\hat{y} = 1.66 \cdot 2.4^x$.

Zur Erleichterung des Vorgehens bei einfachlogarithmischen Transformationen kann ein spezielles Millimeterpapier mit einer normalen und einer logarithmisch „verzerrten" Achse benutzt werden. Der Vorteil dieses *einfach-logarithmischen Papiers* ist, daß man ohne Umrechnung der y_i diese graphisch transformiert, um so über die Linearität der transformierten Daten schnell entscheiden zu können. Die „graphische Transformation" erfolgt dadurch, daß bei diesem speziellen

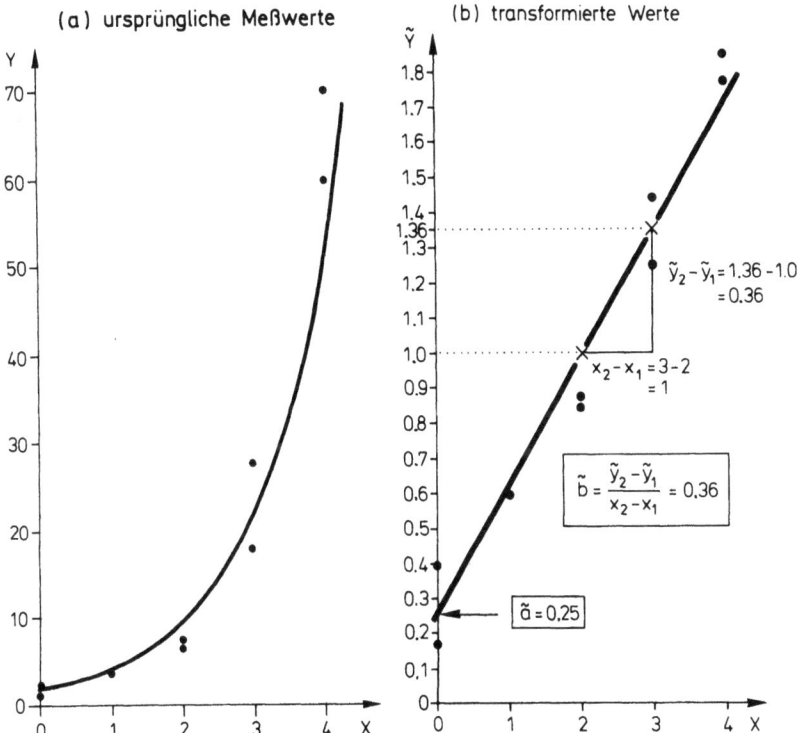

Abb. 7.10: Die graphische Darstellung (a) zeigt die Meßwerte von Tab. 7.2, die einen exponentiellen Anstieg haben. In (b) sind die transformierten Werte aus Tab. 7.3 dargestellt, die einen linearen Verlauf vermuten lassen.

Millimeterpapier zwar im *Raster die Abstände logarithmisch eingeteilt sind, aber in der Skala noch die ursprünglichen nicht-logarithmischen Zahlenwerte* beibehalten sind.

Beispiel: Zahlenmäßig ist die Differenz von 1 und 2 kleiner als von 10 und 20, im logarithmischen Raster ist aber der Abstand auf dem Papier von 1 bis 2 gleich dem Abstand von 10 bis 20, vgl. Abb. 7.11. Das ist so, weil die Differenz der Logarithmen in beiden Fällen gleich ist:

$log\,2 - log\,1 = log\,20 - log\,10 = log\,2.$

§7 Zur Regressionsrechnung

Graphische Bestimmung der Parameter a und b einer Ausgleichsfunktion $\hat{y} = a \cdot b^x$ mit **einfach-log-Papier**:

(1) Trage die gegebenen Meßwert-Punkte (x_i/y_i) in einfach-log-Papier ein und entscheide, ob die Punktwolke gut durch eine Gerade anzupassen ist. Dann zeichne eine geeignete Ausgleichsgerade ein.

(2) Wähle zwei beliebige Punkte *auf* der Ausgleichsgeraden und lies deren Koordinaten ab, diese seien (x_1/y_1) und (x_2/y_2). Dann ist

$$\tilde{b} = \frac{\lg y_2 - \lg y_1}{x_2 - x_1}$$ (nur die y-Koordinaten logarithmieren!).

Der gesuchte Parameter $b = 10^{\tilde{b}}$.

Der Parameter a kann direkt abgelesen werden, am Schnittpunkt der Ausgleichsgeraden mit der Y-Achse.

Die gesuchte Ausgleichsfunktion ist somit $\hat{y} = a \cdot 10^{\tilde{b}x} = a \cdot b^x$.

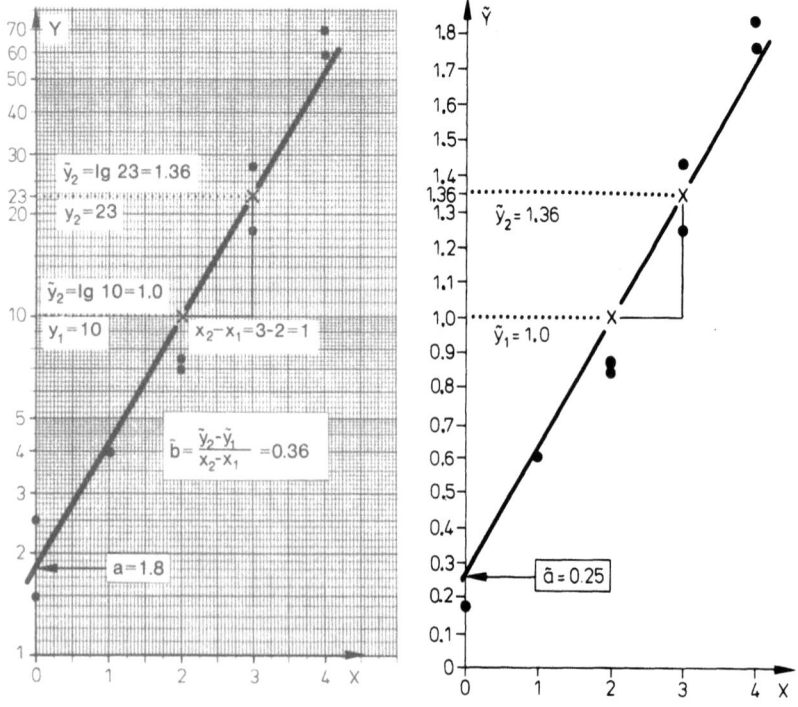

Abb. 7.11: Links wurden die Meßwerte aus Tab. 7.2 direkt in einfach-log-Papier eingetragen. – Rechts ist zum Vergleich nochmals Abb. 7.10 (b) zu sehen, wo die transformierten Werte aus Tab. 7.3 in ein normales Koordinaten-Raster eingezeichnet sind. Bis auf die Zahlenwerte der Y- und $\tilde{Y}$-Achse stimmen die Schaubilder überein.

Beispiel: Die Werte aus Tab. 7.2 werden in einfach-log-Papier eingetragen, eine Ausgleichsgerade eingezeichnet. Zwei beliebige Punkte auf der Geraden werden ausgewählt, hier (2/10) und (3/23), vgl. Abb. 7.11. Somit $\tilde{y}_1 = lg\ 10 = 1$ und $\tilde{y}_2 = lg\ 23 = 1.36$, somit $\tilde{b} = 0.36$, also $b = 2.3$. Und $a = 1.8$ wird direkt abgelesen.

7.2.2 Weitere Transformationen

(a) Die doppel-log-Transformation

Durch *doppel-log-Transformationen*, bei denen *sowohl* die Y-Achse *als auch* die X-Achse logarithmisch transformiert werden, können wir einen weiteren Typ von (komplizierten) Funktionen auf die einfachere Geradengleichung zurückführen:

Gegeben sei eine Funktion der Form

$$y = a \cdot x^b \quad \text{(Gl. 7.6)}.$$

Durch Logarithmieren auf beiden Seiten erhalten wir

$$log\ y = log\ a + b \cdot log\ x \quad \text{(Gl. 7.7)}$$

oder

$$\tilde{y} = \tilde{a} + b \cdot \tilde{x} \quad \text{(Gl. 7.8)},$$

wobei wir $\tilde{y} = log\ y$, $\tilde{a} = log\ y$, $\tilde{x} = log\ x$ gesetzt haben. Die Gleichung (Gl. 7.8) ist eine Geradengleichung mit $\tilde{a}$ als Achsenabschnitt und b als Steigung. Im Gegensatz zur einfach-log-Transformation wurden hier sowohl y zu $\tilde{y}$ als auch x zu $\tilde{x}$ transformiert.

Will man aus experimentell gefundenen Daten eine Ausgleichsfunktion der Form $\hat{y} = a \cdot x^b$ gewinnen, so geht man ähnlich vor, wie bei der schon beschriebenen einfach-log-Transformation. Wir wollen nur kurz die graphische Bestimmung der Parameter a und b mit Hilfe des doppel-log-Papiers am Beispiel zeigen.

Beispiel: Es liege folgende Wertetabelle vor:

Tabelle 7.4: Die aus dem Experiment gewonnenen 10 Meßwertpaare.

i	1	2	3	4	5	6	7	8	9	10
X	1.0	1.0	1.5	2.0	2.0	2.5	3.0	3.0	3.5	3.5
Y	6.1	4.4	20.6	57.1	59.3	130.0	251.7	248.3	438.4	435.1

Das Einzeichnen der Meßwertpunkte in normales Papier zeigt einen nichtlinearen Verlauf. Jetzt tragen wir die Meßwerte (ohne Umrechnung!) direkt in doppel-log-Papier ein, leicht läßt sich nun eine Ausgleichsgerade einzeichnen, vgl. Abb. 7.12(b).

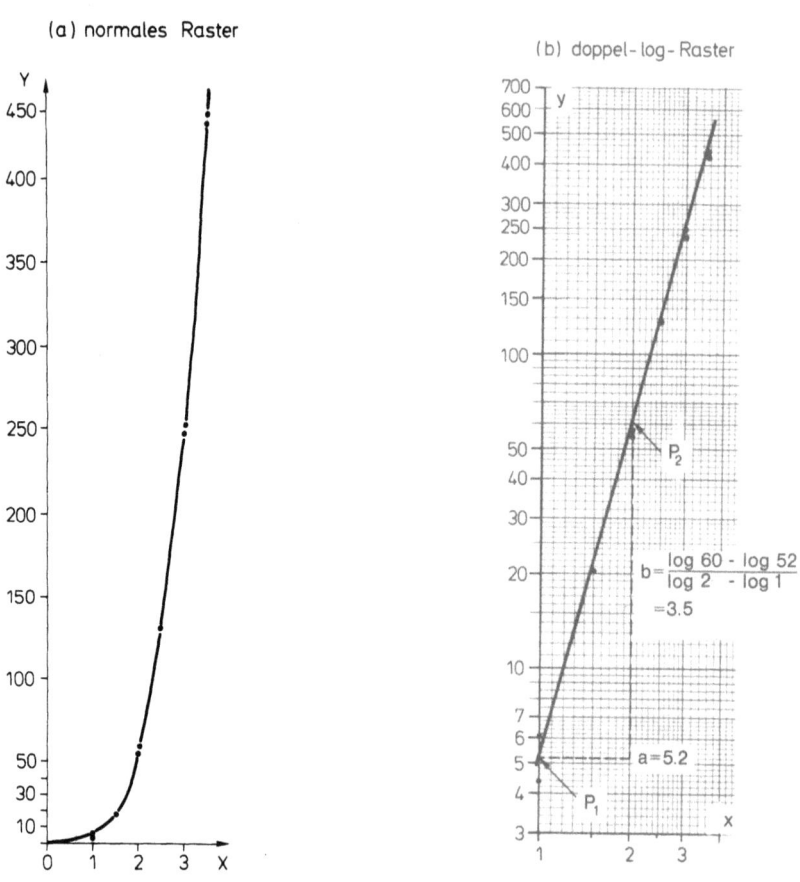

Abb. 7.12: Die Daten von Tab. 7.4 im normalen Raster (a) ergeben einen nichtlinearen Verlauf. Im doppel-log-Raster (b) ist deutlich ein linearer Verlauf erkennbar.

Mit zwei beliebig gewählten Punkten P_1 und P_2 *auf* der Geraden bilden wir ein Steigungsdreieck. Diesmal müssen *sowohl die Y- als auch die X-Koordinaten der gewählten Punkte logarithmiert werden,* bevor aus dem Differenzquotienten der Parameter b berechnet wird. Den Parameter a lesen wir direkt ab, allerdings an der Stelle $x=1$, dort ist nämlich $\bar{x}=0$, wegen $lg\,1=0$. Graphisch bestimmen wir die Parameter $b=3.5$ und $a=5.2$, vgl. Abb. 7.12. Die gesuchte Ausgleichsfunktion ist $\hat{y}=5.2\cdot x^{3.5}$.

(b) Das Wahrscheinlichkeitsnetz
Das Wahrscheinlichkeitsnetz kann sowohl bei monovariablen als auch bei bivariablen Daten verwendet werden. Bei monovariablen Häufigkeitsverteilungen erlaubt es einen einfachen graphischen Test, um das Vorliegen einer Normalverteilung zu überprüfen. Man kann darüberhinaus aus der Graphik den Mittelwert $\bar{x}$ und die Standardabweichung s ablesen. Im bivariablen Fall werden Dosis-Wirkungskurven betrachtet, wobei die abhängige Variable Y (in %) die Reaktion der untersuchten Individuen auf die Dosis X der geprüften Substanz angibt. Die dabei auftretenden S-förmigen Kurven (Sigmoide) lassen sich häufig im Wahrscheinlichkeitsnetz in eine Gerade transformieren, vgl. Abb. 7.14. Rechnerisch erreicht man denselben Effekt mit Hilfe der Probitanalyse.

Beispiel: Die Wirkung von DDT wurde an Insekten getestet, wobei die Zeitdauer der Gifteinwirkung in Stunden als Dosis gewählt wurde (F_i % Anteil gestorbener Fliegen in Prozent).

Tabelle 7.5: Meßwerte eines DDT-Versuches.

i	Dosis [h]	x_i	f_i %	F_i %
1	0–1	0.5	0	0
2	1–2	1.5	1	1
3	2–3	2.5	6	7
4	3–4	3.5	13	20
5	4–5	4.5	35	55
6	5–6	5.5	25	80
7	6–7	6.5	15	95
8	7–8	7.5	4	99
9	8–9	8.5	1	100

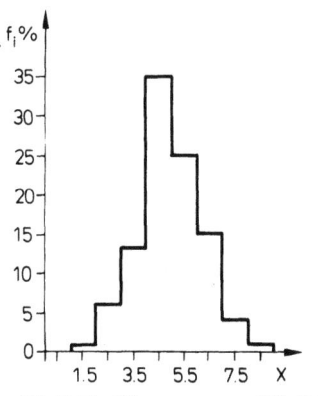

Abb. 7.13: Histogramm zu Tab. 7.5.

§7 Zur Regressionsrechnung

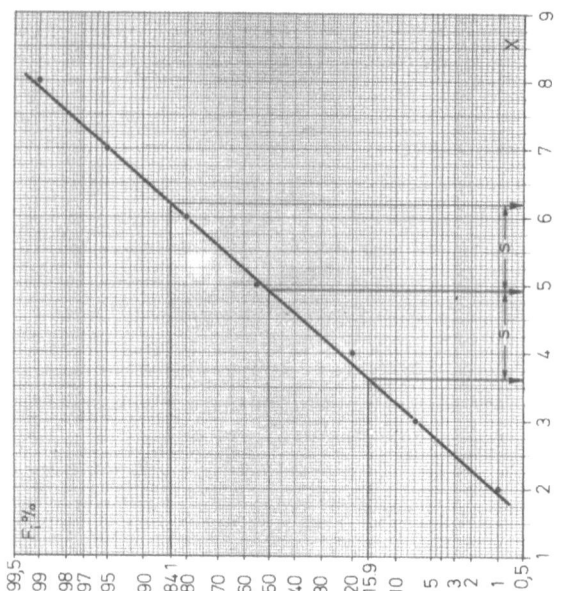

Abb. 7.14 (b): Darstellung der Summenprozentkurve im Wahrscheinlichkeitsnetz. Die Abszissenachse (X) ist gleichmäßig, die Ordinatenachse (F_i %) nach dem Gauß'schen Integral geteilt. Die Pfeile erläutern die Methode, Mittelwert und Standardabweichung graphisch zu bestimmen.

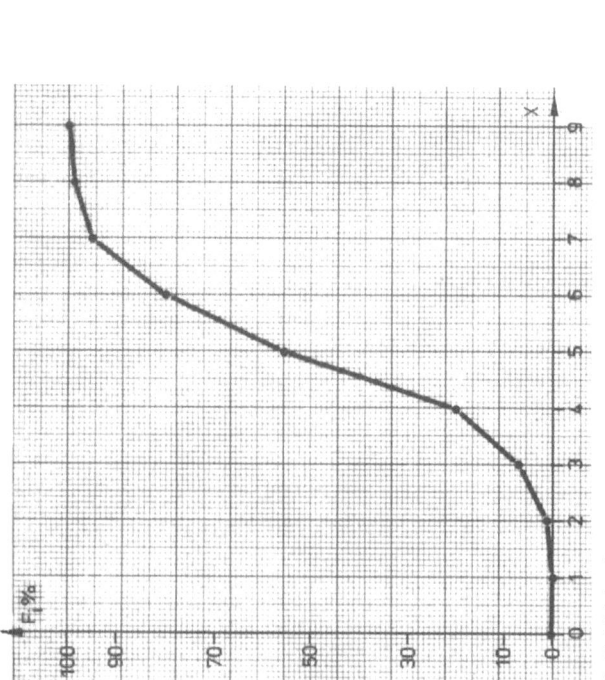

Abb. 7.14 (a): Summenprozentkurve zu Tab. 7.5.

7.2.3 Überblick zu den mathematischen Papieren

Zusammenfassend soll die folgende Tabelle einen Überblick über die vier verschieden gerasterten mathematischen Papiere geben. Man trägt die experimentell gewonnenen Daten-Punkte ein. Wenn dann eine Gerade angepaßt werden kann, so kennt man den vermutlichen Funktionstyp der Ausgleichsfunktion.

Tabelle 7.6: Überblick zu verschiedenen Raster-Papieren.

Einteilung	Funktionstyp	
Millimeterpapier	$a = a + b \cdot x$	wird zur Geraden
einfach-logarithmisch	$y = a \cdot b^x$	wird zur Geraden
doppel-logarithmisch	$y = a \cdot x^b$	wird zur Geraden
Wahrscheinlichkeitsnetz	sigmoid	wird zur Geraden

Bemerkung: Wir konnten hier nur wenige mögliche Funktionstypen und die zugehörigen Transformationen behandeln. In vielen Fällen ist die Umrechnung auch leicht durchführbar, so daß auf spezielle Raster-Papiere verzichtet werden kann. So kann z. B. eine Hyperbel der Form $y = a + \frac{b}{x}$ durch die X-Achsentransformation $\bar{x} = \frac{1}{x}$ leicht zur Geraden $y = a + b\bar{x}$ „verwandelt" werden.

Kapitel III: Einführung in die schließende Statistik

Das zweite Kapitel beschäftigte sich mit den Methoden der beschreibenden Statistik. Im Mittelpunkt der kommenden Kapitel stehen Verfahren der schließenden Statistik. Dabei soll das folgende Kapitel mit dem Konzept der Test-Theorie vertraut machen, eine Auswahl wichtiger Tests vorstellen und in die Methodik der Intervallschätzung einführen.

§ 8 Grundgedanken zur Test-Theorie

8.1 Zielsetzung statistischer Tests

Aus der beschreibenden Statistik kennen wir statistische Maßzahlen zur Charakterisierung von vorgelegten Verteilungen, so zum Beispiel das arithmetische Mittel $\bar{x}$ und die Standardabweichung s, oder den Korrelationskoeffizienten r für bivariable Verteilungen. Aus der Wahrscheinlichkeitsrechnung kennen wir weitere Größen, um Verteilungen festzulegen, etwa die Parameter p und n einer Binomialverteilung $B(n; p)$. Diese Zahlenwerte dienen dazu, gewisse Verteilungen möglichst knapp darzustellen. Die Verteilungen sollen wiederum gewisse existierende Sachverhalte und Zusammenhänge beschreiben. Die Grundgesamtheiten, deren Verteilungen dargestellt werden sollen, sind oft so umfangreich, daß es sinnvoll ist, die Eigenschaften der Grundgesamtheiten nur an kleineren Stichproben zu untersuchen. Aus den Meßwerten bzw. Beobachtungsdaten der Stichproben berechnet man *Schätzwerte,* die die wahren Werte der Grundgesamtheit schätzen. Ein Ziel der Test-Theorie ist es, aufgrund dieser Schätzwerte Aussagen über die wahren Werte zu machen und Entscheidungen zu treffen.

Beispiel: Als langjähriger Erfahrungswert gilt, daß etwa 48% aller Neugeborenen weiblich sind, man nimmt daher als Wahrscheinlichkeit einer Mädchengeburt den Wert $p = 0.48$ an. Eine Erhebung an drei Krankenhäusern ergab bei 680 Geburten einen Stichprobenanteil von 51% für Mädchengeburten, d. h. 3% mehr als zu erwarten war.

Ist die Erhöhung nun als zufällig anzusehen, etwa wegen einer zu kleinen Stichprobe, oder muß angenommen werden, daß die Erhöhung *nicht zufällig,* sondern aufgrund unbekannter Ursachen signifikant, d. h. bedeutsam ist?

Um zwischen den Maßzahlen der Stichprobenverteilung und den Werten der Grundgesamtheit zu unterscheiden, ist es üblich,

Maßzahlen der Stichprobe *(Schätzwerte)* mit lateinischen Buchstaben wie $\bar{x}$, s, r und d bzw. mit einem „Dach" wie $\hat{p}$, $\hat{\lambda}$ zu bezeichnen und die zugehörigen

Maßzahlen der Grundgesamtheit *(wahre Werte)* mit griechischen Buchstaben wie μ, σ, ρ und δ bzw. ohne „Dach" wie p, λ zu benennen.

Die Test-Theorie hat nun die Aufgabe, eine Verbindung zwischen Stichproben und Grundgesamtheit, zwischen Experiment und Wirklichkeit herzustellen. In der Test-Theorie wird aufgrund von Stichprobenwerten geprüft, ob gewisse Hypothesen über die zugehörigen Grundgesamtheiten zutreffen oder nicht. Es gilt, sich zu entscheiden, ob eine Hypothese beizubehalten oder zu verwerfen ist.

Beispiel: Man hat die Hypothese, daß eine normalverteilte Grundgesamtheit den wahren Mittelwert $\mu = 18$ hat. In einem Experiment ermittelte man an einer Stichprobe den Mittelwert $\bar{x} = 19.5$. Mit Hilfe des Tests kann man entscheiden, ob man die Abweichung des experimentellen Mittelwertes $\bar{x}$ von 18 als „geringfügig", „zufällig" und somit für vernachlässigbar hält, oder ob der Unterschied zwischen $\bar{x}$ und dem Wert 18 so groß ist, daß die Hypothese vom Mittelwert $\mu = 18$ fallengelassen werden sollte.

Wir wollen die im Beispiel beschriebene Entscheidungs-Situation jetzt etwas umformulieren. Statt von einer einzigen Hypothese gehen wir von zwei Hypothesen aus:

Die erste Hypothese, daß der wahre Mittelwert μ *gleich* dem theoretischen Wert $\mu_T = 18$ ist, wollen wir *Nullhypothese* nennen und kurz mit $H_0(\mu = \mu_T)$ bzw. $H_0(\mu = 18)$ bezeichnen. Die zweite Hypothese, daß der wahre Mittelwert μ *nicht gleich* dem Wert $\mu_T = 18$ ist, wollen wir *Alternativhypothese* nennen und mit $H_1(\mu \neq \mu_T)$ bzw. $H_1(\mu \neq 18)$ bezeichnen. Der Test hat dann die Aufgabe, bei der Entscheidung zwischen H_0 und H_1 zu helfen.

8.2 Fehler 1. Art und 2. Art

Die Test-Theorie kann nur *statistische* Aussagen über den „Wahrheitsgehalt" von Hypothesen machen, d.h. die Tests bergen immer die Gefahr von Fehlern. Man unterscheidet dabei zwei Arten von Fehlern, die in den nächsten Abschnitten beschrieben werden.

8.2.1 Der α-Fehler

Bei unserer Test-Entscheidung zwischen H_0 und H_1 kann es durchaus passieren, daß eine „unglückliche" Stichprobenzusammenstellung uns veranlaßt, unsere *Nullhypothese zu verwerfen, obwohl sie in Wirklichkeit richtig ist*. Einen solchen Irrtum bezeichnet man als Fehler 1. Art oder α-Fehler. Allerdings stellt uns die Test-Theorie Mittel zur Verfügung, um die Wahrscheinlichkeit eines Fehlers 1. Art selbst festzulegen, diese Wahrscheinlichkeit nennt man α-Risiko oder *Irrtumswahrscheinlichkeit* α oder man spricht vom Signifikanzniveau α.

Beispiel: Es soll eine Lieferung Äpfel der Qualität „Extra" darauf geprüft werden, ob sie höchstens 15% an Äpfeln schlechterer Qualität enthält. Von jeder Palette entnimmt man eine *Stichprobe vom Umfang* $n = 10$ und schließt von den 10 Äpfeln auf die Zusammensetzung der *gesamten Palette* (Grundgesamtheit). Unsere beiden Hypothesen sind:

H_0: Die untersuchte Palette ist „gut", d.h. sie enthält höchstens 15% schlechtere Äpfel.

H_1: Die untersuchte Palette ist nicht gut, d.h. sie enthält mehr als 15% schlechtere Äpfel.

Gehen wir davon aus, daß H_0 richtig ist, so können wir mit Hilfe der Binomialverteilung $B(n;p) = B(10;15\%)$ die Wahrscheinlichkeiten $P(k)$ und $\sum P(k)$ berechnen (vgl. Tab. 8.1):

$P(k)$: Wahrscheinlichkeit, *genau k* schlechtere Äpfel in der Stichprobe vorzufinden.

$\sum P(k)$: Wahrscheinlichkeit, *höchstens k* schlechtere Äpfel in der Stichprobe vorzufinden.

Die Tabelle 8.1 gibt uns darüber Auskunft, daß wir bei Richtigkeit unserer Nullhypothese mit einer Wahrscheinlichkeit von 0.95 höchstens 3 Äpfel schlechterer Qualität in der Stichprobe finden werden. Anders ausgedrückt, bei 1000 „guten" Paletten würde man nur in 50 Stichpro-

Der α-Fehler 85

Tabelle 8.1: Die Wahrscheinlichkeiten $P(k)$ sind berechnet nach einer Binomialverteilung $B(n;p)$ mit $n=10$ und $p=0.15$.

Anzahl schlechterer Äpfel in der Stichprobe.	k	0	1	2	3	4	5	≥ 6
Wahrscheinlichkeit genau k schlechtere Äpfel in der Stichprobe zu finden.	$P(k)$	0.197	0.347	0.276	0.130	0.040	0.009	0.001
Wahrscheinlichkeit höchstens k schlechtere Äpfel in der Stichprobe zu finden.	$\sum P(k)$	0.197	0.544	0.820	0.950	0.990	0.999	1.000

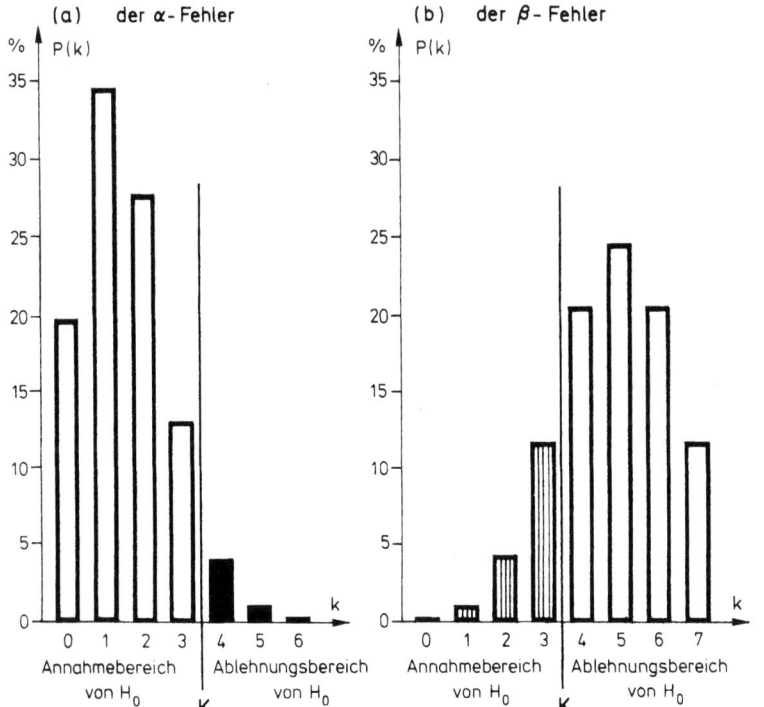

Abb. 8.1: Sobald mehr als 3 schlechtere Äpfel in der Stichprobe sind, so lehnen wir die Palette als nicht gut ab, d. h. 3 ist unser kritischer Wert **K**. Er trennt Annahme- und Ablehnungsbereich der Nullhypothese H_0. In (a) ist die Wahrscheinlichkeitsverteilung unter Gültigkeit von $p=0.15$ dargestellt. Alle schwarzen Stäbe (rechts von **K**) stellen den α-Fehler dar und haben zusammen eine Gesamthöhe von 0.05. – In (b) ist die Verteilung unter Gültigkeit von $p=0.5$ dargestellt. Alle schraffierten Stäbe (links von **K**) stellen den β-Fehler dar und haben zusammen eine Gesamthöhe von 0.172.

ben mehr als 3 schlechtere Äpfel finden. Stellen wir die **Vorschrift** auf „*Lehne jede Palette ab, in deren Stichprobe mehr als 3 Äpfel schlechterer Qualität enthalten sind!*", so werden wir nur in 5% der Entscheidungen eine gute Palette irrtümlich ablehnen.

Wenn wir also bereit sind, in 5% der Fälle die Nullhypothese abzulehnen, obwohl sie stimmt, würden wir ein α-Risiko von $\alpha = 5\%$ akzeptieren und die Vorschrift befolgen.

Wir entscheiden also folgendermaßen:

Ist $k \leq K$, so wird H_0 angenommen.
Ist $k > K$, so wird H_0 abgelehnt.

Dabei gilt für unseren Fall $K = 3$, man nennt dieses K den *kritischen Wert*.

Unser Vorgehen wird in Abb. 8.1 (a) dargestellt. Die schwarzen Stäbe stellen die Wahrscheinlichkeit dar, einen Fehler 1. Art zu begehen. Gäbe es außer dem Fehler 1. Art keine weitere Irrtumsmöglichkeit, so könnte man α und damit das Risiko 1. Art beliebig verringern: Je weiter man den kritischen Wert K nach rechts verschieben würde, desto geringer wäre die Gesamthöhe aller schwarzen Stäbe zusammen, desto kleiner wäre somit auch α. Das geht aber nicht, weil noch eine weitere Fehlermöglichkeit berücksichtigt werden muß.

8.2.2 Der β-Fehler

Neben einer unberechtigten Ablehnung der Nullhypothese (Fehler 1. Art) ist es ebenso möglich, daß man die *Nullhypothese beibehält, obwohl sie in Wirklichkeit falsch* ist, dies nennt man einen *Fehler 2. Art* oder β-Fehler.

Beispiel: Wir wollen unsere Vorschrift beim Testen der Apfelqualität beibehalten, also Paletten als „gut" akzeptieren, solange höchstens 3 Äpfel schlechterer Qualität in der Stichprobe sind. Angenommen alle untersuchten Paletten wären „schlecht", d. h. sie hätten statt unserer vermuteten 15% in Wahrheit 50% Äpfel minderer Qualität. Das Akzeptieren solcher „schlechter" Paletten als „gut" wäre ein Fehler 2. Art. Wie sehen die Wahrscheinlichkeiten für diesen Fehler aus, wenn wir unseren kritischen Wert $K = 3$ beibehalten:

Die Tabelle 8.2 sagt aus, daß wir von 1000 schlechten Paletten 172 fälschlicherweise als gut akzeptieren würden, denn für $k = 3$ ist

Tabelle 8.2: Die Wahrscheinlichkeiten $P(k)$ sind berechnet nach einer Binomialverteilung $B(n;p)$ mit $n=10$ und $p=0.5$.

k	0	1	2	3	4	5	6	7	≥ 8
$P(k)$	0.001	0.010	0.044	0.117	0.205	0.246	0.205	0.117	0.055
$\sum P(k)$	0.001	0.011	0.055	0.172	0.377	0.623	0.828	0.945	1.000

$\sum P(k) = 0.172$. Unser β-Fehler wäre also 17.2%. In Abb. 8.1 (b) stellen die schraffierten Stäbe den β-Fehler graphisch dar, unter der Voraussetzung, daß $p=0.5$, d. h. 50% der Äpfel minderer Qualität haben.

Wir konnten in unserem Beispiel die Größe des β-Fehlers nur berechnen, indem wir unterstellten, der wahre Anteil schlechterer Äpfel in der Palette betrage 50%. Meist kennt man den wahren Wert von p nicht, daher ist dann auch β unbekannt und das bedeutet, daß man im Falle der Beibehaltung von H_0 nicht weiß, wie groß die Wahrscheinlichkeit ist, daß die beibehaltene Nullhypothese falsch ist. Man kann also nur bei *Ablehnung* der Nullhypothese eine Irrtumswahrscheinlichkeit α angeben.

Beispiel: Falls unser Test zur *Ablehnung* einer Palette führt, also H_0 verwirft, *so ist mit Irrtumswahrscheinlichkeit $\alpha = 5\%$ nachgewiesen, daß die Palette den Qualitätsanforderungen nicht genügt.* Falls der Test zur Annahme der Palette führt, so ist damit keineswegs die Güte der Palette nachgewiesen, da wir die β-Wahrscheinlichkeit nicht kennen.

Unser Modell zum Testen von Hypothesen behandelt also H_0 und H_1 nicht gleich. Während durch Eingrenzung des Fehlers 1. Art die Wahrscheinlichkeit für eine irrtümliche Ablehnung der Nullhypothese nicht größer als α werden kann, ist der Wahrscheinlichkeit β einer unberechtigten Ablehnung der Alternativhypothese durch die Testkonstruktion keine Grenzen gesetzt, d. h. die Fehlerwahrscheinlichkeit β ist unbekannt.

8.2.3 Größere Stichproben verkleinern β

Auch wenn man die Größe von β nicht kennt, so ist es doch möglich, durch Erhöhung der Anzahl von Messungen bzw. Beobachtungen die Fehlerwahrscheinlichkeit 2. Art zu verringern. Da die Vergrößerung des Stichprobenumfangs mit vermehrtem Aufwand verbunden ist, bewirkt die Verkleinerung von β stets zusätzliche Kosten. Wir wollen uns die Zusammenhänge, die bei Erhöhung des Stichprobenumfangs zur Verringerung von β führen, an einem Beispiel klar machen.

Beispiel: Die Wirkung eines Medikaments auf den Blutdruck soll geprüft werden. Dazu hat man den Blutdruck an einer Stichprobe von $n = 160$ Personen vor und nach der Behandlung mit dem Medikament gemessen. Man erhielt insgesamt 320 Blutdruck-Werte, davon $u_1, \ldots, u_{160}$ vor und $b_1, \ldots, b_{160}$ nach der Behandlung. Daraus bildet man die 160 Differenzen $d_i = b_i - u_i$ und den Mittelwert $\bar{d}$.

Das Medikament hat eine Wirkung, wenn $\bar{d}$ *signifikant* (bedeutsam) von null abweicht; ist dagegen $\bar{d}$ nur zufällig von null verschieden, so hat das Medikament keine Wirkung. Mit Hilfe des *Stichprobenschätzwertes* $\bar{d}$ soll also geklärt werden, ob der *wahre Wert* δ gleich oder ungleich null ist. In Hypothesen ausgedrückt, ist zu testen, ob $H_0(\delta = 0)$ oder $H_1(\delta \neq 0)$ zutrifft.

Wir setzen voraus, die Verteilung der Differenzen d_i der Blutdruckmeßwerte habe die Standardabweichung σ. Dann sind die Mittelwerte $\bar{d}$ normalverteilt mit Standardabweichung $\frac{\sigma}{\sqrt{n}}$, vgl. § 10. In Abb. 8.2 (a) ist nun die Wahrscheinlichkeitsverteilung für $\bar{d}$ dargestellt. Die linke Glockenkurve zeigt die Verteilung unter der Voraussetzung, daß die Nullhypothese gilt, daß also $\delta = 0$. Die zweite Glockenkurve geht von der Annahme aus, daß der wahre Wert nicht null, sondern 20 ist. Um den β-Fehler (schraffierte Fläche) darstellen zu können, haben wir die allgemeine Aussage $H_1(\delta \neq 0)$ genauer konkretisieren müssen, hier beispielsweise auf $\delta = 20$. Der kritische Wert K wird so gewählt, daß der Fehler 1. Art sich auf $\alpha = 5\%$ beläuft, daß also die schwarze Fläche gerade 5% der Gesamtfläche unter der zugehörigen linken Glockenkurve ausmacht.

Während also α von uns mit 5% fest gewählt wurde, ergibt sich die Größe des β-Fehlers aus der Lage der zweiten Glockenkurve, also in Abhängigkeit vom unbekannten wahren Wert δ, auf den wir keinen Einfluß haben. Bis hierher entsprechen die Ausführungen grundsätzlich denen des letzten Beispiels der Apfelqualitätsprüfung. Jetzt wollen wir den Einfluß eines größeren Stichprobenumfangs in die Betrachtung einbeziehen.

Während Abb. 8.2 (a) von 160 Versuchspersonen ausgeht, ist in Abb. 8.2 (b) der Stichprobenumfang von $n_1 = 160$ auf $n_2 = 640$ erhöht, dadurch verkleinert sich für $\bar{d}$ die *Standardabweichung* von $\sigma_{\bar{d}1} = \frac{\sigma}{\sqrt{160}}$ (für $n_1 = 160$) auf $\sigma_{\bar{d}2} = \frac{\sigma}{\sqrt{640}} = \frac{1}{2} \cdot \frac{\sigma}{\sqrt{160}}$ (für $n_2 = 640$).

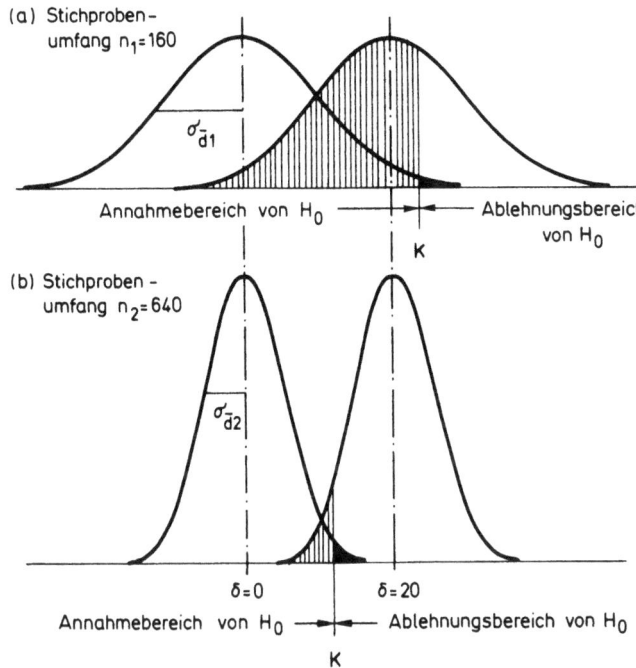

Abb. 8.2: Durch vierfachen Stichprobenumfang ($n_2 = 640$ statt $n_1 = 160$) wird die Standardabweichung halbiert. Bei gleichem α-Fehler (schwarze Fläche) wird der β-Fehler (schraffierte Fläche) erheblich verringert.

Wieder wird der kritische Wert K so gewählt, daß die schwarze Fläche $\alpha = 5\%$ ausmacht. Doch diesmal ist der β-Fehler (schraffierte Fläche) in Abb. 8.2 (b) erheblich kleiner als in Abb. 8.2 (a). *Die Erhöhung des Stichprobenumfangs hat den unbekannten Fehler 2. Art erheblich verkleinert.* Wie schon erwähnt, haben wir die Verringerung von β durch Vergrößerung des Versuchsaufwandes erkauft (viermal soviel Versuchspersonen). Die Entscheidung für den geeigneten Stichprobenumfang ist ein wesentlicher Schritt bei der Versuchsplanung.

Bemerkung: Wie Abb. 8.2 zeigt, kann man β auch dadurch verringern, daß man α größer wählt, d. h. wenn der kritische Wert K nach links wandert, wird die schraffierte Fläche kleiner und die schwarze Fläche größer. Wie groß α zu wählen ist, hängt von der Fragestellung und der Interessenlage ab.

Wer das α-Risiko klein wählt, testet *konservativ,* d. h. er behält die Nullhypothese häufiger irrtümlich bei (großer β-Fehler). Meistens wird für α ein Wert von 5%, 1% oder 0.1% gewählt.

Für das eben behandelte Medikamenten-Beispiel zeigt Tabelle 8.3 die vier möglichen Entscheidungs-Situationen des Tests auf.

Tabelle 8.3: Mögliche Entscheidungen beim Testen. α kann frei gewählt werden, üblicherweise 5%, 1% oder 0.1%. β ist meist unbekannt, kann über die Größe α oder den Stichprobenumfang n beeinflußt werden.

		Wahrer Sachverhalt	
		$\delta = 0$	$\delta \neq 0$
Entscheidung des Tests	Annehmen von $H_0(\delta=0)$	*richtige Entscheidung:* wahrer Sachverhalt stimmt mit Testergebnis überein. Wahrscheinlichkeit: $(1-\alpha)$	*falsche Entscheidung:* $H_1(\delta \neq 0)$ wäre richtig, Testergebnis führt aber zu $H_0(\delta=0)$. (Fehler 2. Art) Wahrscheinlichkeit: β
	Annehmen von $H_1(\delta \neq 0)$	*falsche Entscheidung:* $H_0(\delta=0)$ wäre richtig, Testergebnis führt aber zu $H_1(\delta \neq 0)$. (Fehler 1. Art) Wahrscheinlichkeit: α	*richtige Entscheidung:* wahrer Sachverhalt stimmt mit Testergebnis überein. Wahrscheinlichkeit: $(1-\beta)$

8.3 Einseitige und zweiseitige Fragestellung

Bezüglich der Fragestellung eines Experimentes muß man eine weitere Unterscheidung machen, die für den kritischen Wert K bedeutsam ist. Es kann bei einer Untersuchung schon *vor dem Versuch* feststehen, daß eine eventuelle Abweichung *nur in eine Richtung* von Interesse ist, dann prüft der Test nur, ob eine signifikante Abweichung in diese Richtung nachweisbar ist oder nicht, es liegt eine *einseitige Fragestellung* vor.

Beispiel: Der sterilisierende Effekt der Bestrahlung durch Röntgenstrahlen wird anhand der Überlebensrate von Viren gemessen. Die Überlebensrate nach der Bestrahlung wird mit der Kontrolle verglichen. Es ist nur eine Abnahme von Interesse (einseitige Fragestellung).

Aber: Die einseitige Fragestellung ist dabei keine Konsequenz der negativen Wirkung von Röntgenstrahlen, sondern der Versuchsanlage, der Meßgröße und der Fragestellung. Vergleicht man dagegen den Ertrag von Pflanzen nach Bestrahlung der Samen mit niederen Dosen mit der Kontrolle, so kann sowohl eine Reduktion als auch eine Erhöhung des Ertrages (Stimulationseffekt) wesentlich sein (zweiseitige Fragestellung).

Kann in keine Richtung eine Veränderung ausgeschlossen werden, so liegt eine *zweiseitige Fragestellung* vor.

Beispiel: Eine neue Düngerkombination wird geprüft. Es kann nicht ausgeschlossen werden, daß aufgrund von Überdüngung der Ertrag verringert wird. Die Fragestellung ist zweiseitig.

Um bei gleicher Irrtumswahrscheinlichkeit $\alpha\%$ den richtigen Wert K zu bestimmen, muß man berücksichtigen, ob einseitig oder zweiseitig getestet werden soll. Aus Abb. 8.3 erkennt man die Konsequenz für K.

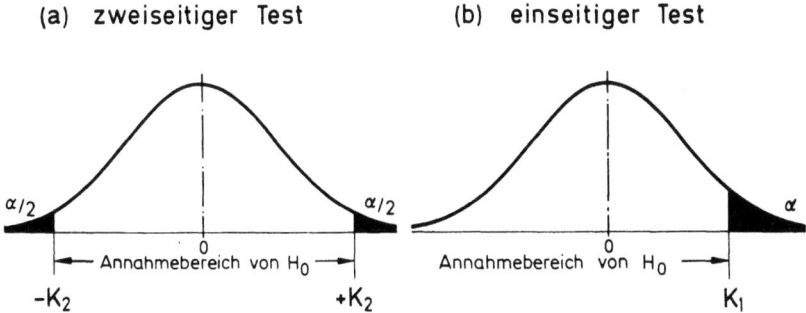

Abb. 8.3: In (a) ist K_2 für einen zweiseitigen Test eingezeichnet, in (b) ist bei gleicher Verteilung K_1 für einseitige Fragestellung eingetragen. Die schwarzen Flächen in (a) ergeben zusammen α, auch die schwarze Fläche in (b) ergibt α.

Bei zweiseitigem Test besteht der Ablehnungsbereich von H_0 aus den Intervallen $(-\infty; -K_2)$ und $(K_2; +\infty)$. Bei einseitiger Fragestellung ist der Ablehnungsbereich von H_0 das Intervall $(K_1; +\infty)$.

Beim Ablesen des kritischen Wertes aus Tabellen muß man beachten, wo K für einseitige und wo für zweiseitige Fragestellung zu finden ist.

Bemerkung: Da man bei einseitigem Testen häufiger Signifikanzen nachweisen kann, besteht eine ungerechtfertigte „Vorliebe" für den einseitigen Test. Dieser darf aber allein dann angewandt werden, wenn aus theoretischen Erwägungen vor dem Versuch nur eine einseitige Veränderung interessiert. Nachträgliches Berufen auf „praktische Erfahrungen" oder der Wunsch nach Signifikanzen, sind keine Rechtfertigung für den einseitigen Test.

Wir werden in den folgenden Tests in der Regel nur das Vorgehen im zweiseitigen Fall beschreiben.

8.4 Prüfstatistik und Prüfverteilung

Zur Ermittlung von α, manchmal auch von β, hatten wir für unsere Testgröße jeweils eine Wahrscheinlichkeitsverteilung verwendet. Bei der Apfelqualitätskontrolle war es eine Binomialverteilung, die uns über die Wahrscheinlichkeit des Auffindens von höchstens k schlechteren Äpfeln in der Stichprobe informierte. Bei der Prüfung des Medikaments benutzten wir eine Normalverteilung, um die Wahrscheinlichkeiten für das Auftreten bestimmter Werte von $\bar{d}$ zu bestimmen. Man bezeichnet solche Testgrößen wie k und $\bar{d}$ als *Prüfstatistiken* (Teststatistiken) und die zugehörigen Verteilungen als *Prüfverteilungen*. Aufgrund gewisser Voraussetzungen ist es möglich, statistische Aussagen über diese Prüfverteilungen zu machen.

Beispiel: Bei der Qualitätskontrolle durften wir annehmen, daß bei einmaligem Ziehen das Ereignis „einen Apfel schlechterer Qualität zu erhalten" die Wahrscheinlichkeit $p = \frac{15}{100} = 0.15$ hat, falls der Anteil schlechterer Äpfel 15% ist. Wird dieses „Experiment" 10mal *unabhängig wiederholt*, so weiß man aus der Wahrscheinlichkeitsrechnung, daß die Binomialverteilung hierzu ein geeignetes Modell liefert (Urnenmodell).

Vorausgesetzt wird dabei, daß die *Apfelentnahme zufällig erfolgte*. Außerdem ist unsere Prüfstatistik noch vom *Stichprobenumfang $n = 10$* abhängig. Als Prüfverteilung erhält man die Binomialverteilung $B(10; 0.15)$.

Wie in diesem Beispiel zu sehen, hängt die Prüfverteilung wesentlich vom Stichprobenumfang n ab, dabei geht n oft in Form des „*Freiheitsgrades*" in die Rechnung ein.

Wenn eine passende Verteilung gesucht wird, muß der zugehörige Freiheitsgrad berücksichtigt werden. Der Freiheitsgrad ist vom Stichprobenumfang abhängig, ist aber unter gewissen Bedingungen kleiner als n. Verwendet man z. B. zur Berechnung einer Prüfstatistik außer den Meßwerten der Stichprobe noch Größen, die aus diesen Meßwerten berechnet („geschätzt") wurden, so reduziert sich der Freiheitsgrad. Benutzt man neben $x_1, x_2, \ldots, x_n$, auch das arithmetische Mittel

$\bar{x}$, wie etwa zur Berechnung der Varianz s^2, vgl. Abschn. 4.2.1, dann ist der Freiheitsgrad nicht n sondern $(n-1)$. Denn sobald $\bar{x}$ berechnet und damit „vorgegeben" ist, sind nur noch $(n-1)$ Meßwerte „frei" variabel, d. h. einer der Meßwerte ist durch das „vorgegebene" $\bar{x}$ und durch $(n-1)$ der anderen Werte schon eindeutig festgelegt.

Beispiel: Sei $n=7$ und $\bar{x}=5$, durch die $(n-1)$ Werte x_1 bis x_6 der nachstehenden Tabelle

i	1	2	3	4	5	6	7
x_i	2	6	6	8	4	5	?

ist $x_7 = 4$ schon eindeutig festgelegt und nicht mehr „frei", denn nur mit dem Wert $x_7 = 4$ erhält man den vorgegebenen Mittelwert $\bar{x}=5$.

Auf die mathematische Herleitung und Begründung der einzelnen Prüfverteilungen wird in diesem Rahmen nicht näher eingegangen. Die wichtigsten Verteilungen sind tabelliert, d. h. die kritischen Werte sind für unterschiedliche Signifikanzniveaus den Tabellen zu entnehmen, vgl. Tabellen-Anhang.

8.5 Vorgehen bei statistischen Tests

Wir haben nun alle wichtigen Begriffe eingeführt, um das Vorgehen bei statistischen Tests allgemein zu beschreiben:
- Unser *Ziel* ist es, eine gewisse Fragestellung zu beantworten.
- Wir *formulieren* dazu entsprechende *Hypothesen,* die es dann zu überprüfen gilt. Diese Hypothesen machen Aussagen zu bestimmten Grundgesamtheiten. Zur Überprüfung können wir aber nur auf Stichproben aus diesen Grundgesamtheiten zurückgreifen, daher bergen unsere Entscheidungen die Gefahr von Fehlern. Den Fehler 1. Art können wir allerdings kontrollieren.
- Dazu *legen* wir eine maximale Irrtumswahrscheinlichkeit in Form des *Signifikanzniveaus α fest*.
- Dann *wählen* wir einen *geeigneten Test,* der zum einen die passende Fragestellung behandelt (d.h. über unsere Hypothesen entscheiden kann) und zum anderen Voraussetzungen hat, die in unserer Testsituation erfüllt sind.
- Jetzt *berechnen* wir aus den Meßwerten der Stichproben die im Test *vorgeschriebenen Prüfstatistiken*. Da diese Prüfstatistiken aus *Ver-*

*suchs*daten errechnet werden, wollen wir sie im Folgenden mit „*Vers*" indizieren (z. B. t_{Vers} oder χ^2_{Vers}).

- Der weitere Ablauf des Tests besteht darin, die berechneten *Prüfstatistiken mit geeigneten Tabellen-Werten* zu *vergleichen*, um sich entsprechend der Testvorschrift für die Beibehaltung oder Verwerfung der Nullhypothese zu entscheiden. Die aus Tafeln abgelesenen Tabellen-Werte (z. B. $t_{Tab}(FG;\alpha)$ oder $\chi^2_{Tab}(FG;\alpha)$) entsprechen den oben eingeführten kritischen Werten K. Für verschiedene Signifikanzniveaus und Freiheitsgrade sind diese „*Tab*"-Werte aus den zugehörigen Prüfverteilungen berechnet und in Tafeln eingetragen worden.

Der folgende Paragraph stellt eine Reihe grundlegender Tests vor. Das eben recht allgemein beschriebene Vorgehen läßt sich dadurch konkret und anschaulich nachvollziehen.

§ 9 Eine Auswahl wichtiger Tests

Zunächst werden Verfahren besprochen, die intervallskalierte Daten und normalverteilte Grundgesamtheiten voraussetzen, dann werden wir nur Ordinalskalierung voraussetzen und schließlich Tests für nominalskalierte Daten darstellen.

In § 8 hatten wir die Grundgedanken der Test-Theorie erläutert, so daß hier nur noch für gewisse Fragestellungen und Voraussetzungen der Weg zur Berechnung geeigneter Prüfstatistiken angegeben wird. Der allgemein beschriebene Rechenweg wird jeweils auch an einem Beispiel durchgerechnet. Die im Text erwähnten Tabellen zu den verschiedenen Prüfverteilungen findet der Leser im Tabellen-Anhang.

9.1 Tests bei normalverteilten Grundgesamtheiten

Bei normalverteilten Grundgesamtheiten gilt das Hauptinteresse dem Mittelwert μ und der Streuung σ. Die folgenden Tests prüfen dementsprechend Hypothesen über einen dieser beiden Parameter.

9.1.1 Vergleich eines Mittelwertes mit einem theoretischen Wert

Fragestellung: Weicht der experimentell gefundene Mittelwert $\bar{x}$ der Stichprobe signifikant vom „theoretischen" Mittelwert μ_T ab?

Voraussetzungen: Die Grundgesamtheit, aus der die Stichprobe stammt, sei normalverteilt mit dem unbekannten Mittelwert μ. Die gemessenen Daten seien intervallskaliert.

Rechenweg:

(1) Berechne
$$t_{Vers} = \frac{|\bar{x} - \mu_T|}{s} \cdot \sqrt{n},$$

wobei n der Stichprobenumfang,

$\bar{x} = \frac{1}{n} \cdot \sum x$ das arithmetische Mittel der Stichprobe,

$s = \sqrt{\frac{1}{n-1} \cdot \left[(\sum x^2) - \frac{(\sum x)^2}{n} \right]}$ die Standardabweichung.

(2) Lies in der *t*-**Tabelle** den Wert $t_{Tab}(FG; \alpha)$ ab,
wobei α das gewünschte Signifikanzniveau,
$FG = n-1$ der Freiheitsgrad.

(3) Vergleiche t_{Vers} und t_{Tab}:

$t_{Vers} \leq t_{Tab} \Rightarrow H_0(\mu = \mu_T)$ wird beibehalten, d.h. $\bar{x}$ weicht *nicht* signifikant von μ_T ab.

$t_{Vers} > t_{Tab} \Rightarrow H_1(\mu \neq \mu_T)$ wird angenommen, d.h. $\bar{x}$ weicht von μ_T signifikant ab.

Beispiel: Eine Stichprobe von 20 Meßwerten ergab den Stichprobenmittelwert $\bar{x} = 42.0$, aus theoretischen Gründen wird ein Mittelwert $\mu_T = 45.0$ vermutet. Aus den Meßwerten wurde $s = 5.0$ berechnet. Für t_{Vers} und t_{Tab} erhält man

$$t_{Vers} = \frac{|42 - 45|}{5} \cdot \sqrt{20} = 2.68, \quad t_{Tab}(FG = 19; \alpha = 5\%) = 2.09,$$

also ist $t_{Vers} = 2.68 > 2.09 = t_{Tab} \Rightarrow H_1(\mu \neq \mu_T)$. D.h. $\bar{x}$ weicht signifikant von μ_T ab. Die Grundgesamtheit, aus der die Stichprobe entnommen wurde, hat einen *anderen* als den theoretisch vermuteten Mittelwert. Die Irrtumswahrscheinlichkeit ist $\alpha = 0.05 = 5\%$.

Bemerkung 1: In diesem Beispiel wie in den folgenden werden wir meist zweiseitig testen, ohne das jedesmal zu erwähnen.

Bemerkung 2: Wir werden in diesem Buch für alle Testentscheidungen Tabellenwerte heranziehen und dann jeweils den „*Vers*"-Wert mit dem „*Tab*"-Wert vergleichen. Führt man die entsprechenden Tests mit Hilfe von Statistikpro-

grammen auf einem Rechner durch, so erhält man den sogenannten P-Wert (Signifikanz) ausgedruckt, man entscheidet dann wie folgt:
Vergleiche den erhaltenen P-Wert mit dem vorher festgelegten Signifikanzniveau α:

$$P \geq \alpha \Rightarrow H_0.$$
$$P < \alpha \Rightarrow H_1.$$

Der P-Wert gibt die Überschreitungswahrscheinlichkeit der aus den Daten berechneten Prüfstatistik („*Vers*"-Wert) an. Er kann zur Information zusätzlich angegeben werden.

9.1.2 Vergleich zweier Mittelwerte unabhängiger Stichproben

Fragestellung: Sind die Mittelwerte $\bar{x}$ und $\bar{y}$ zweier Stichproben X und Y signifikant verschieden?

Voraussetzungen: Beide Grundgesamtheiten seien normalverteilt mit gleichen, unbekannten Varianzen. Die Stichproben seien unabhängig, die Meßwerte intervallskaliert.

Rechenweg:

(1) Berechne
$$t_{Vers} = \frac{|\bar{x} - \bar{y}|}{s_D} \cdot \sqrt{\frac{n_1 \cdot n_2}{n_1 + n_2}}$$

bzw. im balancierten Fall, d.h. für $n_1 = n_2 = n$

$$t_{Vers} = \frac{|\bar{x} - \bar{y}|}{s_D} \cdot \sqrt{\frac{n}{2}},$$

wobei n_1 der Umfang der Stichprobe X,
n_2 der Umfang der Stichprobe Y,
$\bar{x}$ und $\bar{y}$ die jeweiligen arithmetischen Mittel,

$$s_D = \sqrt{\frac{1}{n_1 + n_2 - 2} \cdot \left[(\sum x^2) - \frac{(\sum x)^2}{n_1} + (\sum y^2) - \frac{(\sum y)^2}{n_2} \right]}.$$

(2) Lies in der **t-Tabelle** den Wert $t_{Tab}(FG; \alpha)$ ab,
wobei α das Signifikanzniveau,
$FG = n_1 + n_2 - 2$ der Freiheitsgrad.

(3) Vergleiche t_{Vers} und t_{Tab}:

$$t_{Vers} \leq t_{Tab} \Rightarrow H_0(\mu_x = \mu_y).$$
$$t_{Vers} > t_{Tab} \Rightarrow H_1(\mu_x \neq \mu_y).$$

Beispiel: Es seien $n_1 = 16$, $\bar{x} = 14.5$, $s_x^2 = \frac{1}{n_1 - 1} \cdot \left[(\sum x^2) - \frac{(\sum x)^2}{n_1} \right] = 4$

und $n_2 = 14$, $\bar{y} = 13.0$, $s_y^2 = \frac{1}{n_2 - 1} \cdot \left[(\sum y^2) - \frac{(\sum y)^2}{n_2} \right] = 3$.

Dann ist $s_D = \sqrt{\dfrac{(n_1-1)s_x^2 + (n_2-1)s_y^2}{n_1+n_2-2}} = \sqrt{\dfrac{60+39}{16+14-2}} = 1.88$, somit

$t_{Vers} = \dfrac{|14.5 - 13.0|}{1.88} \cdot \sqrt{\dfrac{16 \cdot 14}{16+14}} = 2.180$,

$t_{Tab}(FG = 28;\ \alpha = 5\%) = 2.048$,

also $t_{Vers} > t_{Tab} \Rightarrow H_1(\mu_x \neq \mu_y)$, d.h. die Mittelwerte der beiden Stichproben sind signifikant verschieden.

9.1.3 Vergleich zweier Mittelwerte verbundener Stichproben

Im letzten Abschnitt hatten wir zwei voneinander unabhängige Stichproben vorliegen, deren Mittelwerte wir vergleichen wollten. In vielen Experimenten hat man aber *verbundene* Stichproben, so z.B. wenn man die Messungen jeweils an beiden Hälften desselben Blattes vornimmt, solche paarigen Stichproben liegen auch vor, wenn man dieselbe Gruppe von Individuen bzw. Objekten vor und nach einer Behandlung untersucht. Diese Situation hatten wir schon im Medikamenten-Beispiel und wie dort reduziert sich die Frage, ob $\bar{x}$ von $\bar{y}$ signifikant verschieden ist, auf die Frage ob $\bar{d}$ von null signifikant verschieden ist, vgl. Abschn. 8.2.3.

Fragestellung: Sind die Mittelwerte $\bar{x}$ und $\bar{y}$ zweier verbundener Stichproben X und Y signifikant verschieden?

Voraussetzungen: Die Stichproben seien verbunden, die Meßwerte intervallskaliert. Die Differenzen seien normal verteilt mit dem unbekannten Mittelwert δ

Rechenweg:

(1) Berechne $\quad t_{Vers} = \dfrac{|\bar{d}|}{s_d} \cdot \sqrt{n}$,

wobei $\quad n \quad$ der Stichprobenumfang,

$d_i = x_i - y_i \quad$ die i-te Meßwert-Differenz,

$\bar{d} = \dfrac{1}{n} \cdot \sum d_i \quad$ das arithmetische Mittel der Differenzen d_i,

$s_d = \sqrt{\dfrac{1}{n-1} \cdot \left[\left(\sum d^2\right) - \dfrac{(\sum d)^2}{n} \right]}\ $ die Standardabweichung der d_i.

(2) Lies in der *t*-**Tabelle** den Wert $t_{Tab}(FG; \alpha)$ ab,
wobei α das Signifikanzniveau,
$FG = n-1$ der Freiheitsgrad.
(3) Vergleiche t_{Vers} und t_{Tab}:
$t_{Vers} \leq t_{Tab} \Rightarrow H_0(\delta=0)$ und damit $H_0(\mu_x = \mu_y)$.
$t_{Vers} > t_{Tab} \Rightarrow H_1(\delta \neq 0)$ und damit $H_1(\mu_x \neq \mu_y)$.

Es ist nicht verwunderlich, daß der unverbundene *t*-Test bei verbundenen Stichproben seltener zu Signifikanzen führt als der paarige *t*-Test: Die Erträge eines Baumes *A* im Jahr *X* und eines anderen Baumes *B* im Jahr *Y* (unverbunden) werden im Allgemeinen größere Unterschiede aufweisen als die Erträge desselben Baumes *A* in den Jahren *X* und *Y* (verbunden). Man wird also Mittelwertunterschiede im unverbundenen Fall noch als zufällig ansehen, die im verbundenen Fall schon auf systematische Witterungseinflüsse zurückgeführt werden.

Bemerkung: Man beachte die Unterschiede der drei *t*-Tests: Der erste vergleicht einen experimentellen Mittelwert mit einem theoretischen, es gibt also nur eine Stichprobe. Der zweite *t*-Test vergleicht experimentelle Mittelwerte zweier unabhängiger Stichproben, während der paarige *t*-Test zwei abhängige, verbundene Stichproben vergleicht, z. B. Männchen und Weibchen aus *einem* Wurf.

Beispiel: In einer Anlage 10- bis 15-jähriger Kirschbäume wurde in zwei Jahren, die sich hinsichtlich der Witterung während der Blüte unterschieden, der Ertrag an acht Bäumen ermittelt. Es sollte dabei geklärt werden, ob die Witterungseinflüsse bei der untersuchten Unterlage zu signifikanten Ertragsunterschieden führte. Da der Ertrag in beiden Jahren jeweils am selben Baum ermittelt wurde, handelt es sich um *verbundene* Stichproben X und Y, deren Mittelwerte $\bar{x} = 33.4$ kg und $\bar{y} = 35.7$ kg auf Signifikanz zu prüfen sind.

Tabelle 9.1: Erträge von Kirschbäumen in [kg] in zwei Jahren.

Baum	i	1	2	3	4	5	6	7	8
Jahr	X	36.0	31.5	34.0	32.5	35.0	31.5	31.0	35.5
Jahr	Y	34.0	35.5	33.5	36.0	39.0	35.0	33.0	39.5
Differenzen d_i		2.0	−4.0	0.5	−3.5	−4.0	−3.5	−2.0	−4.0

Mit dem paarigen (verbundenen) t-Test berechnen wir $\bar{d} = -2.31$, $s_d = 2.33$ und mit $n = 8$ erhalten wir

$$t_{Vers} = \frac{|\bar{d}|}{s_d} \cdot \sqrt{n} = 2.80 > t_{Tab}(FG = 7; \alpha = 5\%) = 2.365 \Rightarrow H_1.$$

Es bestehen also signifikante Mittelwertunterschiede.

Würden wir die Verbundenheit der Stichproben beim Testen ignorieren, so würden wir keine Signifikanz nachweisen können, denn für den unverbundenen t-Test, vgl. Abschn. 9.1.2, berechnet man

$$t_{Vers} = 2.07 < t_{Tab}(14; 5\%) = 2.145 \Rightarrow H_0.$$

9.1.4 Prüfung des Maßkorrelationskoeffizienten

Eine weitere wichtige Anwendung der von STUDENT eingeführten t-Verteilung wollen wir im folgenden Test darstellen, der zur Klärung der Frage dient, ob eine Korrelation nachgewiesen werden kann.

Fragestellung: Ist der aus n Wertepaaren ermittelte Maßkorrelationskoeffizient r signifikant verschieden von null?

Voraussetzungen: Die Stichproben X_1 und X_2 stammen aus normalverteilten Grundgesamtheiten und r sei berechnet nach der Formel in Abschn. 6.1.

Rechenweg:

(1) Berechne $\quad t_{Vers} = \dfrac{|r|}{\sqrt{1-r^2}} \cdot \sqrt{n-2}$

wobei $\quad r \quad$ der Maßkorrelationskoeffizient,
$\quad\quad\quad n \quad$ die Anzahl der Wertepaare.

(2) Lies in der *t*-**Tabelle** den Wert $t_{Tab}(FG; \alpha)$ ab,

wobei $\quad \alpha \quad$ das Signifikanzniveau,
$\quad\quad\quad FG = n-2 \quad$ der Freiheitsgrad.

(3) Vergleiche t_{Vers} und t_{Tab}:

$\quad\quad t_{Vers} \leq t_{Tab} \Rightarrow H_0(\rho = 0).$
$\quad\quad t_{Vers} > t_{Tab} \Rightarrow H_1(\rho \neq 0).$

Beispiel: Zu den Längen und Breiten von Samen (Tabelle 5.1) hatten wir den Korrelationskoeffizienten $r = 0.7$ berechnet, die Anzahl der Wertepaare war $n = 33$.

$$t_{Vers} = \frac{0.7}{\sqrt{0.51}} \cdot \sqrt{31} = 5.46, \quad t_{Tab}(31; 5\%) = 2.04.$$

$t_{Vers} > t_{Tab} \Rightarrow H_1(\rho \neq 0)$. D. h., es besteht eine Korrelation zwischen Länge und Breite der Samen, da r signifikant von null verschieden ist.

9.1.5 Vergleich zweier Varianzen

Ein letzter, grundlegender Test bei normalverteilten Grundgesamtheiten, den wir noch vorstellen wollen, beruht auf der nach R. A. FISHER benannten *F*-Verteilung. Mit Hilfe dieser Prüfverteilung können wir die Varianzen σ_1^2 und σ_2^2 zweier Grundgesamtheiten vergleichen.

Der *F-Test*, bei dem der Quotient der Schätzwerte s_x^2 und s_y^2 als Prüfstatistik dient, heißt auch *Varianzquotientenest*.

Fragestellung: Sind die Varianzen s_x^2 und s_y^2 der beiden Stichproben X und Y signifikant verschieden?

Voraussetzungen: Beide Grundgesamtheiten, aus denen die Stichproben entnommen wurden, seien normalverteilt. Die Stichproben seien unabhängig, die Meßwerte intervallskaliert.

Rechenweg:

(1) Berechne $\quad F_{Vers} = \dfrac{s_x^2}{s_y^2}\quad$ (die größere Varianz steht dabei im Zähler, also $s_x^2 > s_y^2$),

wobei $\quad s_x^2 = \dfrac{1}{n_1-1} \cdot \left[(\sum x^2) - \dfrac{(\sum x)^2}{n_1} \right]\quad$ die Varianz der Stichprobe X,

$s_y^2 = \dfrac{1}{n_2-1} \cdot \left[(\sum y^2) - \dfrac{(\sum y)^2}{n_2} \right]\quad$ die Varianz der Stichprobe Y,

n_1 (bzw. n_2) der Stichprobenumfang von X (bzw. Y).

(2) Lies in der **F-Tabelle (zweiseitig)** den Wert $F_{Tab} = F_{n_2-1}^{n_1-1}(\alpha)$ ab,

wobei $\quad \alpha \quad$ das Signifikanzniveau,

$n_1 - 1 \quad$ der Freiheitsgrad von s_x^2,

$n_2 - 1 \quad$ der Freiheitsgrad von s_y^2.

(3) Vergleiche F_{Vers} und F_{Tab}:

$$F_{Vers} \leq F_{Tab} \Rightarrow H_0(\sigma_x^2 = \sigma_y^2).$$
$$F_{Vers} > F_{Tab} \Rightarrow H_1(\sigma_x^2 \neq \sigma_y^2).$$

Beispiel: In Abschn. 9.1.2 hatten wir den *t*-Test für zwei Stichproben X und Y durchgerechnet, wobei $n_1 = 16$ und $n_2 = 14$ war; $s_x^2 = 4$ und $s_y^2 = 3$. Beim *F*-Test erhalten wir $F_{Vers} = \dfrac{4}{3} = 1.33$, aus der *F*-Tabelle (zweiseitig) entnehmen wir $F_{13}^{15}(5\%) = 3.05$. Die Stichproben X und Y haben keine signifikant verschiedenen Varianzen, da $F_{Vers} < F_{Tab} \Rightarrow H_0(\sigma_x^2 = \sigma_y^2)$.

9.2 Tests zu ordinalskalierten Daten (Rangtests)

Die im Abschn. 9.1 behandelten Tests hatten sämtlich vorausgesetzt, daß intervallskalierte Daten aus normalverteilten Grundgesamtheiten vorlagen, solche Tests heißen verteilungsgebunden oder parametrisch.

Wir wollen diese Einschränkung lockern, d.h. nur noch Ordinalskalierung voraussetzen und keine Normalverteilung für die Grundgesamtheiten fordern. Solche Tests gehören zu den „verteilungsfreien" oder *nichtparametrischen* Verfahren.

9.2.1 Lagevergleich zweier unabhängiger Stichproben

Der folgende *U*-Test von MANN und WHITNEY basiert auf der Vergabe von Rangzahlen, wie wir sie schon in Abschn. 6.4 kennengelernt hatten.

Fragestellung: Sind die Mediane zweier unabhängiger Stichproben X und Y signifikant verschieden?

Voraussetzungen: Die beiden Grundgesamtheiten sollen stetige Verteilungen von gleicher Form haben, die Stichproben seien unabhängig und die Daten mindestens ordinalskaliert.

Rechenweg:
(1) Bringe die $(n_1 + n_2)$ Stichprobenwerte in eine *gemeinsame* Rangfolge und berechne die Summen R_1 und R_2 der Rangzahlen der Stichproben X und Y,
   wobei n_1 der Umfang von Stichprobe X,
   n_2 der Umfang von Stichprobe Y.
(2) Berechne U_1 und U_2:

$$U_1 = n_1 \cdot n_2 + \frac{n_1 \cdot (n_1 + 1)}{2} - R_1, \qquad \text{Probe: } U_1 + U_2 = n_1 \cdot n_2.$$

$$U_2 = n_1 \cdot n_2 + \frac{n_2 \cdot (n_2 + 1)}{2} - R_2,$$

Und nimm die *kleinere* der beiden Größen U_1 und U_2 als U_{Vers}.

(3) Lies in der *U*-**Tabelle** den Wert $U_{Tab}(n_1, n_2; \alpha)$ ab, wobei α das Signifikanzniveau.
(4) Vergleiche U_{Vers} und U_{Tab}: $U_{Vers} > U_{Tab} \Rightarrow H_0$ (Mediane gleich).
   $U_{Vers} \leq U_{Tab} \Rightarrow H_1$ (Mediane verschieden).

Beispiel: An jeweils $n=8$ zufällig ausgesuchten Abiturienten einer Klasse wurde die Durchschnittsnote Physik aus vier Jahren ermittelt. Dabei war die eine Abiturklasse aus dem Jahre 1955, die andere von 1975.

1955	X	3.0	3.8	2.5	4.5	2.2	3.2	2.9	4.2
1975	Y	2.4	4.1	2.0	2.1	3.6	1.3	2.0	1.7

Sind signifikante Notenunterschiede zwischen den beiden Jahrgängen vorhanden?

Wir ergänzen die Notentabelle um die Ränge und erhalten Tabelle 9.2:

Tabelle 9.2: Durchschnittsnoten und Ränge zweier Abitur-Jahrgänge.

1955	Rangzahl					6		8	9	10	11		13		15	16	$R_1=88$
	Note X					2.2		2.5	2.9	3.0	3.2		3.8		4.2	4.5	
1975	Note Y	1.3	1.7	2.0	2.0	2.1	2.4						3.6		4.1		
	Rangzahl	1	2	3.5	3.5	5	7						12		14		$R_2=48$

Wir berechnen

$$U_1 = 64 + \frac{72}{2} - 88 = 12, \quad U_2 = 64 + \frac{72}{2} - 48 = 52, \quad \text{somit} \quad U_{Vers} = 12,$$

$U_{Tab}(8,8; 5\%) = 13$, also $U_{Vers} \leq U_{Tab} \Rightarrow H_1$.

Die Unterschiede sind signifikant.

Bemerkung 1: Der U-Test hat geringere Voraussetzungen als der entsprechende t-Test in Abschn. 9.1.2. Die *Wirksamkeit* oder *Effizienz* des U-Tests liegt bei 95%. Effizienz ist das Verhältnis der Stichprobenumfänge, die in zwei verglichenen Tests zur selben Güte führen, vorausgesetzt, die Anwendung beider Tests ist zulässig. D.h. die Effizienz von 95% sagt uns, wo der t-Test bei einem Stichprobenumfang $n=38$ die Fehlerwahrscheinlichkeiten α und β hat, muß man beim U-Test den Stichprobenumfang auf $n=40$ (38:40 entspricht 95%) erhöhen um gleiche α- und β-Fehler zu haben.

Bemerkung 2: Liegt statt der U-Tabelle nur eine z-Tabelle vor, so transformiert man wie folgt:

$$z_{Vers} = \frac{\left| U_{Vers} - \frac{n_1 \cdot n_2}{2} \right|}{\sqrt{\frac{n_1 \cdot n_2 \cdot (n_1 + n_2 + 1)}{12}}}$$

Hierbei sollten die Stichproben nicht zu klein sein, $n_1 \geq 8$ und $n_2 \geq 8$.

Bemerkung 3: Bei der Vergabe der Rangzahlen wird bei gleichen Werten (Bindungen) das arithmetische Mittel der zugehörigen Rangplätze vergeben (vgl. Abschn. 6.4). Bei zu vielen Bindungen zwischen den Stichproben muß U_{Vers} korrigiert werden.

Bemerkung 4: Es sollte beachtet werden, daß hier, im Gegensatz zu vielen anderen Tests, ein *kleineres U_{Vers} zur Alternativhypothese* führt!
Je „verschiedener" nämlich die Mediane, d. h. je weniger sich die Verteilungen überlappen, desto ungleicher sind die Ränge auf die beiden Stichproben verteilt, wodurch U_1 (oder U_2) groß und entsprechend U_2 (oder U_1) und damit U_{Vers} klein wird.

Bemerkung 5: In den Voraussetzungen des U-Tests hatten wir gleiche Verteilungsform verlangt, nachgewiesene Signifikanzen können dann nur von Lageunterschieden herrühren, d. h. die Mediane sind verschieden. Lassen wir die Forderung nach gleicher Verteilungsform fallen, so prüft der U-Test, ob gleiche oder ungleiche Verteilungen vorliegen, d. h. bei Signifikanz können Lage- und/oder Streuungsunterschiede bestehen.

9.2.2 Lagevergleich zweier verbundener Stichproben

Der folgende Test heißt *Wilcoxon-Test für Paardifferenzen*.

Fragestellung: Sind die Mediane zweier verbundener Stichproben X und Y signifikant verschieden?

Voraussetzungen: Die beiden Grundgesamtheiten sollen stetige Verteilungen von gleicher Form haben, die Stichproben seien verbunden und die Daten mindestens ordinalskaliert.

Rechenweg:
(1) Berechne die Meßwertdifferenzen $d_i = x_i - y_i$. Im weiteren bleiben alle Differenzen $d_i = 0$ unberücksichtigt. Seien also noch n Differenzen $d_i \neq 0$ zu betrachten.
(2) Bringe diese n Meßwertdifferenzen d_i entsprechend ihrer Absolutbeträge $|d_i|$ in eine Rangfolge mit Rängen $r(|d_i|)$.
(3) Berechne die Summe W^+ über die Rangzahlen $r(|d_i|)$ aller positiven Meßwertdifferenzen $d_i > 0$ und entsprechend die Summe W^- der $r(|d_i|)$ aller negativen Differenzen $d_i < 0$.
Probe: $W^+ + W^- = \dfrac{n \cdot (n+1)}{2}$.
Und nimm die *kleinere* der beiden Größen W^+ und W^- als W_{Vers}.
(4) Lies in der „*W*-**Tabelle**" den Wert $W_{Tab}(n;\alpha)$ ab, wobei α das Signifikanzniveau.
(5) Vergleiche W_{Vers} mit W_{Tab}:
$$W_{Vers} > W_{Tab} \Rightarrow H_0 \text{ (Mediane gleich)}.$$
$$W_{Vers} \leq W_{Tab} \Rightarrow H_1 \text{ (Mediane verschieden)}.$$

Beispiel: Zwei Lehrer A und B sollten die gleichen zehn Chemie-Klausuren bewerten. Sie hatten jeweils bis zu 100 Punkte pro Arbeit zu vergeben.

Klausur	i	1	2	3	4	5	6	7	8	9	10	
Punktwertung	A	67	43	94	72	30	69	33	79	58	48	
Punktwertung	B	60	41	93	77	22	69	35	65	62	45	
Differenzen	d_i	7	2	1	−5	8	0	−2	14	−4	3	
Absolutbeträge	$|d_i|$	7	2	1	5	8	0	2	14	4	3	
Ränge	$r(|d_i|)$	7	2.5	1	6	8	−	2.5	9	5	4	$n=9$

$$W^+ = 7 + 2.5 + 1 + 8 + 9 + 4 = 31.5$$
$$W^- = 6 + 2.5 + 5 \qquad\quad = \underline{13.5}$$
Probe: $\quad W^+ + W^- = \dfrac{9 \cdot 10}{2} = 45 \qquad = 45.0$

$W_{Vers} = 13.5 > W_{Tab}(9;\,5\%) = 5 \;\Rightarrow\; H_0$ (Gleichheit).

9.2.3 Prüfung des Rangkorrelationskoeffizienten

Bei ordinalskalierten bivariablen Verteilungen hatten wir den Zusammenhang durch den Spearmanschen Rangkorrelationskoeffizienten R beschrieben, vgl. Abschn. 6.4. Will man prüfen, ob R signifikant von null verschieden ist, so kann dies über die t-Verteilung mit dem Test von Abschn. 9.1.4 geschehen, statt r setzt man dort jeweils R ein. Dieses Vorgehen ist allerdings erst ab einem Stichprobenumfang $n \geq 10$ empfehlenswert.

Für Stichprobenumfänge zwischen 5 und 10 gibt Tabelle 9.3 die kritischen Werte für R an. Bei einem $\alpha = 5\%$ (zweiseitig) gilt dann:

$$R_{Vers} \leq R_{Tab} \;\Rightarrow\; H_0(\rho = 0).$$
$$R_{Vers} > R_{Tab} \;\Rightarrow\; H_1(\rho \neq 0).$$

Tabelle 9.3: Kritische Werte zur Prüfung des Rangkorrelationskoeffizienten für $\alpha = 5\%$ (nach L. SACHS).

Stichprobenumfang n	5	6	7	8	9	10
Kritischer Wert $\quad R_{Tab}$	0.90	0.83	0.75	0.69	0.68	0.64

Beispiel: Für Tabelle 6.2 hatten wir $R_{Vers}=0.77$ berechnet, wegen $n=9$ ist, also $R_{Tab}=0.68$. Es gilt also $R_{Vers}>R_{Tab}$, somit verwerfen wir die Nullhypothese und nehmen $H_1(\rho\neq 0)$ an.

9.3 Tests zu nominalskalierten Daten

Die bisher dargestellten Tests haben stets intervall- oder ordinalskalierte Daten miteinander verglichen. Mit Hilfe der Prüfgröße χ^2, die wir schon früher einführten (vgl. Abschn. 6.5), können wir auch nominalskalierte Häufigkeitsverteilungen vergleichen.

9.3.1 Vergleich von beobachteten mit erwarteten Häufigkeiten

Wenn uns empirisch ermittelte Häufigkeiten von nominalskalierten Daten *einer* Stichprobe vorliegen, so können wir mit dem χ^2-*Anpassungstest* prüfen, ob diese Häufigkeiten sich so verteilen, wie eine von uns erwartete (vermutete) Verteilung. Wir testen also, ob die theoretisch erwartete Häufigkeitsverteilung $H_e(x)$ sich an die im Versuch beobachtete Verteilung $H_b(x)$ anpaßt oder ob signifikante Abweichungen festzustellen sind:

Fragestellung: Weichen die beobachteten Häufigkeiten B_i einer Stichprobe signifikant von erwarteten Häufigkeiten E_i einer vermuteten Verteilung ab?

Voraussetzung: Es genügen schon nominalskalierte Daten.

Rechenweg:
(1) Berechne zu den beobachteten Werten B_i die erwarteten absoluten Häufigkeiten E_i mit Hilfe der erwarteten Verteilung und bilde dann (vgl. Abschn. 6.5):

$$\chi^2{}_{Vers}=\sum_{i=1}^{n}\frac{(B_i-E_i)^2}{E_i}=\left(\sum\frac{B_i^2}{E_i}\right)-N,$$

    wobei n die Anzahl der Merkmalsklassen,
              N der Stichprobenumfang.
(2) Lies in der χ^2-**Tabelle** den Wert $\chi^2{}_{Tab}(FG;\alpha)$ ab,
    wobei α das Signifikanzniveau,
              a die Anzahl aus den Daten geschätzter Parameter,
    $FG=n-1-a$ der Freiheitsgrad.

> (3) Vergleiche χ^2_{Vers} und χ^2_{Tab}:
> $\chi^2_{Vers} \leq \chi^2_{Tab}$ ⇒ H_0 (keine Abweichung zwischen Beobachtung und Erwartung).
> $\chi^2_{Vers} > \chi^2_{Tab}$ ⇒ H_1 (signifikante Abweichung), d.h. $H_b(x)$ kann nicht an $H_e(x)$ angepaßt werden.
> Die Merkmalsklassen sollten so zusammengefaßt werden, daß alle $E_i \geq 1$ sind. Außerdem muß $FG > 0$ sein.

Beispiel: Kein Parameter wurde aus den Daten geschätzt ($a = 0$): Nach den Mendelschen Gesetzen erwartet man bei einem Kreuzungsversuch von Drosophila zwischen Tieren mit normalen und braunen Augen in der 2. Filialgeneration ein Spaltungsverhältnis von 3:1. Weichen die folgenden beobachteten Werte von diesem Verhältnis ab?

i	Phänotyp	beobachtete Häufigkeit B_i	erwartete Häufigkeit E_i	$\dfrac{B_i^2}{E_i}$
1	braun	273	$1010 \cdot \dfrac{1}{4} = 252.5$	295.16
2	normal	737	$1010 \cdot \dfrac{3}{4} = 757.5$	717.05
		$N = 1010$		1012.21

$\chi^2_{Vers} = 1012.21 - 1010.00 = 2.21$, $n = 2$, $a = 0$,

$FG = n - 1 - a = 2 - 1 - 0 = 1$; $\chi^2_{Tab}(1; 5\%) = 3.84$ also

$\chi^2_{Vers} \leq \chi^2_{Tab}$ ⇒ H_0 (keine Abweichung vom erwarteten Spaltungsverhältnis).

Beispiel: Ein Parameter wird aus den Daten geschätzt ($a = 1$): Man hat ein Arzneimittel in bestimmter Konzentration Blutkulturen beigefügt. Die induzierten Chromosomen-Brüche pro Zelle sollen auf Poisson-Verteilung geprüft werden.

Brüche pro Zelle k	0	1	2	3	4	5	6	7	8	9	10	Σ
beobachtete Anzahl f_k	14	28	26	18	10	2	1	0	0	0	1	100

$N = 100$ ist die Anzahl untersuchter Zellen. Für die Poisson-Verteilung gilt:

$$P(k) = \frac{\lambda^k}{k!} e^{-\lambda},$$

wobei für λ der Schätzwert $\hat{\lambda} = \bar{x}$ zu nehmen ist.
Man berechnet

$$\bar{x} = \frac{\sum f_k \cdot k}{\sum f_k} = \frac{(0 \cdot 14 + 1 \cdot 28 + 2 \cdot 26 + \ldots + 10 \cdot 1)}{14 + 28 + 26 + \ldots + 1} = \frac{200}{100} = 2,$$

also $\hat{\lambda} = 2$. Dann berechnet man die $P(k)$ nach obiger Formel und ermittelt die erwarteten absoluten Häufigkeiten E_k durch $N \cdot P(k)$:

k	0	1	2	3	4	5	6	7	8	9	10	
$f_k = B_k$	14	28	26	18	10	2	1	0	0	0	1	
$E_k = N \cdot P(k)$	13.53	27.07	27.07	18.04	9.02	3.61	1.20	0.34	0.09	0.02	0.00	Σ
$\dfrac{B_k^2}{E_k}$	14.49	28.96	24.97	17.96	11.09	1.11	2.42					101.0

Um χ^2_{Vers} zu bilden, faßt man $k=6$ bis $k=10$ zu einer Klasse zusammen, damit das zugehörige $E \geq 1$ wird:

$$\chi^2_{Vers} = 101.00 - 100.00 = 1.00.$$

Der Freiheitsgrad ist $FG = n - 1 - a = 7 - 1 - 1 = 5$, denn die Anzahl der Klassen ist 7 (nach der Zusammenfassung) und die Anzahl geschätzter Parameter ist $a = 1$, weil λ geschätzt wurde. Bei $\alpha = 5\%$ ist $\chi^2_{Tab}(5; 5\%) = 11.07$, also ist $\chi^2_{Vers} < \chi^2_{Tab}$ und daher behält man H_0 (keine Abweichung von der Poisson-Verteilung) bei.

9.3.2 Vergleich der Häufigkeitsverteilungen mehrerer Stichproben

Liegen uns für *mehrere* Stichproben die jeweiligen Häufigkeitsverteilungen desselben Merkmals vor, so können wir mit dem *Homogenitätstest* prüfen, ob die vorgelegten Stichproben aus Grundgesamtheiten stammen, die bezüglich des untersuchten Merkmals gleiche Verteilungen aufweisen. Diese Frage muß geklärt sein, bevor man die Ergebnisse einer Versuchsserie zu einer Stichprobe zusammenfaßt. Man hat z. B. 10 Gruppen von 15-jährigen Schülern auf ein bestimmtes Merkmal hin untersucht und will entscheiden, ob es zulässig ist, die Ergebnisse der 10 Gruppen „in einen Topf" zu werfen.

Homogenität des Materials bedeutet, daß die Stichprobenverteilungen nur zufällig voneinander abweichen. Für die erwarteten Häufigkeiten bedeutet das, daß sie bei Homogenität aus den Randverteilungen berechnet werden können („unabhängige Ereignisse").

Fragestellung: Gibt es signifikante Unterschiede zwischen den Verteilungen in den r Stichproben (Inhomogenität des Materials)?

Voraussetzung: Es genügen schon nominalskalierte Daten.

Rechenweg:

(1) Wir haben r Stichproben mit jeweils c Merkmalsausprägungen, deren beobachtete Häufigkeiten B_{ij} wir in einer Tafel wie folgt eintragen und dann die Zeilensummen Z_i und die Spaltensummen S_j berechnen:

		\multicolumn{7}{c}{Stichproben}	
		1	2	3	... j ...	r	Σ
Merkmalsausprägungen	1	B_{11}	B_{12}	B_{13}	... B_{1j} ...	B_{1r}	Z_1
	2	B_{21}	B_{22}	B_{23}	... B_{2j} ...	B_{2r}	Z_2
	3	B_{31}	B_{32}	B_{33}	... B_{3j} ...	B_{3r}	Z_3
	⋮	⋮	⋮	⋮		⋮	⋮
	i	B_{i1}	B_{i2}	B_{i3}	... B_{ij} ...	B_{ir}	Z_i
	⋮	⋮	⋮	⋮		⋮	⋮
	c	B_{c1}	B_{c2}	B_{c3}	... B_{cj} ...	B_{cr}	Z_c
	Σ	S_1	S_2	S_3	... S_j ...	S_r	N

wobei $\quad S_j = \sum\limits_{i=1}^{c} B_{ij} \quad$ der Umfang der j-ten Stichprobe,

$\quad\quad\quad\; Z_i = \sum\limits_{j=1}^{r} B_{ij} \quad$ die i-te Zeilensumme,

$\quad\quad\quad\; N = \sum\limits_{j=1}^{r} S_j \quad$ die Gesamtzahl aller untersuchten Objekte.

(2) Die erwarteten Häufigkeiten E_{ij} werden berechnet durch
$$E_{ij} = Z_i \cdot S_j \cdot \frac{1}{N} \quad \text{(vgl. Abschn. 6.5)}$$

(3) Berechne $\chi^2{}_{vers}$ durch
$$\chi^2{}_{vers} = \sum \frac{(B_{ij} - E_{ij})^2}{E_{ij}} = \left(\sum \frac{B_{ij}^2}{E_{ij}}\right) - N$$
summiert über alle i und alle j.

(4) Lies in der **χ^2-Tabelle** den Wert $\chi^2_{Tab}(FG; \alpha)$ ab,
wobei α das Signifikanzniveau,
$FG = (c-1) \cdot (r-1)$ der Freiheitsgrad.
(5) Vergleiche χ^2_{Vers} und χ^2_{Tab}:

$\chi^2_{Vers} \leq \chi^2_{Tab} \Rightarrow H_0$ (Homogenität des Materials).
$\chi^2_{Vers} > \chi^2_{Tab} \Rightarrow H_1$ (mindestens eine Stichprobe weicht ab).

Die Merkmalsklassen sollten so zusammengefaßt werden, daß alle $E_{ij} \geq 1$ sind.

Beispiel: Untersuchung über den Zusammenhang von Haar- und Augenfarbe (vgl. Tabelle 6.3). Es liegen drei Stichproben vor (d.h. $r=3$), nämlich die Stichproben der blau-, grün- und braunäugigen. Zu jeder Stichprobe ist die Häufigkeitsverteilung des Merkmals „Haarfarbe" gegeben. Das Merkmal hat vier verschiedene Ausprägungen, also $c=4$. Mit dem Homogenitätstest wollen wir die Frage klären, ob es zulässig ist, die drei Stichproben „in einen Topf" zu werfen und als eine einzige Stichprobe zu behandeln. Mit Hilfe von Tabelle 6.4 berechneten wir, daß $\chi^2_{Vers} = 114.55$ ist. $FG = (4-1) \cdot (3-1) = 6$ und $\chi^2_{Tab}(6; 5\%) = 12.59$. $\chi^2_{Vers} > \chi^2_{Tab} \Rightarrow H_1$ (nicht homogenes Material), d.h. bei Untersuchung der Haarfarbe darf man blau-, grün- und braunäugige nicht „in einen Topf" werfen.

Bemerkung: Für die Korrelationsmaße r und R hatten wir jeweils einen Test angegeben, um zu prüfen, ob $\rho=0$ (unkorreliert) oder $\rho \neq 0$ (korreliert) ist. Wie aus dem Beispiel zur Haar- und Augenfarbe klar wird, kann für zwei nominalskalierte Merkmale mit dem χ^2-Homogenitätstest geklärt werden, ob ein Zusammenhang nachweisbar ist.

Mit dem Kontingenzkoeffizienten konnten wir die Stärke des Zusammenhangs beschreiben. Ob dieser Zusammenhang signifikant ist, kann mit dem Homogenitätstest überprüft werden.

§ 10 Vertrauensbereiche für μ bei Normalverteilung

Beim Schätzen von Parametern wie μ (bzw. σ) haben wir bisher stillschweigend das Konzept der *Punktschätzungen* verfolgt, d.h. wir haben aus einer Stichprobe einen Wert $\bar{x}$ (bzw. s) berechnet und diese Größe als Schätzwert für den wahren Parameter der Grundgesamtheit angegeben.

§ 10 Vertrauensbereiche für μ bei Normalverteilung

Eine andere Möglichkeit bietet das Konzept der *Intervallschätzungen,* hier wird nicht ein einziger Wert als Schätzer des wahren Wertes angegeben, sondern man gibt ein ganzes Intervall an. Solche Intervalle heißen *Vertrauensbereiche* oder *Konfidenzintervalle.*

Der Vertrauensbereich hat die Eigenschaft, daß er mit vorgegebener Sicherheitswahrscheinlichkeit $(1-\alpha)$ den wahren Parameter enthält. Je größer man $(1-\alpha)$ wählt, je sicherer also die Angabe sein soll, desto größer wird auch das Konfidenzintervall.

Für die Flügellängen der Insekten-Männchen (Tabelle 4.1) hatten wir in Abschn. 4.3.1 schon eine erste grobe Intervall-Schätzung für $\bar{x}$ vorgenommen. Den dabei zugrundeliegenden Gedanken wollen wir hier kurz nachvollziehen, wobei *zunächst* angenommen werden soll, daß die wahre *Standardabweichung σ bekannt* ist, d.h. die Einzelwerte der Grundgesamtheit schwanken mit bekannter Standardabweichung σ um den unbekannten Mittelwert μ.

Wir ziehen nun aus dieser Grundgesamtheit eine Vielzahl von Stichproben, deren Umfang jeweils n ist, und berechnen für jede Stichprobe ihren Mittelwert $\bar{x}$. Man kann nun zeigen, daß diese Stichprobenmittelwerte mit Standardabweichung $\dfrac{\sigma}{\sqrt{n}}$ um μ streuen.

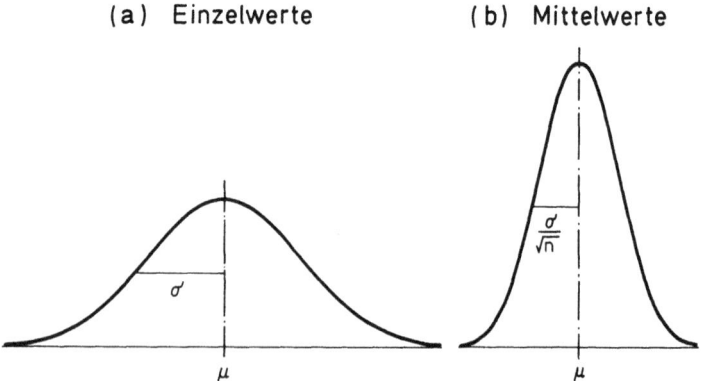

Abb. 10.1: In (a) ist die Verteilung der Einzelwerte x der Grundgesamtheit dargestellt, während (b) die Verteilung der Mittelwerte $\bar{x}$ von Stichproben des Umfangs n zeigt. Die Stichprobenmittelwerte streuen enger um den wahren Mittelwert μ als die Einzelwerte.

Jetzt können wir mit Hilfe der Eigenschaften einer Normalverteilung (vgl. Abschn. 4.3.1) grob das Intervall bestimmen, in dem etwa 95% der $\bar{x}$-Werte liegen:

§ 10 Vertrauensbereiche für μ bei Normalverteilung

$$\mu - 2 \cdot \frac{\sigma}{\sqrt{n}} \leq \bar{x} \leq \mu + 2 \cdot \frac{\sigma}{\sqrt{n}}$$

$$-2 \cdot \frac{\sigma}{\sqrt{n}} \leq \bar{x} - \mu \leq +2 \cdot \frac{\sigma}{\sqrt{n}}$$

$$-2 \cdot \frac{\sigma}{\sqrt{n}} \leq \mu - \bar{x} \leq +2 \cdot \frac{\sigma}{\sqrt{n}}$$

$$\bar{x} - 2 \cdot \frac{\sigma}{\sqrt{n}} \leq \mu \leq \bar{x} + 2 \cdot \frac{\sigma}{\sqrt{n}}$$

Das 95%-Konfidenzintervall des Mittelwertes einer Stichprobe vom Umfang n bei bekannter Standardabweichung σ ist also

$$\left[\bar{x} - 2 \cdot \frac{\sigma}{\sqrt{n}} \, ; \, \bar{x} + 2 \cdot \frac{\sigma}{\sqrt{n}} \right].$$

Wir haben hier den Faktor 2 verwendet, der nur annähernd den 95%-Bereich ergibt.

In der Praxis ist weder μ noch σ bekannt, dann schätzt man μ durch $\bar{x}$ und σ durch s entsprechend den Formeln in Abschn. 4.1.1 und 4.2.1 und erhält mit dem zugehörigen t-Wert das *Konfidenzintervall*.

Fragestellung: Welches Intervall enthält den wahren Mittelwert μ mit der Sicherheitswahrscheinlichkeit $(1-\alpha)$?

Voraussetzung: Die Grundgesamtheit ist normalverteilt mit unbekanntem μ und σ.

Rechenweg:
(1) Berechne die Standardabweichung s_x und den mittleren Fehler $s_{\bar{x}}$:

$$s_x = \sqrt{\frac{1}{n-1} \left(\sum x_i^2 - \frac{(\sum x_i)^2}{n} \right)} \quad \text{und} \quad s_{\bar{x}} = \frac{s_x}{\sqrt{n}}$$

   wobei x_i der i-te Meßwert der Stichprobe,
          n der Stichprobenumfang,
   und der Index i von 1 bis n läuft.
(2) Lies in der t-**Tabelle** den Wert $t_{Tab}(FG;\alpha)$ ab,
   wobei α das Signifikanzniveau,
          $FG = n-1$ der Freiheitsgrad.
(3) Das $(1-\alpha)$-Konfidenzintervall ist dann
   $[\bar{x} - t_{Tab}(FG;\alpha) \cdot s_{\bar{x}} \, ; \, \bar{x} + t_{Tab}(FG;\alpha) \cdot s_{\bar{x}}]$.

Beispiel: Aus den Flügellängen der 269 Männchen (vgl. Tabelle 4.1) hatten wir $\bar{x} = 3.70$, $s_x = 0.17$ und $s_{\bar{x}} = 0.01$ berechnet. Mit $n = 269$ und

$\alpha = 5\%$ erhalten wir $t_{Tab}(268; 5\%) = 1.97$, also das 95%-Konfidenzintervall

$$[3.70 - 1.97 \cdot 0.01; 3.70 + 1.97 \cdot 0.01] = [3.68; 3.72].$$

Dieses Intervall enthält mit 95% Wahrscheinlichkeit den wahren Mittelwert μ der Grundgesamtheit.

Kapitel IV: Varianzanalyse bei normalverteilten Gesamtheiten

§ 11 Grundgedanken zur Varianzanalyse

11.1 Zerlegung der Varianz nach Streuungsursachen

Die Varianzanalyse (*ANOVA**) beruht auf der Zerlegung der Gesamtvariabilität von Meßdaten in einzelne Komponenten, wobei jede Komponente eine bestimmte Variabilitäts*ursache* hat.

Im einfachsten Fall geht man von einem einzigen Faktor *A* aus, dessen Einfluß auf die Variabilität des gemessenen Merkmals man bestimmen möchte. In jedem Experiment liegt aber – neben der Variabilität, die durch diesen bekannten Faktor *A* erklärt werden kann – immer noch eine *zusätzliche Schwankung* der Meßwerte vor, die auf *unbekannte Ursachen* und *nicht berücksichtigte Faktoren* zurückzuführen ist. Diese Variabilität bezeichnet man als *Reststreuung*, als *Zufallsvariabilität* oder als *Versuchsfehler*. Die Gesamtstreuung setzt sich demnach zusammen aus der durch den bekannten Faktor verursachten Variabilität und der Reststreuung. Direkt aus den experimentellen Meßdaten läßt sich nur die Gesamtstreuung ermitteln, erst mit Hilfe der einfaktoriellen Varianzanalyse kann die Gesamtvariabilität rechnerisch in die beiden beschriebenen Bestandteile aufgespalten werden.

Liegen in einem Versuch mehrere bekannte Faktoren *A, B, C, ...* vor, so gibt die mehrfaktorielle Varianzanalyse die Möglichkeit, die Gesamtvariabilität in die – von den verschiedenen Faktoren *A, B, C, ...* verursachten – Streuungskomponenten zu zerlegen. Bei zwei oder mehr berücksichtigten Faktoren können auch Wechselwirkungen zwischen den Faktoren auftreten, die sich ebenfalls varianzanalytisch erfassen lassen.

Während der Versuchsfehler auf den Einfluß aller nicht erfaßten Faktoren zurückgeht, beruhen die anderen Komponenten der Variabilität auf bekannten und im Versuch berücksichtigten Einflüssen wie

---

* *ANOVA* ist die übliche Abkürzung für die englische Bezeichnung „analysis of variance".

Sorte, Behandlung, Herkunft etc. Wir sprechen dann von Sorten-, Behandlungs- oder Gruppeneffekten.

Beispiel 11.1: Die Körpergröße einer zufällig ausgewählten 20-jährigen Studentin wurde innerhalb einer Stunde 30-mal von derselben Person gemessen. Die Schwankungen der Meßwerte von 167.0 cm bis 170.0 cm sind vollständig auf Zufallseinflüsse unbekannter bzw. nicht erfaßter Faktoren zurückzuführen und daher als Versuchsfehler anzusehen, eine Aufspaltung der Variabilität in verschiedene Komponenten ist nicht sinnvoll.

Tabelle 11.1: Körpergröße einer Studentin in [cm] bei 30 Meßwiederholungen.

Körpergröße	167.0	167.5	168.0	168.5	169.0	169.5	170.0
Häufigkeiten	1	2	7	10	6	3	1

Beispiel 11.2: Bei 15 zufällig ausgewählten 20-jährigen Studentinnen wird jeweils, wie im Beispiel 11.1, die Körpergröße 30-mal gemessen. Diesmal schwanken die 450 Meßwerte von 157.5 cm bis 182.0 cm. Zum Versuchsfehler ist die Variabilität hinzugekommen, die durch das Einbeziehen von 15 verschiedenen Individuen auftritt. Man kann also die Gesamtstreuung aufspalten in den Anteil des Versuchsfehlers und in die Variabilität der individuellen Körperlänge bei 20-jährigen Studentinnen (biologische Variabilität).

Beispiel 11.3: Bei 10-, 15-, 20- und 25-jährigen wird jeweils an 15 weiblichen Personen die Körpergröße 30-mal ermittelt, in gleicher Weise wie in Beispiel 11.2. Man erhält 4×450 Meßwerte. Diesmal werden die Schwankungen noch größer, da zwischen gewissen Altersgruppen (z. B. 10- und 15-jährigen) erhebliche Unterschiede in der Körpergröße auftreten. Wir können im vorliegenden Versuch die Variabilität auf zwei Arten zerlegen:
Möglichkeit (i): Die Gesamtvariabilität kann in die Summe von drei Komponenten zerlegt werden, zum einen ermittelt man den *Versuchsfehler,* dann die *von den Individuen* innerhalb jeder Altersgruppe *verursachte Variabilität* (biologische Variabilität) und drittens *die Streuung zwischen den vier verschiedenen Altersgruppen* (Wachstumseffekt).
Möglichkeit (ii): Ist man allerdings hauptsächlich an der Untersuchung der Variabilität der vier Altersgruppen interessiert, so kann man die Gesamtstreuung in nur zwei statt drei Komponenten zerlegen, und zwar in eine *Streuung innerhalb* und eine *Streuung zwischen* den Alters-

gruppen. In der „Streuung innerhalb" werden dabei aber *Versuchsfehler* und *Variabilität der Individuen* miteinander vermengt.

Beispiel 11.4: Eine weitere Versuchsanordnung wäre durch Vereinfachung von Beispiel 11.3 denkbar. Wieder seien zu jeder der vier Altersgruppen 15 Personen zufällig ausgewählt. Statt 30 Messungen an jeder Person vorzunehmen, wird die Körpergröße jeder Person nur ein einziges Mal gemessen. Das reduziert den Meßaufwand erheblich, die Streuung läßt sich hier allerdings (im Gegensatz zu Beispiel 11.3) nur in zwei Komponenten zerlegen, in die Streuung „innerhalb" und „zwischen", vgl. Möglichkeit (ii) in Beispiel 11.3. Da nur eine Messung an jeder Person vorliegt, läßt sich die durch Meßungenauigkeit verursachte Streuung nicht getrennt von der biologischen Variabilität schätzen. Beides ist zusammen in der Streuung „innerhalb" enthalten.

Bemerkung: Oft wird die zusammengesetzte Größe „Streuung innerhalb" auch als Versuchsfehler bezeichnet, obwohl hier neben der Meßungenauigkeit auch die biologische Variabilität der Individuen enthalten ist, die ja auf keine „fehlerhaften" Messungen zurückgeht. „Versuchsfehler" ist dann im Sinne von „Reststreuung" zu verstehen.

11.2 Unterscheidung in feste und zufällige Effekte

Wir wollen uns an den Beispielen 11.2 und 11.3 den Unterschied zwischen zufälligen und festen Effekten vor Augen führen. In Beispiel 11.2 kam zum Versuchsfehler eine zusätzliche Variabilität hinzu, welche aus den individuellen Größenunterschieden der 15 zufällig ausgewählten gleichaltrigen Studentinnen resultierte. Diese biologische Variabilität müssen wir als *zufälligen* Effekt innerhalb einer Grundgesamtheit, hier der 20-jährigen weiblichen Studentinnen, ansehen. Ebenso zufällig sind die Schwankungen, die bei 30 Messungen an derselben Person auftreten. In Beispiel 11.2 haben wir also eine Zerlegung in zwei zufällige Effekte*, die gemeinsam die Gesamtvariabilität hervorrufen.

---

* Obwohl beide Effekte zufällig sind, besteht trotzdem ein wesentlicher Unterschied darin, daß der eine Effekt durch Unzulänglichkeit der Messungen verursacht ist. Man sollte daher bestrebt sein, ihn möglichst zu minimieren. Der andere zufällige Effekt beruht auf der biologischen Variabilität verschiedener Individuen, ist also unabhängig von der Meßgenauigkeit und der Sorgfalt des Experimentators vorhanden.

Ganz anders als in Beispiel 11.2 liegt der Fall bei der Variabilität, die durch die verschiedenen Altersgruppen in Beispiel 11.3 verursacht wird. Die vier Altersgruppen sind nicht zufällig ausgewählt, sondern vor der Auswahl wurde *bewußt festgelegt*, daß man nur die vier Altersgruppen der 10-, 15-, 20- und 25-jährigen untersuchen möchte. Zeigt nun das Experiment einen signifikanten Mittelwertunterschied, z. B. zwischen den Grundgesamtheiten der 10- und 15-jährigen, so liegt kein zufälliger sondern ein *fester* Effekt vor, der auf die im Experiment erfaßten *festen* Altersunterschiede der verschiedenen Grundgesamtheiten zurückzuführen ist.

Wählen wir aus *einer* Grundgesamtheit zufällig mehrere Individuen (Objekte), so werden die Messungen zu *zufälligen Effekten* führen. Wählen wir aus *mehreren* Grundgesamtheiten Individuen (Objekte), so können die Messungen *feste Effekte* aufzeigen. Feste Effekte rühren von Mittelwertunterschieden zwischen verschiedenen Grundgesamtheiten her. Im zugrunde liegenden Modell müssen dabei mehrere Grundgesamtheiten systematisch unterschieden werden (vgl. Abb. 12.1 und Abb. 16.1). Die Differenzierung in zufällige und feste Effekte ist für die Wahl des geeigneten Modells und des adäquaten Testverfahrens wichtig. Bevor wir zur Formulierung der mathematischen Modelle übergehen, wollen wir die unterschiedlichen Fragestellungen erläutern, die für die Varianzanalyse bei festen oder zufälligen Effekten zulässig sind.

11.2.1 Bei festen Effekten vergleicht man Mittelwerte

Zunächst betrachten wir die Situation bei Experimenten mit festen Effekten, etwa Wachstums-Effekten der Altersgruppen in Beispiel 11.3. Dort ist zu klären, ob die Mittelwerte der gemessenen Körpergrößen bei den vier Altersgruppen signifikante Unterschiede aufweisen oder ob alle vier Mittelwerte gleich sind. Mit dem t-Test von Abschn. 9.1.2 konnten nur jeweils *zwei* Mittelwerte verglichen werden, mit *varianzanalytischen Methoden* lassen sich *mehrere Mittelwerte gleichzeitig* vergleichen. Dem liegt folgender Gedanke zugrunde:

Mit Hilfe einer Varianzanalyse zerlegt man die Gesamtvariabilität in den Bestandteil der Streuung, der auf die Variabilität *innerhalb der Altersgruppen* (Zufallsvariabilität) und in den Bestandteil der Streuung, der auf die Variabilität *zwischen den Altersgruppen* zurückzuführen ist. Wenn nun die Streuung zwischen den Gruppen nicht größer als die Streuung innerhalb der Altersgruppen ist, so kann man annehmen, daß die im Experiment gemessenen Mittelwertunterschiede zufällig, also nicht signifikant verschieden sind. Erst wenn die Streuung zwischen den Gruppen „deutlich" größer als innerhalb der Gruppen ist, wird man die Hypothese von der Gleichheit aller Gruppenmittelwerte fallen lassen.

Anders ausgedrückt, wenn die Schwankungen der Altersgruppen-Mittelwerte sich noch „im Rahmen" der Zufallsvariabilität bewegen, wird man keine Mittelwertdifferenzen unterstellen. Ob das Verhältnis der beiden Streuungskomponenten noch „im Rahmen" bleibt, entscheidet man mit Hilfe des F-Tests, vgl. Abschn. 9.1.5. Die eben skizzierte Vorgehensweise vergleicht somit Streuungskomponenten, um daraus auf Mittelwertunterschiede zu schließen. Diese Methode zum Mittelwertvergleich läßt sich sowohl bei einfaktorieller als auch bei mehrfaktorieller Varianzanalyse anwenden.

11.2.2 Bei zufälligen Effekten schätzt man Varianzen

Da wir bei *zufälligen Effekten* von Schwankungen innerhalb *einer* Grundgesamtheit mit einem einzigen Mittelwert ausgehen, kann es keinen sinnvollen Vergleich von Mittelwerten geben. Streuungszerlegung hat hier zum Ziel, die auf verschiedene Ursachen beruhenden Streuungskomponenten zu schätzen. Will man in Beispiel 11.2 die Varianz der Verteilung der Körpergröße bei 20-jährigen Studentinnen bestimmen, so kann man durch Varianzanalyse aus der Gesamtvariabilität einen von der Meßungenauigkeit des Experiments „bereinigten" Wert berechnen.

Das Schätzen von Varianzkomponenten ist von großem Interesse, z.B. in der Quantitativen Genetik und Züchtungsforschung.

Beispiel: In der praktischen Züchtung ist es von großer Bedeutung, einen Anhaltspunkt dafür zu haben, in welchem Ausmaß die Variation eines untersuchten Merkmals z.B. der Milchleistung, durch Unterschiede im Erbgut und durch Umwelteinflüsse bestimmt wird. Ein Maß dafür ist die Heritabilität h^2, die den Anteil genetisch bedingter Varianz an der gesamten Varianz mißt. Man berechnet sie als Quotient aus genetisch bedingter Streuungskomponente und Gesamtvariation, und benutzt sie zur Beurteilung des möglichen Zuchterfolges.

Die Schätzung von Varianzkomponenten kann auch Anhaltspunkte für die Versuchsanordnung weiterer Untersuchungen geben:

Beispiel (nach SOKAL/ROHLF): An fünf zufällig ausgewählten Ratten wird die DNA-Menge in den Leberzellen untersucht. Man entnimmt jeweils 3 Proben aus jeder Leber. Die Unterschiede im DNA-Gehalt der 5 Rattenleber sind auf individuelle Unterschiede zwischen den Tieren zurückzuführen. Diese Varianz zwischen den Ratten sei σ_z^2. Aber auch die Meßwerte aus derselben Leber („innerhalb") schwanken, ihre Varianz sei σ_i^2. Verursacht wird σ_i^2 vermutlich durch die Versuchsmethode oder durch Variation des DNA-Gehalts in verschiedenen Teilen einer Leber.

Aus dem Größenvergleich von σ_z^2 und σ_i^2 erhält man Information für eine günstige Versuchsanordnung: Ist σ_i^2 relativ klein im Vergleich zu σ_z^2, d. h. die Variation der Proben innerhalb einer Leber ist gering im Vergleich zur Variation zwischen den Ratten, so wird man mehr Ratten bei jeweils weniger Proben pro Leber untersuchen. Ist umgekehrt σ_i^2 relativ größer als σ_z^2, so erhöht man die Anzahl Proben pro Leber, um die Schwankungen der DNA-Werte innerhalb einer Leber genauer zu analysieren

§ 12 Einfaktorielle Varianzanalyse (Modell I)

Nachdem wir Grundgedanken und Anwendung der Varianzanalyse erläutert haben, wollen wir uns jetzt der *einfaktoriellen Varianzanalyse* zuwenden, die oft auch *einfache Varianzanalyse* genannt wird. Es sei also für diesen Paragraphen stets vorausgesetzt, daß nur ein Faktor im Experiment planmäßig variiert wurde. Solch ein Faktor kann das Alter sein, es kann die Temperatur, die Getreidesorte, die Dosierung eines Medikaments oder ähnliches mehr sein.

12.1 Mathematische Bezeichnungen

Zunächst werden wir geeignete Bezeichnungen und Abkürzungen einführen, um so Modelle zu formulieren und Wege anzugeben, mit denen die Zerlegung der Gesamtvarianz rechnerisch durchführbar ist.

Wenn wir im Experiment den interessierenden Faktor variieren, so sprechen wir dabei von den verschiedenen *Faktorstufen*. Diese Faktorstufen können verschiedene Gruppen, Behandlungen, Klassen etc. sein. Die Anzahl der Stufen sei k. Wichtig ist, daß diese k Stufen in der Versuchsplanung *bewußt und systematisch festgelegt* wurden, denn wir wollen die Existenz *fester Effekte* untersuchen.

Beispiel: Wenn der Faktor Alter untersucht werden soll, dann wählen wir nicht zufällig irgendwelche Personen aus, sondern nehmen für den Versuch „bewußt und systematisch" nur Personen aus vorher festgelegten Altersgruppen. Unsere Faktorstufen seien etwa die 10-, 15-, 20- und 25-jährigen. Die Anzahl der Stufen ist dann $k=4$.

Wurde auf einer Faktorstufe an mehreren Individuen (bzw. Objekten) die Messung vorgenommen, so sprechen wir von *Wiederholungen*. Die Anzahl Wiederholungen auf i-ter Stufe sei n_i. Die zugehörigen n_i Meßergebnisse bezeichnen wir mit $x_{i1}, x_{i2}, \ldots, x_{in_i}$. Der 1. Index bezeichnet die Faktorstufe und der 2. Index die Wiederholung, d.h. x_{ij} bezeichnet den Meßwert der j-ten Wiederholung auf der i-ten Faktorstufe.

Beispiel: Bei vier Altersgruppen wurde das Körpergewicht ermittelt. Die $k=4$ Faktorstufen seien:

    1. Stufe: die 10-jährigen,   2. Stufe: die 15-jährigen,
    3. Stufe: die 20-jährigen,   4. Stufe: die 25-jährigen.

§ 12 Einfaktorielle Varianzanalyse (Modell I)

Tabelle 12.1: Körpergewicht in [kg].

10-jährige	41	38	42	34	30	37	35	39	$n_1=8$
15-jährige	79	69	63	72	76	58			$n_2=6$
20-jährige	62	81	70	75	78	71	74		$n_3=7$
25-jährige	74	76	69	77	66	81	79	50	$n_4=8$

Für $i=3$ ist also die i-te Stufe die 3. Stufe, d. h. die Altersgruppe der 20-jährigen. Und es ist $n_i=n_3=7$, denn es wurde das Gewicht von 7 Personen der Altersgruppe der 20-jährigen gewogen. Die 4. dieser sieben Personen hatte das Gewicht $x_{34}=75$ kg. Die zweite Faktorstufe hat die geringste Anzahl Wiederholungen, dort wurden nur $n_2=6$ Personen gewogen. Das geringste Gewicht hatte die fünfte 10-jährige Person mit $x_{15}=30$ kg.

Das arithmetische Mittel aus den n_i Messungen der i-ten Stufe bezeichnet man als *Stufen-Mittelwert* $\bar{x}_i$. Er berechnet sich durch

$$\bar{x}_i = \frac{1}{n_i} \cdot \sum_{j=1}^{n_i} x_{ij} \quad .$$

Die *Anzahl N aller Meßwerte* berechnet sich durch

$$N = \sum_{i=1}^{k} n_i \quad .$$

Als *Gesamtmittelwert* $\bar{\bar{x}}$ bezeichnet man das arithmetische Mittel aus allen Meßwerten aller k Stufen. Man kann $\bar{\bar{x}}$ auch als gewogenes arithmetisches Mittel aus den k Stufenmittelwerten berechnen, daher gilt:

$$\bar{\bar{x}} = \frac{1}{N} \cdot \sum_{i=1}^{k} \sum_{j=1}^{n_i} x_{ij} = \frac{1}{N} \cdot \left(\sum_{i=1}^{k} n_i \cdot \bar{x}_i \right) \quad .$$

Beispiel: Für Tabelle 12.1 erhalten wir den ersten Stufenmittelwert $\bar{x}_1$ durch:

$$\bar{x}_1 = \frac{1}{8} \cdot \sum_{j=1}^{8} x_{1j} = \frac{1}{8} \cdot (41 + 38 + \ldots + 39) = \frac{296}{8} = 37.0.$$

Für die weiteren Stufenmittelwerte gilt $\bar{x}_2=69.5$, $\bar{x}_3=73.0$ und $\bar{x}_4=71.5$. Nun läßt sich der Gesamtmittelwert als gewogenes arithmetisches Mittel (vgl. Abschn. 4.1.5) berechnen

$$\bar{\bar{x}} = \frac{1}{N} \cdot \left(\sum_{i=1}^{4} n_i \cdot \bar{x}_i \right) = \frac{1}{29} \cdot \left(8 \cdot 37.0 + 6 \cdot 69.5 + 7 \cdot 73.0 + 8 \cdot 71.5 \right) = 61.9,$$

wobei $N = n_1 + n_2 + n_3 + n_4 = 8 + 6 + 7 + 8 = 29$.

Wenn wir $\bar{\bar{x}}$ als Bezugsgröße wählen, so können wir die Abweichungen der Stufenmittelwerte $\bar{x}_i$ vom Gesamtmittel $\bar{\bar{x}}$ als feste Effekte $\hat{\alpha}_i$ interpretieren, die durch die Stufen hervorgerufen werden ($\hat{\alpha}_i$ hat nichts mit dem α-Wert des Signifikanzniveaus zu tun). In Formelschreibweise erhält man den festen Effekt $\hat{\alpha}_i$ durch:

$$\hat{\alpha}_i = \bar{x}_i - \bar{\bar{x}} \ .$$

Während die festen Effekte durch Unterschiede *zwischen* den Faktorstufen (Altersunterschiede) erklärbar sind, gibt es *innerhalb* der einzelnen Faktorstufen ebenfalls Abweichungen vom jeweiligen Stufen-Mittelwert $\bar{x}_i$, diese sind zufällig und von den untersuchten Individuen abhängig. Man spricht dabei vom Restfehler oder Versuchsfehler $\hat{e}_{ij}$ und es gilt:

$$\hat{e}_{ij} = x_{ij} - \bar{x}_i \ .$$

Folgen wir der eben eingeführten Terminologie, so setzt sich jeder Meßwert zusammen aus dem *Gesamtmittelwert*, dem zugehörigen *festen Effekt* und dem *Rest-Fehler*:

$$\boxed{x_{ij} = \bar{\bar{x}} + \hat{\alpha}_i + \hat{e}_{ij}} \qquad \text{(Gl. 12.1)}$$

Dieses Ergebnis erhält man durch Erweitern und Umordnen der Summanden, wie man in der folgenden Gleichungskette sieht:

$$x_{ij} = \bar{\bar{x}} - \bar{\bar{x}} + \bar{x}_i - \bar{x}_i + x_{ij} = \bar{\bar{x}} + (\bar{x}_i - \bar{\bar{x}}) + (x_{ij} - \bar{x}_i) = \bar{\bar{x}} + \hat{\alpha}_i + \hat{e}_{ij} \ .$$

Bei den eingeführten Formeln für $\hat{\alpha}_i$ und $\hat{e}_{ij}$ handelt es sich um *Schätzwerte*, was wir durch das Dach (ˆ) symbolisieren. Auch $\bar{\bar{x}}$ ist nur ein Schätzwert des wahren Mittelwertes μ, den wir nicht kennen.

Beispiel: Der Alterseffekt beim Körpergewicht (vgl. Tabelle 12.1) wird für die 10-jährigen (1. Faktorstufe) durch $\hat{\alpha}_1$ geschätzt, wobei

$$\hat{\alpha}_1 = \bar{x}_1 - \bar{\bar{x}} = 37.0 - 61.93 = -24.93.$$

Der Restfehler der 7. Messung bei den 10-jährigen wird geschätzt durch $\hat{e}_{17} = x_{17} - \bar{x}_1 = 35.0 - 37.0 = -2.0$. Der Meßwert x_{17} setzt sich also zusammen aus

$$x_{17} = \bar{\bar{x}} + \hat{\alpha}_1 + \hat{e}_{17} = 61.93 + (-24.93) + (-2.0) = 35.0.$$

§ 12 Einfaktorielle Varianzanalyse (Modell I)

In Tabelle 12.2 wird angegeben, wie man die im Experiment gewonnenen Meßergebnisse günstig in einer Tabelle einträgt, um einige für die Varianzanalyse benötigte Größen schnell berechnen zu können.

Tabelle 12.2: Anordnung der Meßdaten bei einfaktorieller Varianzanalyse.

	\multicolumn{5}{c}{Faktor-Stufen}	
	$i=1$	$i=2$	$i=3$	.....	$i=k$
$j=1$	x_{11}	x_{21}	x_{31}	.....	x_{k1}
$j=2$	x_{12}	x_{22}	x_{32}	.....	x_{k2}
$j=3$	x_{13}	x_{23}	x_{33}	.....	x_{k3}
⋮	⋮	⋮	⋮	⋮	⋮
$j=n_2$	:	x_{2n_2}	:	:	:
⋮					
$j=n_k$	:	:	:	:	x_{kn_k}
⋮					
$j=n_1$	x_{1n_1}	:	:	:	:
⋮					
$j=n_3$	:	:	x_{3n_3}	:	:
⋮					
T_i	T_1	T_2	T_3	.....	T_k	T
n_i	n_1	n_2	n_3	.....	n_k	N
$\bar{x}_i$	$\bar{x}_1$	$\bar{x}_2$	$\bar{x}_3$	.....	$\bar{x}_k$	$\bar{\bar{x}}$

(Linke Spaltenbeschriftung: **Wiederholungen**)

$T_i = \sum_{j=1}^{n_i} x_{ij}$ die i-te Spaltensumme,

$T = \sum_{i=1}^{k} T_i$,

n_i die Anzahl Wiederholungen auf i-ter Stufe,

$N = \sum_{i=1}^{k} n_i$,

$\bar{x}_i = \dfrac{T_i}{n_i}$,

$\bar{\bar{x}} = \dfrac{T}{N}$.

Braucht für die Varianzanalyse nicht berechnet zu werden.

Beispiel: Es wurden für die Sorten A, B und C die Erträge in [dt] ermittelt, bei Sorte B liegen vier, bei den Sorten A und C nur drei Wiederholungen vor. Die Meßergebnisse sind entsprechend Tabelle 12.2 angeordnet:

Tabelle 12.3: Meßergebnisse, Spaltensummen, Stichprobenumfang und Stufenmittelwerte eines Sortenversuches.

		Faktor-Stufen			
		Sorte A $i=1$	Sorte B $i=2$	Sorte C $i=3$	$k=3$
Wiederholungen	$j=1$	$x_{11}=2.4$	$x_{21}=1.5$	$x_{31}=1.5$	
	$j=2$	$x_{12}=2.8$	$x_{22}=1.9$	$x_{32}=2.2$	
	$j=3$	$x_{13}=2.3$	$x_{23}=1.7$	$x_{33}=1.8$	
	$j=4$		$x_{24}=1.7$		
		$T_1=7.5$	$T_2=6.8$	$T_3=5.5$	$T=19.8$
		$n_1=3$	$n_2=4$	$n_3=3$	$N=10$
		$\bar{x}_1=2.5$	$\bar{x}_2=1.7$	$\bar{x}_3=1.8$	$\bar{\bar{x}}=2.0$
		Braucht für Varianzanalyse nicht berechnet werden			

Zunächst bildet man für jede Stufe i die Summe T_i der Meßwerte: $T_i = x_{i1} + x_{i2} + \ldots + x_{in_i}$ und dann den Mittelwert $\bar{x}_i = \frac{T_i}{n_i}$. Für Sorte C, also $i=3$, ist $T_3 = 1.5 + 2.2 + 1.8 = 5.5$ und $\bar{x}_3 = \frac{5.5}{3} = 1.8$.

Um den Gesamtmittelwert $\bar{\bar{x}}$ zu berechnen, braucht man $T = T_1 + T_2 + T_3 = 19.8$ und $N = n_1 + n_2 + n_3 = 10$. Es ist dann $\bar{\bar{x}} = \frac{T}{N} = 2.0$.

Auch für dieses Beispiel soll am Meßwert $x_{32}=2.2$ demonstriert werden, wie sich x_{ij} aus $\bar{\bar{x}}$, $\hat{\alpha}_i$ und $\hat{e}_{ij}$ zusammensetzt. Der *Gesamtmittelwert* ist $\bar{\bar{x}}=2.0$, der dritte Stufenmittelwert ist $\bar{x}_3=1.8$, daraus ergibt sich der *Sorteneffekt* $\hat{\alpha}_3 = \bar{x}_3 - \bar{\bar{x}} = -0.2$. Der *Versuchsfehler* ist $\hat{e}_{32} = x_{32} - \bar{x}_3 = 0.4$. Also gilt $x_{32} = \bar{\bar{x}} + \hat{\alpha}_3 + \hat{e}_{32} = 2.0 - 0.2 + 0.4 = 2.2$.

12.2 Zu den Voraussetzungen der Varianzanalyse

Wir haben in Abschn. 11.2 zwischen festen und zufälligen Effekten unterschieden, dieser Unterschied führt bei der Varianzanalyse zu zwei verschiedenen Modellen.

12.2.1 Die Unterscheidung in Modell I und Modell II

Durch die Aufspaltung in das Gesamtmittel μ (mit Schätzwert $\bar{x}$), in die Restfehler e_{ij} und die festen Effekte α_i haben wir ein Modell formuliert, das jeden Meßwert nach gewissen Ursachen aufgliedert. Dabei hatten wir im Fall der einfaktoriellen Varianzanalyse nur einen festen Effekt α_i. Im Fall der mehrfaktoriellen Varianzanalyse kommen für die anderen Faktoren weitere feste Effekte β_j, γ_k usw. hinzu. Alle diese Modelle, die neben μ und e_{ij} nur *feste Effekte* einbeziehen, werden unter der Bezeichnung *Modell I* oder Modelle vom Typ I zusammengefaßt. Zum Unterschied dazu gibt es Modelle vom Typ II, wo statt der festen Faktorstufen-Effekte zufällige Effekte ins Modell eingehen. Das Modell II wird weiter unten in § 16 vorgestellt. Auf gemischte Modelle und hierarchische Modelle wird im Rahmen dieser Einführung nicht eingegangen.

Wir gehen also zunächst von Bedingungen des Modell I aus und wollen nun dafür die genauen Voraussetzungen formulieren.

12.2.2 Voraussetzungen bei einfaktorieller Varianzanalyse (Modell I)

Damit wir die speziellen Eigenschaften von arithmetischem Mittel und Varianz einer Normalverteilung (vgl. Abschn. 4.3.1) für die Varianzanalyse nutzen können, müssen für die Meßdaten folgende Voraussetzungen erfüllt sein:

- die Stichproben der k Stufen stammen aus k *normalverteilten* Grundgesamtheiten $N(\mu_1, \sigma_1^2)$, $N(\mu_2, \sigma_2^2)$, ..., $N(\mu_k, \sigma_k^2)$.
- die k Varianzen σ_i^2 seien für alle Grundgesamtheiten gleich, man spricht dann von *homogenen Varianzen*. D.h. es gelte: $\sigma_1^2 = \sigma_2^2 = \ldots = \sigma_k^2 = \sigma^2$, dabei kann σ^2 unbekannt sein.
- die k Stichproben seien *unabhängig*.

Die folgende Abb. 12.1 soll die eben gemachten Voraussetzungen graphisch veranschaulichen:

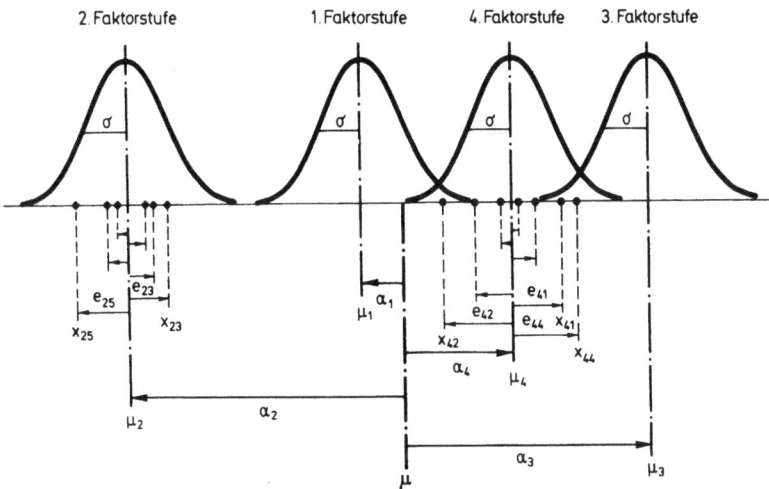

Abb. 12.1: Die vier Glockenkurven stellen die Verteilungen in den vier Faktorstufen dar. Der wahre Gesamtmittelwert μ wird in der Varianzanalyse durch $\bar{\bar{x}}$ geschätzt, die wahren Stufenmittelwerte μ_i durch die $\bar{x}_i$.

Die Darstellung zeigt $k=4$ normalverteilte Grundgesamtheiten (vier Glockenkurven) mit gleicher Varianz σ^2. Vom Gesamtmittelwert μ ausgehend erhält man z. B. den Stufenmittelwert μ_2 der 2. Faktorstufe durch Addition des (negativen) festen Effekts α_2. Addiert man nun zu μ_2 den Restfehler e_{23}, so erhält man x_{23}, die 3. Messung auf 2. Faktorstufe. Es ist also $x_{23} = \mu + \alpha_2 + e_{23}$.
Allgemein gilt

$$\boxed{x_{ij} = \mu + \alpha_i + e_{ij}}$$ (Gl. 12.2).

Dies ist das Analogon zu (Gl. 12.1), nur daß hier statt der Schätzwerte die wahren Werte eingesetzt sind. Da uns aber die wahren Werte nicht bekannt sind, rechnen wir mit den Schätzwerten und verwenden daher im Weiteren (Gl. 12.1).

12.3 Zerlegung in Streuungskomponenten

Bisher hatten wir nur die einzelnen Meßwerte x_{ij} aufgegliedert in

$$x_{ij} = \bar{\bar{x}} + \hat{\alpha}_i + \hat{e}_{ij} \quad \text{(vgl. Gl. 12.1)}.$$

Ausgehend von dieser Gleichung läßt sich auch die Gesamtvarianz nach Ursachen in verschiedene Streuungskomponenten zerlegen.

Die folgende Umformung zerlegt die Summe der Abweichungsquadrate (*SQ total = SQT*), aus der sich mittels Division durch den Freiheitsgrad die Varianz berechnen läßt, vgl. Abschn. 4.2.1.

Es soll $SQT = \sum_{i,j} (x_{ij} - \bar{\bar{x}})^2$ zerlegt werden.

Wir gehen wie folgt vor:

$$x_{ij} = \bar{\bar{x}} + \hat{\alpha}_i + \hat{e}_{ij}$$
$$x_{ij} = \bar{\bar{x}} + (\bar{x}_i - \bar{\bar{x}}) + (x_{ij} - \bar{x}_i)$$
$$x_{ij} - \bar{\bar{x}} = (\bar{x}_i - \bar{\bar{x}}) + (x_{ij} - \bar{x}_i)$$
$$[x_{ij} - \bar{\bar{x}}]^2 = [(\bar{x}_i - \bar{\bar{x}}) + (x_{ij} - \bar{x}_i)]^2$$
$$(x - \bar{\bar{x}})^2 = (\bar{x}_i - \bar{\bar{x}})^2 + (x_{ij} - \bar{x}_i)^2 + 2(\bar{x}_i - \bar{\bar{x}})(x_{ij} - \bar{x}_i)$$

$$\sum_{i,j} (x_{ij} - \bar{\bar{x}})^2 = \sum_{i,j} (\bar{x}_i - \bar{\bar{x}})^2 + \sum_{i,j} (x_{ij} - \bar{x}_i)^2 + \underbrace{\sum_{i,j} (\bar{x}_i - \bar{\bar{x}})(x_{ij} - \bar{x}_i)}_{=0}$$

Da die dritte Summe auf der rechten Seite null ist*, bleibt folgende Zerlegung der Summe der Abweichungsquadrate übrig:

$$\sum_{i,j} (x_{ij} - \bar{\bar{x}})^2 \quad = \quad \sum_{i,j} (\bar{x}_i - \bar{\bar{x}})^2 \quad + \quad \sum_{i,j} (x_{ij} - \bar{x}_i)^2$$

SQT repräsentiert die Gesamtvariabilität *(total)*	**SQZ** repräsentiert die Variabilität *zwischen* den Faktor-Stufen (feste Effekte)	**SQI** repräsentiert die Variabilität *innerhalb* der Faktorstufen (Restfehler)

Es gilt somit $SQT = SQZ + SQI$. Wir werden diese Eigenschaft der SQ in etwas abgewandelter Form, nämlich $SQI = SQT - SQZ$, in der Tafel der Varianzanalyse wiederfinden.

Mit *SQZ* und *SQI* haben wir also zwei Streuungskomponenten erhalten, die sich gut interpretieren lassen.

---

* Mit Bemerkung 2, Abschn. 4.1.1 sieht man, daß für festes i die Summe $\sum_j (x_{ij} - \bar{x}_i) = 0$ ist. Und daher:

$$\sum_{i,j} 2(\bar{x}_i - \bar{\bar{x}}) \cdot (x_{ij} - \bar{x}_i) = 2 \cdot \sum_i \left[(\bar{x}_i - \bar{\bar{x}}) \cdot \sum_j (x_{ij} - \bar{x}_i) \right] = 2 \cdot \sum_i \left[(\bar{x}_i - \bar{\bar{x}}) \cdot 0 \right] = 0.$$

SQZ ist die Summe der Quadrate der Abweichungen der Faktorstufenmittelwerte vom Gesamtmittelwert. Diese Abweichungen erklären sich aus den Effekten, die die verschiedenen Faktorstufen verursachen, daher spiegelt SQZ die Unterschiede zwischen den Faktorstufen wider.

SQI berücksichtigt jeweils nur die Abweichung jedes Meßwertes von seinem Stufenmittelwert, es geht also nur die Streuung innerhalb jeder Stufe ein. Daher spiegelt SQI den Versuchsfehler wider. Indem wir SQZ bzw. SQI durch die jeweiligen Freiheitsgrade FG teilen, kommen wir zur entsprechenden Varianz oder wie man auch sagt, zu den „Durchschnittsquadraten" bzw. *„Mittleren Quadratsummen" (MQ)*.

12.4 Durchführung der einfaktoriellen Varianzanalyse (Modell I)

Zunächst trägt man die experimentellen Daten entsprechend Tab. 12.2 ein und berechnet die Spaltensummen T_i. Im weiteren verfährt man wie folgt:

Fragestellung: Gibt es unter den Mittelwerten $\bar{x}_1, \bar{x}_2, \ldots, \bar{x}_k$ mindestens zwei, die voneinander signifikant verschieden sind?

Voraussetzungen: Die k Grundgesamtheiten seien normalverteilt mit homogenen Varianzen. Die entnommenen Stichproben seien unabhängig.

Rechenweg:
(1) Tafel der einfachen Varianzanalyse (feste Effekte)

Ursache	Streuung	FG	Quadratsumme SQ	mittlere Quadratsumme MQ	E(MQ)
Faktor A (Behandlung, Gruppe, Sorte, ...)	**zwischen** den Faktorstufen	$k-1$	$SQZ = \left(\sum_i \frac{T_i^2}{n_i}\right) - \left(\frac{T^2}{N}\right)$	$MQZ = \frac{SQZ}{k-1}$	$\sigma^2 + \frac{\sum n_i \alpha_i^2}{k-1}$
Versuchsfehler (Rest-Streuung)	**innerhalb** der Faktorstufen	$N-k$	$SQI = SQT - SQZ$	$MQI = \frac{SQI}{N-k}$	σ^2
Gesamt	**total**	$N-1$	$SQT = \left(\sum_{i,j} x_{ij}^2\right) - \left(\frac{T^2}{N}\right)$	$F_{Vers} = \frac{MQZ}{MQI}$	

Wobei k die Anzahl der Faktor-Stufen,
n_i die Anzahl Wiederholungen bei i-ter Stufe,

$$N = \sum_{i=1}^{k} n_i \quad \text{die Anzahl aller Meßwerte,}$$

x_{ij} der Meßwert der j-ten Wiederholung bei i-ter Stufe,

$$T_i = \sum_{j=1}^{n_i} x_{ij} \quad \text{die Summe der Meßwerte bei } i\text{-ter Stufe,}$$

$$T = \sum_{i=1}^{k} T_i \quad \text{die Summe } \textit{aller} \text{ Meßwerte,}$$

α_i der feste Effekt der i-ten Faktor-Stufe.

(2) Reihenfolge der Rechnung:
 – Freiheitsgrade FG,
 – Korrekturglied $\dfrac{T^2}{N}$, dann SQT und SQZ, daraus SQI,
 – MQZ und MQI,
 – falls $MQZ > MQI$ berechne F_{Vers}.

(3) Lies in der *F*-Tabelle (einseitig) den Wert $F_{Tab} = F_{N-k}^{k-1}(\alpha)$ ab,
 wobei α das Signifikanzniveau,
 $k-1$ die Freiheitsgrade (FG) „zwischen",
 $N-1$ die Freiheitsgrade (FG) „innerhalb".

(4) Vergleiche F_{Vers} und F_{Tab}:
$F_{Vers} \leq F_{Tab} \Rightarrow H_0(\mu_1 = \mu_2 = \ldots = \mu_k)$.
$F_{Vers} > F_{Tab} \Rightarrow H_1$(nicht alle Mittelwerte gleich).

Wenn $MQZ \leq MQI$, d.h. $F_{Vers} \leq 1$, dann wird H_0 beibehalten. Beachte auch Schlußsatz der folgenden Bemerkung 1.

Beispiel: Wir führen für die Meßwerte von Tabelle 12.3 eine Varianzanalyse durch:

$$T = 19.80, \ T^2 = 392.04, \ N = 10, \ \frac{T^2}{N} = 39.20,$$

$$\sum x_{ij}^2 = 40.86, \ SQT = 40.86 - 39.20 = 1.66, \ \sum \frac{T_i^2}{n_i} = 40.39,$$

$$SQZ = 40.39 - 39.20 = 1.19, \ SQI = 1.66 - 1.19 = 0.47.$$

$$MQZ = \frac{1.19}{2} = 0.60, \ MQI = \frac{0.47}{7} = 0.07.$$

Durchführung der einfaktoriellen Varianzanalyse (Modell I) 129

Ursache	Streuung	FG	SQ	MQ
Sorten	zwischen	2	1.19	0.60
Rest	innerhalb	7	0.47	0.07
Gesamt	total	9	1.66	

$$F_{Vers} = \frac{0.60}{0.07} = 8.57,$$

$$F_{Tab} = F_7^2(5\%) = 4.74.$$

$F_{Vers} > F_{Tab} \Rightarrow H_1$. Die drei Sorten weisen auf dem 5%-Niveau signifikante Unterschiede auf, d.h. die mittleren Erträge der betrachteten Sorten sind verschieden.

Wie das Beispiel zeigt, *vergleicht* eine Varianzanalyse (Modell I) zwar die *Streuungskomponenten MQZ* und *MQI*, es wird dann aber eine *Aussage* über die *Mittelwerte* μ_i getroffen.

Bemerkung 1: In die Tafel der Varianzanalyse haben wir die Erwartungswerte *E(MQ)* aufgenommen, das sind die Werte, die für *MQZ* bzw. *MQI* theoretisch, unter den Bedingungen des Modells, zu erwarten sind. Wenn alle festen Effekte $\alpha_i = 0$ sind, wenn also alle Stufenmittelwerte μ_i gleich sind (Nullhypothese H_0), dann wird sowohl für *MQI* als auch für *MQZ* jeweils der gleiche Wert σ^2 „erwartet", wie man leicht aus der Formel für $E(MQZ) = \sigma^2 + \frac{1}{k-1} \sum n_i \alpha_i^2$ sieht.

Mit dem *F*-Test, der auch Varianzquotienten-Test heißt, prüft man nun, ob die Varianzkomponenten *MQZ* und *MQI* signifikant verschieden sind. Falls der *F*-Test Unterschiede nachweist, so muß mindestens ein Mittelwert ungleich den übrigen sein.

Da in die Formel für $E(MQZ)$ die α_i als Quadrate eingehen, muß für $\alpha_i \neq 0$ (d.h. $\alpha_i^2 > 0$) der Erwartungswert $E(MQZ)$ immer größer als $E(MQI)$ werden. Aus diesem Grund schließt man bei *MQZ* < *MQI* (d.h. $F_{Vers} \leq 1$), daß alle $\sigma_i = 0$, d.h. auf die Nullhypothese.

Ein zu kleines *MQZ* gibt einen Hinweis auf Verletzungen der Voraussetzungen der Varianzanalyse.

Bemerkung 2: Bei der Planung eines Versuches sollte man darauf achten, für *jede* Faktorstufe Wiederholungen vorzusehen. Am besten ist es, auf jeder Stufe die *gleiche Anzahl Wiederholungen* zu haben, d.h. es sollte $n_1 = n_2 = \ldots = n_k$ sein. Eine solche Versuchsanordnung heißt *balanziert* und hat für die statistische Auswertung viele Vorteile. So wird der β-Fehler reduziert und manche Verfahren sind nur im balanzierten Fall anwendbar (z.B. der Tukey-Test). Ein Beispiel für einen unbalanzierten Versuch findet man in Tabelle 12.3.

§ 13 Zweifaktorielle Varianzanalyse (Modell I)

In diesem Paragraphen wollen wir Methoden der Varianzanalyse für den Fall zweier Faktoren einführen. Im Gegensatz zur einfaktoriellen werden bei der zweifaktoriellen Varianzanalyse zwei Faktoren variiert. Das wesentlich Neue ist, daß bei zwei oder mehr variierten Faktoren zu den festen Effekten noch Wechselwirkungen hinzukommen können, die ebenfalls in das Modell einbezogen werden.

13.1 Das zweifaktorielle Modell

Wir gehen wieder vom Modell I aus und setzen daher feste Effekte voraus. Wir wollen die beiden Faktoren, die variiert werden, mit A und B bezeichnen, Faktor A liege in k Faktorstufen und B liege in m Stufen vor.

Beispiel: In einem Experiment werden vier Getreidesorten mit drei verschiedenen Düngern behandelt. Faktor A ist die Düngung und liegt in $k = 3$ Faktorstufen (Behandlungsstufen) vor. Dieser Versuch mit den drei unterschiedlichen Düngungen wird an vier verschiedenen Sorten durchgeführt, Faktor B hat also $m = 4$ Stufen (die Sorten). Wir können entsprechend der einfachen Varianzanalyse die Gesamtvariabilität auch hier in Komponenten zerlegen und die Existenz von festen Effekten prüfen, diesmal allerdings können sowohl Effekte des Faktors A („Behandlungseffekte") als auch des Faktors B („Sorteneffekte") auftreten.

Wenn wir den festen Effekt der i-ten Faktorstufe von A mit α_i und den festen Effekt der j-ten Faktorstufe von B mit β_j bezeichnen, dann bekommt (Gl. 12.2) von Abschn. 12.2.2 im zweifaktoriellen Modell die Form

$$\boxed{x_{ijr} = \mu + \alpha_i + \beta_j + e_{ijr}} \qquad \text{(Gl. 13.1)}.$$

Dabei ist x_{ijr} der Meßwert der r-ten Wiederholung auf i-ter A-Faktorstufe und j-ter B-Faktorstufe, μ ist der wahre Gesamtmittelwert und e_{ijr} der Restfehler.

Beachte: Die Indizes i, j und r haben hier eine andere Bedeutung als bei der einfachen Varianzanalyse, r ist hier der Wiederholungsindex.

Um das Auftreten von Wechselwirkungen aufnehmen zu können, muß Gleichung 13.1 noch weiter ergänzt werden.

13.1.1 Wechselwirkungen zwischen den Faktoren

Bevor wir (Gl. 13.1) so verändern, daß auch mögliche Wechselwirkungen in der Rechnung berücksichtigt werden, soll an einem Beispiel erläutert werden, was unter Wechselwirkungen zwischen den Faktoren zu verstehen ist.

Beispiel: Wir untersuchten den Ertrag zweier Sorten A und B in drei Klimazonen (w = wenig, n = normal, v = viel Sonne). Bei Sorte A nahm der Ertrag im Experiment stets zu, je wärmer der Standort war. Man würde daher vermuten, daß $\alpha_w < \alpha_n < \alpha_v$. Dieser Vermutung widersprechen aber die experimentellen Daten für Sorte B, wo der Ertrag zwar von w nach n stieg, aber von n nach v wieder deutlich zurückging. Sorte B reagierte somit auf Klimaveränderung anders als Sorte A.

Die Klimaeffekte waren also nicht unabhängig von der untersuchten Sorte, d.h. es bestanden Wechselwirkungen zwischen dem Faktor „Sorte" und dem Faktor „Klima".

Unter Berücksichtigung von möglichen Wechselwirkungen muß man Gleichung 13.1 geeignet modifizieren und um einen weiteren Term $(\alpha\beta)_{ij}$ ergänzen, durch den die Wechselwirkung zwischen i-ter A-Faktor-Stufe und j-ter B-Faktor-Stufe in das Modell Eingang findet. Jeder Meßwert x_{ijr} setzt sich dann zusammen aus:

$$x_{ijr} = \mu + \alpha_i + \beta_j + (\alpha\beta)_{ij} + e_{ijr}$$ (Gl. 13.2).

Bemerkung: Sind alle $(\alpha\beta)_{ij} = 0$, so fällt dieser Term weg und man erhält wieder das Modell von (Gl. 13.1). Man beachte auch, daß die Bezeichnung $(\alpha\beta)_{ij}$ für die Wechselwirkungen *nichts* mit einer Multiplikation von α und β zu tun hat.

Im einfaktoriellen Modell berechnete sich der Stufenmittelwert μ_i der i-ten Stufe als Summe aus festem Effekt α_i und Gesamtmittel μ. Hier im zweifaktoriellen Fall ergibt sich der Stufenmittelwert μ_{ij} der i-ten A-Faktorstufe und j-ten B-Faktorstufe als Summe $\mu_{ij} = \mu + \alpha_i + \beta_j + (\alpha\beta)_{ij}$. Sind keinerlei Wechselwirkungen zwischen den Faktoren vorhanden, so ist $(\alpha\beta)_{ij} = 0$ für alle i und alle j. Abb. 13.1(a) zeigt solch einen Fall *ohne* Wechselwirkungen, hier gilt $(\alpha\beta)_{ij} = 0$ und deswegen: $\mu_{ij} = \mu + \alpha_i + \beta_j + (\alpha\beta)_{ij} = \mu + \alpha_i + \beta_j$. Daher ist unabhängig von der

Düngungsstufe i der Abstand $\mu_{i1} - \mu_{i2}$ der Ertragspunkte beider Sorten immer kontant, und zwar ist

$$\mu_{i1} - \mu_{i2} = (\mu + \alpha_i + \beta_1) - (\mu + \alpha_i + \beta_2) = \beta_1 - \beta_2 = 50.$$

In der graphischen Darstellung verlaufen daher beide Polygonzüge parallel im Abstand 50 voneinander.

Addiert man zu Sorte 2 jeweils 50 dazu, so erhält man den entsprechenden Wert von Sorte 1, daher spricht man auch von „*Additivität*", wenn keine Wechselwirkungen zwischen den Faktoren vorliegen. Liegen dagegen Wechselwirkungen vor, so ist $(\alpha\beta)_{ij} \neq 0$. Gehen wir in Abb. 13.1(b) von den gleichen festen Effekten wie in Abb. 13.1(a) für α_i und β_j aus, so setzt sich z. B. $\mu_{22} = 32$ wie folgt zusammen:

$$\mu_{22} = \mu + \alpha_2 + \beta_2 + (\alpha\beta)_{22} = 60 + 5 + (-25) + (\alpha\beta)_{22} = 40 + (\alpha\beta)_{22} = 32,$$

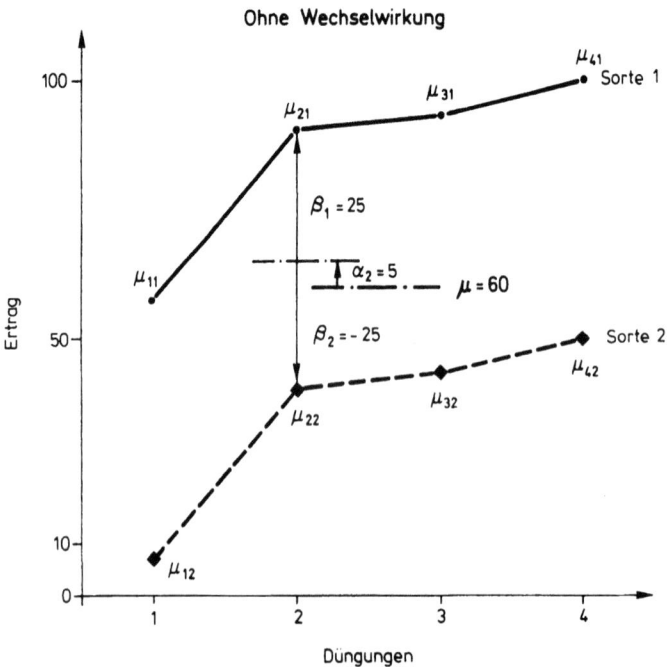

Abb. 13.1(a): Es bestehen keine Wechselwirkungen zwischen den Faktoren. Beide Sorten reagierten gleich auf Veränderungen der Düngung, so nimmt für beide Sorten bei Übergang von Düngerstufe $i=2$ auf $i=3$ der mittlere Ertrag μ_{ij} jeweils um 3 dt zu. Beide Kurven verlaufen parallel. Die eingezeichneten Punkte stellen jeweils den mittleren Ertrag μ_{ij} dar.

woraus $(\alpha\beta)_{22}= -8$ folgt. Für $\mu_{12}=7$, $\mu_{32}=75$ und $\mu_{42}=87$ gilt dann entsprechend $(\alpha\beta)_{12}=0$, $(\alpha\beta)_{32}=34$ und $(\alpha\beta)_{43}=37$. Für den Abstand gilt bei Wechselwirkungen $\mu_{i1}-\mu_{i2}=\beta_1-\beta_2+(\alpha\beta)_{i1}-(\alpha\beta)_{i2}$, bei verschiedenen Düngerstufen i erhält man unterschiedliche Abstände

$\mu_{11}-\mu_{12}=50$, $\mu_{21}-\mu_{22}=58$, $\mu_{31}-\mu_{32}=16$, $\mu_{41}-\mu_{42}=13$.

Die Existenz von Wechselwirkungen $(\alpha\beta)_{ij}\neq 0$ führt zu den unterschiedlich großen Abständen $\mu_{i1}-\mu_{i2}$ und bewirkt, daß die Polygonzüge in Abb. 13.1(b) nicht parallel verlaufen.

Die Gegenüberstellung der Abb. 13.1(a) und (b) zeigt, daß die graphische Darstellung der experimentellen Daten schon einen ersten Eindruck über die Existenz von Wechselwirkungen vermittelt: Laufen die eingezeichneten Kurven *annähernd parallel,* so liegen *keine Wechselwirkungen* zwischen den Faktoren vor.

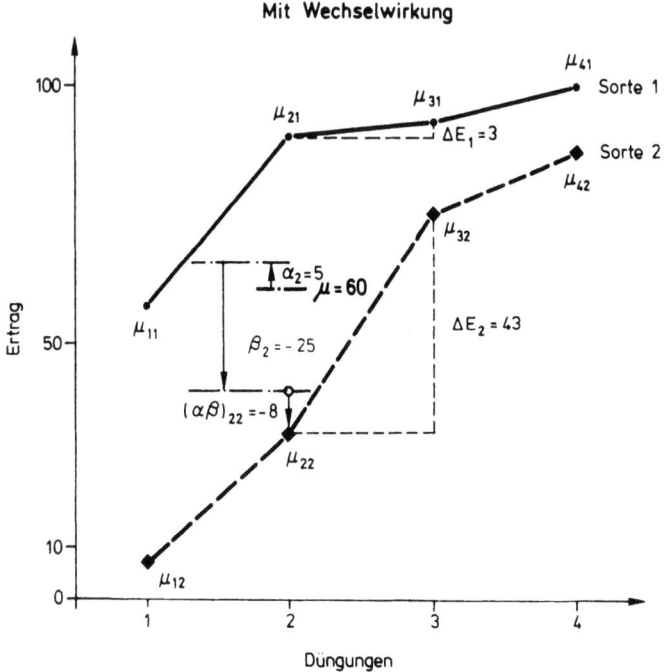

Abb. 13.1(b): Es bestehen Wechselwirkungen zwischen den Faktoren. Die beiden Sorten reagieren nicht gleich auf Veränderungen der Düngung. So führt z. B. der Übergang von Düngungsstufe $i=2$ auf $i=3$ bei Sorte 1 zu einem zusätzlichen Ertrag von nur $\Delta E_1=3$ dt, bei Sorte 2 aber zu $\Delta E_2=43$ dt. Die beiden Kurven verlaufen nicht parallel.

Neben dieser graphischen Methode läßt sich rechnerisch durch eine Varianzanalyse prüfen, ob signifikante Wechselwirkungen zwischen den Faktoren vorliegen. Dazu zerlegt man die Gesamtvariabilität in *vier* Varianzkomponenten. Neben dem Restfehler R und den durch die zwei Faktoren A und B verursachten Streuungsanteilen wird ein vierter Varianzanteil hinzugenommen, der auf Wechselwirkungen W beruht. Man erhält entsprechend der Gleichung $SQT = SQZ + SQI$ (vgl. Abschn. 12.3) hier die Gleichung

$$SQT = SQA + SQB + SQW + SQR.$$

Für die konkrete Berechnung gehen wir nun von den unbekannten wahren Werten des Modells zu den Schätzwerten der Stichprobe über: Die Gesamtstreuung

$$SQT = \Sigma(x_{ijr} - \bar{x})^2$$

wird zerlegt in die Summe

$$\underbrace{\Sigma(\bar{x}_{i\bullet\bullet} - \bar{x})^2}_{\boxed{SQA}} + \underbrace{\Sigma(\bar{x}_{\bullet j\bullet} - \bar{x})^2}_{\boxed{SQB}} + \underbrace{\Sigma[(\bar{x}_{ij\bullet} - \bar{x}_{i\bullet\bullet}) - (\bar{x}_{\bullet j\bullet} - \bar{x})]^2}_{\boxed{SQW}} + \underbrace{\Sigma(x_{ijr} - \bar{x}_{ij\bullet})^2}_{\boxed{SQR}}$$

Dabei bezeichnet

$\bar{x} = \dfrac{1}{k \cdot m \cdot n} \sum\limits_{i,j,r} x_{ijr}$ den Schätzwert des Gesamtmittelwertes μ,

$\bar{x}_{i\bullet\bullet} = \dfrac{1}{m \cdot n} \sum\limits_{j,r} x_{ijr}$ den Schätzwert des Mittelwertes μ_i der i-ten A-Faktorstufe über allen Wiederholungen aller B-Faktorstufen,

$\bar{x}_{\bullet j\bullet} = \dfrac{1}{k \cdot m} \sum\limits_{i,r} x_{ijr}$ den Schätzwert des Mittelwertes μ_j der j-ten B-Faktorstufe über allen Wiederholungen aller A-Faktorstufen,

$\bar{x}_{ij\bullet} = \dfrac{1}{n} \sum\limits_{r} x_{ijr}$ den Schätzwert des Stufenmittelwertes μ_{ij} der i-ten A-Faktorstufe und j-ten B-Faktorstufe,

n die Anzahl der Wiederholungen,

k (bzw. m)   die Anzahl der A- (bzw. B-) Faktorstufen.

Durch diese Zerlegung von *SQT* in *SQA*, *SQB*, *SQR* und *SQW* können wir jetzt mit Hilfe der jeweiligen Freiheitsgrade *FG* unsere Varianzkomponenten *MQA*, *MQB*, *MQW* und *MQR* berechnen, wobei *MQW* als der durch Wechselwirkungen verursachte Streuungsanteil interpretiert wird. Mit dem *F*-Test kann dann geprüft werden, ob sich die Existenz von Wechselwirkungen nachweisen läßt, $F_{Vers}(W)$ wird als Quotient aus *MQW* und *MQR* gebildet.

13.1.2 Voraussetzungen bei zweifaktorieller Varianzanalyse

Bei k verschiedenen *A*-Faktorstufen und m verschiedenen *B*-Faktorstufen liegen insgesamt $k \cdot m$ verschiedene *(i,j)*-Faktorstufen-Kombinationen vor. Zu jeder dieser $k \cdot m$ Kombinationen liegt im Experiment eine Stichprobe vom Umfang n vor.

Beispiel: Die Erträge von $k = 2$ Sorten (Faktor *A*) wurden in $m = 3$ Klimazonen (Faktor *B*) jeweils auf $n = 5$ Feldern (Wiederholungen) ermittelt. Es liegen also $k \cdot m = 2 \cdot 3 = 6$ Stichproben vor, jede Stichprobe besteht aus $n = 5$ Werten.

Im Gegensatz zur einfaktoriellen *ANOVA* gehen wir bei der zwei- oder mehrfaktoriellen Varianzanalyse stets davon aus, daß der Stichprobenumfang für alle Stichproben gleich ist (balanziert). Ein nicht balanzierter Versuchsaufbau erschwert bei mehrfaktorieller Varianzanalyse die Auswertung und läßt im allgemeinen Fall keine saubere Trennung der Effekte zu, die durch die einzelnen Faktoren bzw. Wechselwirkungen hervorgerufen werden. Aus diesem Grund verlangen wir als eine der Voraussetzungen, daß alle Stichproben gleichen Umfang haben.

Im einzelnen sollen die Meßdaten folgende Voraussetzungen erfüllen:
- die $k \cdot m$ Stichproben stammen aus $k \cdot m$ normalverteilten *Grundgesamtheiten* $N(\mu_{11}, \sigma^2_{11})$, $N(\mu_{12}, \sigma^2_{12})$, ..., $N(\mu_{km}, \sigma^2_{km})$.
- die $k \cdot m$ Varianzen σ^2_{ij} seien für alle Grundgesamtheiten gleich, man spricht dann von *homogenen Varianzen*. D.h. $\sigma^2_{11} = \sigma^2_{12} = \ldots = \sigma^2_{km} = \sigma^2$, dabei kann σ^2 unbekannt sein.
- die $k \cdot m$ Stichproben seien *unabhängig* mit gleichem Stichprobenumfang $n > 1$ *(balanziert)*.

Sind diese Voraussetzungen erfüllt, so können wir, wie schon erwähnt, *MQA*, *MQB*, *MQW* und *MQR* berechnen und mit dem *F*-Test *folgende Hypothesen* prüfen:

1. **Nullhypothese A**: die festen Effekte α_i des Faktors A sind alle gleich null.
   Alternativhypothese A: mindestens für ein i gilt $\alpha_i \neq 0$.

Dieses Hypothesenpaar gibt Auskunft darüber, ob es zwischen den Mittelwerten $\bar{x}_{1\bullet\bullet}, \bar{x}_{2\bullet\bullet}, \ldots, \bar{x}_{k\bullet\bullet}$ des Faktors A signifikante Mittelwertunterschiede gibt.

2. **Nullhypothese B**: die festen Effekte β_j des Faktors B sind alle gleich null.
   Alternativhypothese B: mindestens für ein j gilt $\beta_j \neq 0$.

Dieses Hypohesenpaar gibt darüber Auskunft, ob es zwischen den Mittelwerten $\bar{x}_{\bullet 1\bullet}, \bar{x}_{\bullet 2\bullet}, \ldots, \bar{x}_{\bullet m\bullet}$ des Faktors B signifikante Mittelwertunterschiede gibt.

3. **Nullhypothese W**: die Wechselwirkungen $(\alpha\beta)_{ij}$ zwischen den Faktoren A und B sind alle gleich null.
   Alternativhypothese W: mindestens für ein Paar (i, j) gilt, daß $(\alpha\beta)_{ij} \neq 0$.

Dieses Hypothesenpaar gibt Auskunft darüber, ob es signifikante Wechselwirkungen zwischen den Faktoren A und B gibt.

Nachdem wir Modell, Voraussetzungen und Fragestellung der zweifaktoriellen *ANOVA* dargestellt haben, wollen wir jetzt die Schritte zur rechnerischen Durchführung der Varianzanalyse beschreiben.

13.2 Durchführung der zweifaktoriellen *ANOVA* (mehrfache Besetzung, Modell I)

Wir beginnen damit, die im Experiment gewonnenen Meßwerte günstig in einer Tabelle anzuordnen, um dann schon einige für die Varianzanalyse wichtige Größen schnell berechnen zu können, vgl. Tabelle 13.1. Man nennt die Rechtecke in der Tabelle, in denen die Meßwerte einer Stichprobe eingetragen sind, „Zellen". Liegen *Wiederholungen* vor, d. h. $n > 1$, so spricht man von *mehrfacher Zellbesetzung*, ist n = 1, so liegt einfache Besetzung vor. Sind alle Stichprobenumfänge gleich (balanziert), so liegt gleiche Zellbesetzung vor.

Tabelle 13.1: Anordnung der Meßwerte bei zweifaktorieller Varianzanalyse.

		Wieder- holung	Stufen des Faktors B					
			$j=1$	$j=2$	$j=3$	...	$j=m$	
Stufen des Faktors A	$i=1$	$r=1$ $r=2$ $r=3$ $\vdots$ $r=n$	x_{111} x_{112} x_{113} $\vdots$ x_{11n}	x_{121} x_{122} x_{123} $\vdots$ x_{12n}	x_{131} x_{132} x_{133} $\vdots$ x_{13n}	· · · · ·	x_{1m1} x_{1m2} x_{1m3} $\vdots$ x_{1mn}	
		Σ	S_{11}	S_{12}	S_{13}	...	S_{1m}	Z_1
	$i=2$	$r=1$ $r=2$ $r=3$ $\vdots$ $r=n$	x_{211} x_{212} x_{213} $\vdots$ x_{21n}	x_{221} x_{222} x_{223} $\vdots$ x_{22n}	x_{231} x_{232} x_{233} $\vdots$ x_{23n}	· · · · ·	x_{2m1} x_{2m2} x_{2m3} $\vdots$ x_{2mn}	
		Σ	S_{21}	S_{22}	S_{23}	...	S_{2m}	Z_2
			· · ·		· · ·	· · ·		
	$i=k$	$r=1$ $\vdots$ $r=n$	x_{k11} $\vdots$ x_{k1n}	· · ·	· · ·	· · ·	x_{km1} $\vdots$ x_{kmn}	
		Σ	S_{k1}	S_{k2}	S_{k3}	...	S_{km}	Z_k
			T_1	T_2	T_3	...	T_m	T

Braucht für die Varianzanalyse nicht berechnet werden

$$\bar{x}_{i \bullet \bullet} = \frac{Z_i}{m \cdot n}$$

$$\bar{x}_{\bullet j \bullet} = \frac{T_j}{k \cdot n}$$

wobei x_{ijr} der Meßwert der r-ten Wiederholung, bei i-ter A- und j-ter B-Faktorstufe,

k (bzw. m) die Anzahl der A- (bzw. B-) Faktorstufen,

n die Anzahl Wiederholungen in jeder Zelle,

$S_{ij} = \sum\limits_{r=1}^{n} x_{ijr}$ die Summe aller Wiederholungen in einer Zelle,

$Z_i = \sum\limits_{j=1}^{m} S_{ij}$ die i-te Zeilensumme,

§ 13 Zweifaktorielle Varianzanalyse (Modell I)

$$T_j = \sum_{i=1}^{k} S_{ij} \quad \text{die } j\text{-te Spaltensumme,}$$

$$T = \sum_{j} T_j \quad \text{die Summe aller Meßwerte.}$$

Wir wollen jetzt eine zweifaktorielle Varianzanalyse bei mehrfacher Besetzung (balanziert) durchführen:

Fragestellung: Gibt es signifikante Wechselwirkungen zwischen den Faktoren A und B?
Gibt es unter den Mittelwerten $\bar{x}_{1\bullet\bullet}, \bar{x}_{2\bullet\bullet}, \ldots, \bar{x}_{k\bullet\bullet}$ der k Faktorstufen von A mindestens zwei, die voneinander signifikant verschieden sind?
Gibt es unter den Mittelwerten $\bar{x}_{\bullet 1\bullet}, \bar{x}_{\bullet 2\bullet}, \ldots, \bar{x}_{\bullet m\bullet}$ der m Faktorstufen von B mindestens zwei, die voneinander signifikant verschieden sind?

Voraussetzungen: Die Grundgesamtheiten seien normalverteilt mit homogenen Varianzen. Die entnommenen Stichproben seien unabhängig und von gleichem Umfang $n > 1$.

Rechenweg:
(1) Tafel der zweifachen Varianzanalyse (balanziert, Modell I)

Ursache	Streuung	FG	Quadratsumme SQ	mittlere Quadratsumme MQ
Faktor A	**zwischen A-Stufen**	$k-1$	$SQA = \left(\dfrac{\sum Z_i^2}{m \cdot n}\right) - \left(\dfrac{T^2}{N}\right)$	$MQA = \dfrac{SQA}{k-1}$
Faktor B	**zwischen B-Stufen**	$m-1$	$SQB = \left(\dfrac{\sum T_j^2}{k \cdot n}\right) - \left(\dfrac{T^2}{N}\right)$	$MQB = \dfrac{SQB}{m-1}$
Wechselwirkungen	**A × B**	$(m-1)\cdot(k-1)$	$SQW = SQT - SQA - SQB - SQR$	$MQW = \dfrac{SQB}{(m-1)\cdot(k-1)}$
Rest	**innerhalb** Zellen	$N-mk$	$SQR = \left(\sum_{i,j,r} x_{ijr}^2\right) - \left(\dfrac{1}{n} \cdot \sum_{i,j} S_{ij}^2\right)$	$MQR = \dfrac{SQR}{N-mk}$
Gesamt	**total**	$N-1$	$SQT = \left(\sum_{i,j,r} x_{ijr}^2\right) - \left(\dfrac{T^2}{N}\right)$	

Wobei k (bzw. m)   die Anzahl der Faktorstufen von A (bzw. B),
 x_{ijr} der Meßwert der r-ten Widerholung bei
   i-ter A- und j-ter B-Faktorstufe,

> n die Anzahl Wiederholungen in jeder Zelle,
> $N = m \cdot k \cdot n$ die Anzahl aller Meßwerte,
> S_{ij}, Z_i, T_j, T wie in Tabelle 13.1 berechnet werden.
>
> (2) Reihenfolge der Rechnung:
> - Freiheitsgrade FG, Korrekturglied $\dfrac{T^2}{N}$
> - SQT, SQA, SQB, SQR, daraus SQW
> - MQA, MQB, MQW, MQR
> - berechne $F_{Vers}(W) = \dfrac{MQW}{MQR}$, $F_{Vers}(A) = \dfrac{MQA}{MQR}$ und
>
> $F_{Vers}(B) = \dfrac{MQB}{MQR}$.
>
> Ist ein $F_{Vers} \leq 1$, so ist die zu diesem F_{Vers} zugehörige Nullhypothese beizubehalten. Beachte Schlußsatz von Bemerkung 1, Abschn. 12.4.
>
> (3) Lies in der **F-Tabelle (einseitig)** die Werte $F_{Tab}(W) = F_{N-mk}^{(m-1)\cdot(k-1)}(\alpha)$, $F_{Tab}(A) = F_{N-mk}^{k-1}(\alpha)$ und $F_{Tab}(B) = F_{N-mk}^{m-1}(\alpha)$ ab,
> wobei α das Signifikanzniveau,
> $(m-1)\cdot(k-1)$ der Freiheitsgrad (FG) der Wechselwirkungen,
> $k-1$ (bzw. $m-1$)   der Freiheitsgrad (FG) von Faktor A (bzw. B),
> $N-mk$ der Freiheitsgrad (FG) vom Rest.
>
> (4) Vergleiche F_{Vers} und F_{Tab}:
> a. Prüfung auf Wechselwirkungen:
> $F_{Vers}(W) \leq F_{Tab}(W) \Rightarrow H_0$ (keine Wechselwirkungen).
> $F_{Vers}(W) > F_{Tab}(W) \Rightarrow H_1$ (signifikante Wechselwirkungen).
> b. Prüfung auf Existenz fester Effekte des Faktors A:
> $F_{Vers}(A) \leq F_{Tab}(A) \Rightarrow H_0 \, (\mu_1 = \mu_2 = \ldots = \mu_k)$.
> $F_{Vers}(A) > F_{Tab}(A) \Rightarrow H_1$ (mindestens zwei A-Stufenmittelwerte sind verschieden).
> c. Prüfung auf Existenz fester Effekte des Faktors B:
> $F_{Vers}(B) \leq F_{Tab}(B) \Rightarrow H_0 \, (\mu_1 = \mu_2 = \ldots = \mu_m)$.
> $F_{Vers}(B) > F_{Tab}(B) \Rightarrow H_1$ (mindestens zwei B-Stufenmittelwerte sind verschieden).

Beispiel: Bei einem Gewächshausversuch über den Ertrag einer Weinsorte, die auf $k=2$ verschieden gedüngten Böden (I, II) gezogen wurde, und unter $m=3$ verschiedenen chemischen Behandlungen (a, b, c) stand, erhielt man folgende Ergebnisse:

		Wiederholungen	Stufen des Faktors B			
			$j=1$ (a)	$j=2$ (b)	$j=3$ (c)	
Faktors A	$i=1$ (Düngung I)	$r=1$ $r=2$ $r=3$	21.3 20.9 20.4	22.3 21.6 21.0	23.8 23.7 22.6	
		Σ	62.6	64.9	70.1	197.6
Stufen des	$i=2$ (Düngung II)	$r=1$ $r=2$ $r=3$	12.7 14.9 12.9	12.0 14.2 12.1	14.5 16.7 14.5	
		Σ	40.5	38.3	45.7	124.5
			103.1	103.2	115.8	322.1

Man berechnet die *MQ* wie in der Tafel
der Varianzanalyse angegeben und erhält:

Ursache	FG	SQ	MQ
Düngung	1	$SQA = 296.87$	$MQA = 296.87$
Behandlung	2	$SQB = 17.78$	$MQB = 8.89$
Wechselwirkung	2	$SQW = 1.69$	$MQW = 0.85$
Rest	12	$SQR = 11.41$	$MQR = 0.95$
Total	17	$SQT = 327.75$	

$F_{Vers}(W) = \dfrac{0.85}{0.95} < 1 \Rightarrow H_0$: es gibt keine signifikante Wechselwirkung.

$F_{Vers}(A) = \dfrac{296.87}{0.95} = 312.49, \quad F_{Tab}(A) = F^1_{12}(5\%) = 4.75,$

also ist $F_{Vers}(A) > F_{Tab}(A) \Rightarrow H_1$: es gibt Düngungseffekte.

$F_{Vers}(B) = \dfrac{8.89}{0.95} = 9.36, \quad F_{Tab}(B) = F^2_{12}(5\%) = 3.89,$

also ist $F_{Vers}(B) > F_{Tab}(B) \Rightarrow H_1$: es gibt Behandlungseffekte.

Man könnte jetzt noch die drei Stufenmittelwerte der chemischen Behandlungen $\bar{x}_a = 17.18$, $\bar{x}_b = 17.2$ und $\bar{x}_c = 19.3$ mittels mehrfacher Mittelwertvergleiche darauf testen, welche der drei Mittelwerte untereinander signifikant verschieden sind. Als mögliche Tests bieten sich der Scheffé- oder Tukey-Test an.

Bemerkung: Mit der eben dargestellten zweifachen Varianzanalyse können gleichzeitig zwei Faktoren A und B geprüft werden. Gegenüber der getrennten Auswertung der beiden Faktoren in zwei einfaktoriellen Varianzanalysen hat das zweifaktorielle Verfahren mehrere Vorteile, auf die in Abschn. 22.2.5 im Rahmen der Versuchsplanung eingegangen wird.

Im folgenden soll noch auf einen Spezialfall der zweifaktoriellen *ANOVA* eingegangen werden, den wir bisher ausgeschlossen hatten, den Fall einfacher Zellbesetzung.

13.3 Die zweifaktorielle *ANOVA* ohne Wiederholungen (Modell I)

Wurden bei einem Experiment *keine Wiederholungen* durchgeführt, so liegt *einfache Besetzung* vor. Hat man zwei Faktoren variiert, wobei zu jeder Kombination der Faktorstufen nur jeweils ein einziger Meßwert ermittelt wurde, so spricht man von „einfacher Besetzung" und kann eine zweifache Varianzanalyse mit einfacher Besetzung rechnen. Wir behandeln diesen Spezialfall gesondert, weil bei einfacher Besetzung die *Streuungszerlegung nur in drei Komponenten* möglich ist, wir erhalten $SQT = SQA + SQB + SQR$. D.h., es fehlt der Streuungsanteil der Wechselwirkungen. Eine solche Zerlegung ist nur dann erlaubt, wenn gesichert ist, daß keine Wechselwirkungseffekte vorhanden sind. Die Voraussetzungen von Abschn. 13.1.2 gelten entsprechend, wobei der Stichprobenumfang $n = 1$ gesetzt wird. Als *zusätzliche* Voraussetzung kommt allerdings hinzu, daß keine Wechselwirkungen vorliegen dürfen, d.h. es muß Additivität bestehen.

Während wir bei mehrfacher Zellbesetzung auch Wechselwirkungen testen konnten, können wir in der zweifaktoriellen *ANOVA* ohne Wiederholungen nur zwei (statt drei) Hypothesenpaare prüfen.

Wir geben zunächst die Form der Meßwert-Tafel an, wobei in jeder „Zelle" nur ein x_{ij} eingetragen ist („jede Zelle ist einfach besetzt"):

§13 Zweifaktorielle Varianzanalyse (Modell I)

Tabelle 13.2: Anordnung der Meßdaten bei zweifaktorieller Varianzanalyse ohne Wiederholung.

		Stufen des Faktors B						
		$j=1$	$j=2$	...	$j=m$	Z_i	$\bar{x}_{i\bullet}$	
Stufen des Faktors A	$i=1$	x_{11}	x_{12}	...	x_{1m}	Z_1	$\bar{x}_{1\bullet}$	Braucht für die *ANOVA* nicht berechnet werden.
	$i=2$	x_{21}	x_{22}	...	x_{2m}	Z_2	$\bar{x}_{2\bullet}$	
	.	.	.	.	.	.	.	
	.	.	.	.	.	.	.	
	.	.	.	.	.	.	.	
	$i=k$	x_{k1}	x_{k2}	...	x_{km}	Z_k	$\bar{x}_{k\bullet}$	
	T_j	T_1	T_2	...	T_m	T		
	$\bar{x}_{\bullet j}$	$\bar{x}_{\bullet 1}$	$\bar{x}_{\bullet 2}$	...	$\bar{x}_{\bullet m}$	$\bar{\bar{x}}$		
	Braucht für *ANOVA* nicht berechnet werden							

Wobei k die Anzahl der *A*-Faktorstufen,
m die Anzahl der *B*-Faktorstufen,
x_{ij} der Meßwert der i-ten *A*-Faktorstufe und j-ten *B*-Faktorstufe,

$T_j = \sum_{i=1}^{k} x_{ij}$ die j-te Spaltensumme,

$Z_i = \sum_{j=1}^{m} x_{ij}$ die i-te Zeilensumme,

$T = \sum_{j=1}^{m} T_j$

$\bar{x}_{i\bullet} = \dfrac{Z_i}{m}$ der Mittelwert der i-ten *A*-Stufe über alle *B*-Stufen,

$\bar{x}_{\bullet j} = \dfrac{T_j}{k}$ der Mittelwert der j-ten *B*-Stufe über alle *A*-Stufen.

Die zweifaktorielle *ANOVA* ohne Wiederholungen (Modell I)

Fragestellung: Gibt es unter den Mittelwerten $\bar{x}_{1\bullet}, \bar{x}_{2\bullet}, \ldots, \bar{x}_{k\bullet}$ der k Faktorstufen von A mindestens zwei, die voneinander signifikant verschieden sind? Gibt es unter den Mittelwerten $\bar{x}_{\bullet 1}, \bar{x}_{\bullet 2}, \ldots, \bar{x}_{\bullet m}$ der m Faktorstufen von B mindestens zwei, die voneinander signifikant verschieden sind?

Voraussetzungen: Die Grundgesamtheiten seien normalverteilt mit homogenen Varianzen. Alle Zellen seien einfach besetzt. Zwischen den Faktoren A und B gebe es keine Wechselwirkungen.

Rechenweg:
(1) Tafel der zweifaktoriellen Varianzanalyse (*ohne* Wiederholungen, Modell I)

Ursache	Streuung	FG	Quadratsummen SQ	mittlere Quadratsummen MQ
Faktor A	**zwischen A-Stufen**	$k-1$	$SQA = \left(\frac{1}{m}\sum_i Z_i^2\right) - \left(\frac{T^2}{km}\right)$	$MQA = \dfrac{SQA}{k-1}$
Faktor B	**zwischen B-Stufen**	$m-1$	$SQB = \left(\frac{1}{k}\sum_j T_j^2\right) - \left(\frac{T^2}{km}\right)$	$MQB = \dfrac{SQB}{m-1}$
Versuchsfehler	**Rest**	$(k-1)\cdot(m-1)$	$SQR = SQT - SQA - SQB$	$MQR = \dfrac{SQR}{(k-1)\cdot(m-1)}$
Gesamt	**total**	$km-1$	$SQT = \left(\sum_{i,j} x_{ij}^2\right) - \left(\frac{T^2}{km}\right)$	

Wobei
k (bzw. m) die Anzahl der Faktorstufen von A (bzw. B),
x_{ij} der Meßwert bei i-ter A-Faktorstufe und j-ter B-Faktorstufe,
Z_i, T_j, T wie in Tabelle 13.2 berechnet werden.

(2) Reihenfolge der Rechnung:
  – Freiheitsgrade *FG*
  – Korrekturglied $\dfrac{T^2}{k\cdot m}$, dann SQT, SQA, SQB, daraus SQR
  – MQA, MQB, MQR
  – berechne $F_{Vers}(A) = \dfrac{MQA}{MQR}$ und $F_{Vers}(B) = \dfrac{MQB}{MQR}$

Ist ein $F_{Vers} \leq 1$, so ist die zu diesem F_{Vers} zugehörige Nullhypothese beizubehalten. Beachte Schlußsatz von Bemerkung 1, Abschn. 12.4.

(3) Lies in der **F-Tabelle (einseitig)** die Werte
$F_{Tab}(A) = F_{(k-1)\cdot(m-1)}^{k-1}(\alpha)$ und $F_{Tab}(B) = F_{(k-1)\cdot(m-1)}^{m-1}(\alpha)$ ab,
wobei α das Signifikanzniveau.

(4) Vergleiche F_{Vers} und F_{Tab}:
  a. Prüfung auf Existenz fester Effekte des Faktors A:
  $F_{Vers}(A) \leq F_{Tab}(A) \Rightarrow H_0 \, (\mu_1 = \mu_2 = \ldots = \mu_k)$.
  $F_{Vers}(A) > F_{Tab}(A) \Rightarrow H_1$ (nicht alle Stufenmittelwerte von A sind gleich),
  d. h. es existieren feste Effekte von A.
  b. Prüfung auf Existenz fester Effekte des Faktors B:
  $F_{Vers}(B) \leq F_{Tab}(B) \Rightarrow H_0 \, (\mu_1, = \mu_2, = \ldots = \mu_m)$.
  $F_{Vers}(B) > F_{Tab}(B) \Rightarrow H_1$ (nicht alle Stufenmittelwerte von B sind gleich),
  d. h. es existieren feste Effekte von B.

Beachte: bei zweifacher Varianzanalyse mit einfacher Besetzung muß man das Fehlen von Wechselwirkungen voraussetzen.

Beispiel: Es wurden $m = 5$ verschiedene Böden auf das Auftreten von Nematodenzysten untersucht. Dabei wurde jeweils nach $k = 5$ verschiedenen Auswertungsmethoden (Faktor A) analysiert. Um neben dem Einfluß des Bodens auch Unterschiede in den Auswertungsverfahren zu erfassen, wurde eine zweifache Varianzanalyse durchgeführt.

		Faktor B (Boden)					
		$j=1$	$j=2$	$j=3$	$j=4$	$j=5$	Z_i
Faktor A	$i=1$	127	162	155	124	169	**737**
	$i=2$	166	156	140	95	147	**704**
	$i=3$	136	123	125	88	166	**638**
	$i=4$	182	136	115	97	157	**687**
	$i=5$	133	127	117	98	169	**644**
	T_j	**744**	**704**	**652**	**502**	**808**	**3410**

Für die Daten aus der vorhergehenden Wertetabelle wurde folgende Varianztafel berechnet:

Ursache	FG	SQ	MQ	F_{Vers}
Auswertung	4	$SQA = 1382.8$	$MQA = 345.7$	$F_{Vers}(A) = 1.26$
Boden	4	$SQB = 10700.8$	$MQB = 2675.2$	$F_{Vers}(B) = 9.77$
Rest	16	$SQR = 4378.4$	$MQR = 273.7$	
total	24	$SQT = 16462.0$		

Da hier $F_{Tab}(A) = F_{Tab}(B) = F_{16}^{4}(5\%) = 3.01$, so gilt

$F_{Vers}(A) \leq F_{Tab}(A) \Rightarrow H_0$: keine Unterschiede in den Auswertungsmethoden.

$F_{Vers}(B) > F_{Tab}(B) \Rightarrow H_1$: es sind Bodenunterschiede vorhanden.

§ 14 Prüfung der Voraussetzungen

Um die in den Paragraphen 12 und 13 eingeführten Verfahren der ein- bzw. zweifaktoriellen Varianzanalyse anwenden zu können, hatten wir als *Modellgleichung* unterstellt, daß sich jeder Meßwert aus einer Summe von Gesamtmittelwert, Haupt- und Wechselwirkungseffekten und Restfehler zusammensetzt, vgl. (Gl. 12.2) und (Gl. 13.2). Außerdem hatten wir drei weitere Voraussetzungen zur Stichprobenentnahme, zur Verteilung der Grundgesamtheiten und zu deren Varianzen gemacht, vgl. Abschn. 12.2.2 und 13.1.2.

Bevor man also eine Varianzanalyse rechnet, muß man sich vergewissern, daß keine der folgenden Bedingungen verletzt ist:

0. die Meßwerte sind sinnvoll als Summe entsprechend der Modellgleichung darstellbar (Lineares Modell).
1. die Stichprobenentnahme im Experiment ist unabhängig erfolgt.
2. die Grundgesamtheiten sind normalverteilt,
3. es sind homogene Varianzen gegeben.

In diesem Paragraphen soll auf die Problematik dieser Voraussetzungen eingegangen werden. Insbesondere auf die Prüfung der Varianzen-Homogenität wollen wir ausführlicher eingehen, indem dazu zwei Tests beschrieben werden.

0. Modellgleichung

Bei zwei oder mehr Faktoren stellt sich die Frage: Verhalten sich die verschiedenen Faktoreffekte additiv oder nicht? Bei Nicht-Additivität lassen sich zwar Wechselwirkungen in die Modellgleichung einfügen, vgl. Abschn. 13.1.1. Ob allerdings diese formal hinzugefügten Wechselwirkungsterme auch sachlich sinnvoll interpretierbar sind, kann nicht der Statistiker, sondern nur der Fachwissenschaftler beurteilen.

Beispielsweise ist es durchaus möglich, daß zwischen zwei Faktoren eine multiplikative Beziehung besteht. Die in einer zugehörigen Varianzanalyse auftretenden sogenannten „Wechselwirkungseffekte" sind dann in Wahrheit nur durch Anwendung der nicht adäquaten Modellgleichung „entstanden". Es ist daher bei Auswertung durch eine mehrfaktorielle *ANOVA* zu überdenken, ob sich die Gültigkeit der unterstellten Modellgleichung auch fachwissenschaftlich begründen läßt.

1. Unabhängigkeit

Wurde bei der Planung und Durchführung des Versuchs auf Zufallszuteilung (Randomisierung) geachtet, um systematische Fehler auszuschalten, dann kann man davon ausgehen, daß die Forderung nach Unabhängigkeit erfüllt ist, vgl. hierzu Abschn. 22.2.3.

2. Normalität

Zur Überprüfung, ob das empirisch gewonnene Datenmaterial der Forderung nach Normalverteilung genügt, seien vier Verfahren erwähnt, aber nicht ausgeführt:
– Mit Hilfe des „Wahrscheinlichkeitsnetzes" (vgl. Abschn. 7.2.2) läßt sich graphisch schnell entscheiden, inwieweit Meßdaten sich durch eine Normalverteilung darstellen lassen.
– Eine signifikante Abweichung von der Normalität kann auch über *Schiefe* und *Exzeß* geprüft werden.
– Mit dem schon eingeführten χ^2-Anpassungstest kann man die standardisierten Meßdaten $\left(\frac{x_i - \bar{x}}{s}\right)$ mit den Werten einer Standardnormalverteilung $N(0,1)$ vergleichen.
– Zur Überprüfung der Normalität ist der KOLMOGOROV-SMIRNOW-Test ein geeigneterer Anpassungstest.

3. Homogenität der Varianzen

Zur Varianzanalyse muß noch die vierte Voraussetzung erfüllt sein, daß die Varianzen der Grundgesamtheiten alle gleich sind. Oft wird diese Eigenschaft auch Homoskedastizität genannt. Zur Prüfung, ob die in Abschn. 12.2.2 (bzw. 13.1.2) erwähnten Varianzen σ_i^2 (bzw. σ_{ij}^2) homogen sind, geben wir zwei Methoden an, den weniger aufwendigen, aber konservativen Fmax-Test und den BARTLETT-Test, der sehr rechenaufwendig ist.

Wurde festgestellt, daß eine der beiden letztgenannten Voraussetzungen nicht erfüllt ist, so kann man versuchen, durch geeignete Transformation die Normalität (bzw. die Homoskedastizität) herbeizuführen, um doch noch eine Varianzanalyse rechnen zu können.

14.1 Zwei Tests auf Varianzhomogenität

Die beiden folgenden Tests lassen sich sowohl bei ein- wie bei mehrfaktorieller Varianzanalyse anwenden. Für die Darstellung ergeben sich daher Schwierigkeiten mit der Indizierung, denn in der *einfaktoriellen ANOVA* hatten wir unsere Einzelwerte mit x_{ij} bezeichnet und *den 2. Index j als Index der Wiederholungen* festgelegt (vgl. Abschn. 12.1). Bei *zweifaktorieller ANOVA* hatten wir drei Indizes, also Meßwerte x_{ijr} und der *3. Index bezeichnete die Wiederholung* (vgl. Abschn. 13.1). Für die Beschreibung unserer Tests werden wir vom einfaktoriellen Fall ausgehen, der aber leicht auf den mehrfaktoriellen Fall übertragbar ist, wie wir dann am Beispiel zeigen werden.

14.1.1 Der Fmax-Test

Fragestellung: Gibt es unter den Varianzen $s_1^2, s_2^2, \ldots, s_k^2$ der k Faktorstufen mindestens zwei, die voneinander signifikant verschieden sind?

Voraussetzung: Die Anzahl Wiederholungen bei jeder Faktorstufe sei gleich (balanciert) und es sei Normalverteilung gegeben.

Rechenweg:
(1) Berechne die k Stichproben-Varianzen s_i^2 der Faktorstufen $i = 1, 2, \ldots, k$ nach der Formel

$$s_i^2 = \frac{1}{n-1} \sum_{j=1}^{n} (x_{ij} - \bar{x}_i)^2 = \frac{1}{n-1} \cdot \left[\left(\sum_{j=1}^{n} x_{ij}^2 \right) - \left(\frac{T_i^2}{n} \right) \right],$$

wobei n die Anzahl Wiederholungen bei jeder Faktorstufe,

x_{ij} der Wert der j-ten Wiederholung bei i-ter Faktorstufe,

$T_i = \sum_{j=1}^{n} x_{ij}$ die i-ten Spaltensummen,

$\bar{x}_i = \frac{1}{n} T_i$ das arithmetische Mittel der i-ten Faktorstufe.

Suche unter den berechneten Varianzen den größten Wert s_{max}^2 und den kleinsten Wert s_{min}^2 und bestimme

$$Fmax_{Vers} = \frac{s_{max}^2}{s_{min}^2}.$$

(2) Lies in der **Fmax**-Tabelle den Wert $Fmax_{Tab} = Fmax_{n-1}^k(\alpha)$ ab,

> wobei α das Signifikanzniveau,
> k die Anzahl der Faktorstufen (bzw. Stichproben).
>
> (3) Vergleiche $Fmax_{Vers}$ und $Fmax_{Tab}$:
>
> $Fmax_{Vers} \leq Fmax_{Tab} \Rightarrow H_0$ ($\sigma_1^2 = \sigma_2^2 = \ldots = \sigma_k^2$).
> $Fmax_{Vers} > Fmax_{Tab} \Rightarrow H_1$ (nicht alle Varianzen sind gleich).

Beispiel 1: Die Ergebnisse eines einfaktoriellen Experiments sind in Tabelle 14.1 wiedergegeben.

Tabelle 14.1: Einfaktorieller Versuch (balanziert).

		\multicolumn{3}{c}{Faktorstufen}		
		$i=1$	$i=2$	$i=3$
Wiederholungen	$j=1$	24	15	15
	$j=2$	28	19	22
	$j=3$	23	17	18
	$j=4$	30	17	25
	$j=5$	21	11	11
	T_i	126	79	91

Wir berechnen:

$$\sum_{j=1}^{5} x_{ij}^2 = 24^2 + 28^2 + 23^2 + 30^2 + 21^2 = 3230,$$

$$s_1^2 = \frac{1}{4} \cdot \left[3230 - \frac{126^2}{5} \right] = \frac{54.8}{4} = 13.7, \; s_2^2 = 9.2 \text{ und } s_3^2 = 30.7,$$

also ist $s_{max}^2 = 30.7$ und $s_{min}^2 = 9.2$

und somit $Fmax_{Vers} = \dfrac{30.7}{9.2} = 3.34,$

$Fmax_{Tab} = Fmax_4^3(5\%) = 15.5.$

$Fmax_{Vers} < Fmax_{Tab} \Rightarrow H_0$ (homogene Varianzen).

Da H_0 nicht verworfen wurde, darf eine Varianzanalyse durchgeführt werden.

Beispiel 2: Im Unterschied zu Beispiel 1 sei hier ein zweifaktorieller Versuch gegeben. Zu vergleichen sind hier $k=6$ Stichproben vom Umfang $n=5$ mit den Varianzen $s_{11}^2, s_{12}^2, s_{13}^2, s_{21}^2, s_{22}^2, s_{23}^2$.

Tabelle 14.2: Zweifaktorieller Versuch (balanziert).

			Faktor B		
			$j=1$	$j=2$	$j=3$
Faktor A	$i=1$	$r=1$	2.4	2.2	8.1
		$r=2$	2.8	1.8	8.9
		$r=3$	2.1	2.5	11.5
		$r=4$	2.3	1.1	7.2
		$r=5$	3.0	1.5	9.0
		S_{1j}	12.6	9.1	44.7
	$i=2$	$r=1$	4.9	1.5	12.1
		$r=2$	4.0	1.9	13.3
		$r=3$	3.8	1.7	14.2
		$r=4$	5.4	1.7	12.4
		$r=5$	4.7	1.1	14.5
		S_{2j}	22.8	7.9	66.5

Wir erhalten: $s^2_{max} = s^2_{13} = 2.57$,
$s^2_{min} = s^2_{22} = 0.09$,

$Fmax_{Vers} = 28.6$,
$Fmax_{Tab} = Fmax^6_4(5\%) = 29.5$.

Auch hier darf eine Varianzanalyse gerechnet werden, weil

$Fmax_{Vers} < Fmax_{Tab} \Rightarrow H_0$ (homogene Varianzen).

14.1.2 Der Bartlett-Test

Fragestellung: Gibt es unter den Varianzen $s^2_1, s^2_2, \ldots, s^2_k$ der k Faktorstufen mindestens zwei die voneinander signifikant verschieden sind?

Voraussetzungen: Die Anzahl der Wiederholungen bei den Faktorstufen muß nicht gleich sein (unbalanziert). Die k Grundgesamtheiten seien normalverteilt.

Rechenweg:
(1) Tafel zum Bartlett-Test

Faktor-Stufen	SQ_i	FG_i	$s_i^2 = \dfrac{SQ_i}{FG_i}$	$\ln s_i^2$	$FG_i \cdot \left(\ln s_i^2\right)$
$i=1$	$\left(\sum\limits_{j=1}^{n_1} x_{1j}^2\right) - \dfrac{T_1^2}{n_1}$	n_1-1	s_1^2	$\ln s_1^2$	$(n_1-1)\cdot \ln s_1^2$
$i=2$	$\left(\sum\limits_{j=1}^{n_2} x_{2j}^2\right) - \dfrac{T_2^2}{n_2}$	n_2-1	s_2^2	$\ln s_2^2$	$(n_2-1)\cdot \ln s_2^2$
. . .	. . .	. . .	. . .	. . .	. . .
$i=k$	$\left(\sum\limits_{j=1}^{n_k} x_{kj}^2\right) - \dfrac{T_k^2}{n_k}$	n_k-1	s_k^2	$\ln s_k^2$	$(n_k-1)\cdot \ln s_k^2$
	$\sum\limits_{i=1}^{k}(n_i-1)\cdot s_i^2$	$N-k$			$L=\sum\limits_{i=1}^{k}(n_i-1)\ln s_i^2$

Wobei x_{ij} der Meßwert der j-ten Wiederholung der i-ten Faktorstufe,

n_i die Anzahl Wiederholungen der i-ten Faktorstufe,

$T_i = \sum\limits_{j=1}^{} x_{ij}$ die i-te Spaltensumme,

$SQ_i = \left(\sum\limits_{j=1}^{n_i} x_{ij}^2\right) - \left(\dfrac{T_i^2}{n_i}\right)$ die i-te Abweichungsquadratsumme,

$FG_i = n_i - 1$ der Freiheitsgrad der i-ten Varianz s_i^2,

$N = \Sigma n_i$ die Anzahl aller Meßwerte,

$\ln s_i^2$ der natürliche Logarithmus von s_i^2,

k die Anzahl der Faktorstufen.

(2) Reihenfolge der Rechnung:
- berechne $N-k$, die SQ_i und FG_i,
- berechne die $s_i^2 = \dfrac{SQ_i}{FG_i}$, und $\ln s_i^2$ und $(n_i-1)\cdot \ln s_i^2$,
- summiere alle SQ_i von Spalte 2, das ergibt $\Sigma(n_i-1)\cdot s_i^2$,
- berechne $s^2 = \dfrac{1}{N-k} \cdot \Sigma(n_i-1)\cdot s_i^2$ und $\ln s^2$,
- summiere über die 6. Spalte: $L = \Sigma(n_i-1)\cdot \ln s_i^2$.

(3) Berechne
$$C = 1 + \frac{1}{3\cdot(k-1)} \cdot \left[\left(\sum_{i=1}^{k} \frac{1}{n_i-1}\right) - \left(\frac{1}{N-k}\right)\right]$$

und
$$\chi^2_{Vers} = \frac{1}{C} \cdot [(N-k)\cdot \ln s^2 - L].$$

(4) Lies in der χ^2-**Tabelle** den Wert $\chi^2_{Tab}(k-1;\alpha)$ ab, wobei α das Signifikanzniveau.

(5) Vergleiche χ^2_{Vers} und χ^2_{Tab}:
$\chi^2_{Vers} \leq \chi^2_{Tab} \Rightarrow H_0\,(\sigma^2_1 = \ldots = \sigma^2_k)$.
$\chi^2_{Vers} > \chi^2_{Tab} \Rightarrow H_1$ (keine homogenen Varianzen).

Beispiel: In einem unbalanzierten Versuch mit 5 Stichproben mit den Umfängen $n_1 = 9$, $n_2 = 6$, $n_3 = 7$, $n_4 = 5$, $n_5 = 9$ erhielt man folgende Tafel zum Bartlett-Test:

	SQ_i	FG_i	s_i^2	$\ln s_i^2$	$FG_i \cdot \ln s_i^2$
$i=1$	65.8	8	8.2	2.1	16.8
$i=2$	25.1	5	5.0	1.6	8.0
$i=3$	51.3	6	8.6	2.2	13.2
$i=4$	19.4	4	4.9	1.6	6.4
$i=5$	50.4	8	6.3	1.8	14.4
	212.0	31			$L = 58.8$

$k = 5$,
$s^2 = \frac{212}{31} = 6.84$,
$\ln s^2 = 1.92$.

$\Sigma \frac{1}{(n_i-1)} = \frac{1}{8} + \frac{1}{5} + \frac{1}{6} + \frac{1}{4} + \frac{1}{8} = 0.87$, $\frac{1}{N-k} = \frac{1}{31} = 0.03$,

$C = 1 + \frac{1}{12} \cdot [0.87 - 0.03] = 1.07$, $\chi^2_{Vers} = \frac{1}{1.07} \cdot [31 \cdot 1.92 - 58.8] = 0.673$,

$\chi^2_{Tab}(4; 5\%) = 9.49$. Da $\chi^2_{Vers} < \chi^2_{Tab}$, wird die Nullhypothese nicht verworfen. Man darf also die Varianzanalyse durchführen.

Der Bartlett-Test läßt sich auch bei mehrfaktoriellen Versuchen anwenden; bei zwei Faktoren (A mit a Faktorstufen und B mit b Faktorstufen) sind $k = a \cdot b$ Varianzen σ^2_{ij} zu vergleichen, wie in Beispiel 2 zum F_{max}-Test.

Bemerkung: Im Gegensatz zum F_{max}-Test verlangt der Bartlett-Test keine Balanziertheit der Meßdaten, reagiert aber empfindlich, wenn die Voraussetzung normalverteilter Grundgesamtheiten verletzt ist.

§ 15 Multiple Mittelwertvergleiche

Hat die Varianzanalyse zur Verwerfung der Nullhypothese bzgl. eines Faktors geführt, so kann man davon ausgehen, daß mindestens zwei der k Stufenmittelwerte des betreffenden Faktors signifikant verschieden sind. Es stellt sich aber bei mehr als zwei Mittelwerten sofort das Problem, *wieviele* und *welche* der Mittelwerte untereinander differieren. Mit multiplen Mittelwertvergleichen prüft man je zwei oder mehr Mittelwerte bzw. Mittelwertsummen darauf, ob signifikante Unterschiede zwischen ihnen nachzuweisen sind. Dies tut man sinnvollerweise erst *nachdem* die Varianzanalyse die Annahme der Alternativhypothese H_1 ergab.

Bevor wir uns dem reichhaltigen Angebot verschiedener Verfahren des multiplen Mittelwertvergleichs zuwenden, muß zwischen zwei grundlegenden Testsituationen unterschieden werden, die uns zu den beiden Begriffen „a priori" und „a posteriori" führen.

A priori-Testverfahren verlangen, daß die gewünschten Mittelwertvergleiche *ohne Kenntnis der späteren Versuchsergebnisse schon vorab geplant wurden*. Dabei ist die zulässige Anzahl solcher geplanter Vergleiche begrenzt durch den Freiheitsgrad „zwischen" bzw. bei mehrfaktorieller *ANOVA* durch die Summe der Freiheitsgrade „zwischen".

Im einfaktoriellen Fall sind also bei k Faktorstufen *höchstens* $k-1$ a priori-Vergleiche erlaubt, die ohne Kenntnis der Daten, aus fachwissenschaftlichen Erwägungen heraus, auszusuchen sind.

Das Wesentliche bei den geplanten Mittelwertvergleichen ist, daß die Auswahl a priori (vorher) erfolgt, ohne die Versuchsergebnisse schon zu kennen. Würde man die interessierenden Vergleiche erst nach Ausführung des Experiments – in Kenntnis der Resultate – auswählen, dann würde man vermutlich zuallererst jene Mittelwerte auf signifikante Unterschiede prüfen wollen, bei denen die experimentell gewonnenen Daten verdächtig weit auseinander liegen. Für diese Testsituationen sind die a posteriori-Vergleiche geeignet.

A posteriori-Testverfahren *müssen vorher nicht geplant werden und dürfen in Kenntnis der experimentellen Daten angewandt werden,* wobei durchaus erlaubt ist, gezielt solche Mittelwerte zum Vergleich heranzuziehen, die im Versuch besonders große Unterschiede aufwiesen. Eine Begrenzung der Anzahl zulässiger Vergleiche ist hier nicht gegeben, es können alle Mittelwerte jeweils miteinander verglichen werden.

Beispiel: An folgender Gegenüberstellung zweier Versuche soll veranschaulicht werden, daß geplante und ungeplante Vergleiche völlig verschiedene statistische Methoden erfordern.

Versuch I: Wir gehen in zehn Schulklassen und greifen je zwei Schüler zufällig heraus und messen die Differenz ihrer Körpergrößen.

Versuch II: Wir gehen in dieselben zehn Schulklassen und greifen jeweils den größten und den kleinsten Schüler heraus und messen die Differenz ihrer Körpergrößen.

Es leuchtet sofort ein, daß die Ergebnisse von Versuch I und II völlig verschieden ausfallen werden, obwohl es dieselben Schulklassen sind. Versuch I ist ähnlich dem Vorgehen bei geplanten Vergleichen, man greift die Schüler unabhängig von ihrer Größe heraus. Entsprechend werden bei a priori-Vergleichen die zu vergleichenden Mittelwerte unabhängig vom späteren Ausgang des Experiments vorher festgelegt.

Versuch II greift dagegen aus jeder Klasse den größten und kleinsten Schüler heraus. Bei ungeplanten Vergleichen wird man zunächst auch bevorzugt die weitest auseinanderliegenden Mittelwerte herausgreifen.

So wie Versuch I und II verschiedene statistische Modelle erfordern, so müssen auch a priori- und a posteriori-Vergleiche unterschiedlich behandelt werden. Wir wollen daher erst das Vorgehen bei geplanten Mittelwertvergleichen darstellen und anschließend auf ungeplante Vergleiche eingehen.

15.1 Einige a priori-Testverfahren

In diesem Abschnitt sollen Verfahren zum multiplen Mittelwertvergleich vorgestellt werden, wobei jeweils vorausgesetzt wird, daß aufgrund fachlicher Kriterien schon vor Kenntnis der experimentellen Ergebnisse a priori festgelegt wurde, welche Mittelwertvergleiche von Interesse sind.

Da solche a priori-Verfahren gegenüber den a posteriori-Verfahren einige Vorteile* aufweisen, wäre es naheliegend, prinzipiell bei jedem Versuch einfach alle möglichen Mittelwertvergleiche zu planen und somit die Notwendigkeit von ungeplanten a posteriori-Verfahren zu umgehen. Dem steht jedoch leider entgegen, daß die größte zulässige Anzahl geplanter Mittelwertvergleiche begrenzt wird durch den Freiheitsgrad von *MQZ* aus der Varianzanalyse. Man darf also im einfaktoriellen Fall bei k Mittelwerten nur *höchstens* $k-1$ Vergleiche a priori planen, die zudem unabhängig sein müssen. Für den Vergleich von je-

---

* Beispielsweise sind a priori-Verfahren weniger konservativ, d.h. sie liefern bei gleichem α%-Niveau mehr Signifikanzen. Häufig sind a priori-Tests auch weniger rechenaufwendig.

weils zwei Mittelwerten heißt dies, daß jeder der k Stufenmittelwerte nur in genau einem Vergleich eingeplant werden darf. Damit reduziert sich die Anzahl zulässiger a priori-Vergleiche von je zwei Mittelwerten auf höchstens $0.5 \cdot k$.

Beispiel: Bei $k=4$ Mittelwerten wären 6 Vergleiche von je zwei Mittelwerten möglich, man darf aber a priori nur $0.5 \cdot k = 2$ Vergleiche planen.

Mit dieser Einschränkung, daß wir nur zulässige Vergleiche geplant haben, können wir je zwei Mittelwerte mit einem der folgenden Verfahren vergleichen:
– mit dem für die Varianzanalyse modifizierten t-Test
– mit dem *LSD*-Test, der die Grenzdifferenzen verwendet
– mit der Zerlegung von *SQZ*.

15.1.1 Der t-Test (nach Varianzanalyse)

Fragestellung: Sind die beiden Stichprobenmittelwerte $\bar{x}$ und $\bar{y}$ signifikant verschieden?

Voraussetzung: $\bar{x}$ und $\bar{y}$ sind zwei von k Stufenmittelwerten eines Faktors, dessen Einfluß in der Varianzanalyse abgesichert wurde. Der Vergleich von $\bar{x}$ und $\bar{y}$ ist einer von höchstens $0.5 \cdot k$ a priori Vergleichen, wobei jeder Stufenmittelwert höchstens in einem Vergleich eingeplant ist.

Rechenweg:
(1) Berechne:
$$t_{Vers} = \frac{|\bar{x}-\bar{y}|}{\sqrt{MQI}} \cdot \sqrt{\frac{n_x \cdot n_y}{n_x + n_y}} \qquad \text{(Gl. 15.1a)}$$

bzw. im balancierten Fall, d.h. für $n_x = n_y = n$:

$$t_{Vers} = \frac{|\bar{x}-\bar{y}|}{\sqrt{MQI}} \cdot \sqrt{\frac{n}{2}} \qquad \text{(Gl. 15.1b),}$$

wobei n_x (bzw. n_y) der zugehörige Stichprobenumfang zu $\bar{x}$ (bzw. $\bar{y}$),
MQI aus der Varianzanalyse entnommen (im zweifaktoriellen Fall mit MQR bezeichnet).

(2) Lies in der t-Tabelle den Wert $t_{Tab}(FG; \alpha)$ ab,
wobei α das Signifikanzniveau,
FG der Freiheitsgrad von MQI (bzw. MQR).

(3) Vergleiche t_{Vers} und t_{Tab}:
$$t_{Vers} \leq t_{Tab} \Rightarrow H_0 (\mu_x = \mu_y).$$
$$t_{Vers} > t_{Tab} \Rightarrow H_1 (\mu_x \neq \mu_y).$$

Beispiel (nach Sokal/Rohlf): Der Einfluß verschiedener Zuckerbeigaben auf das Wachstum von Erbsen in Gewebekulturen wurde untersucht. Die $k=5$ Behandlungen waren je eine 2%-Beigabe von Glukose, Fruktose, Sacharose, eine Mischung aus 1% Glukose und 1% Fruktose und schließlich die Kontrolle (keine Zuckerbeigabe). Da 5 Faktorstufen vorlagen, waren a priori nur 2 Mittelwertvergleiche zulässig. Bei der Planung des Versuches hatte man dementsprechend festgelegt, $\bar{x}_K$ gegen $\bar{x}_G$ und $\bar{x}_F$ gegen $\bar{x}_S$ zu testen.

Tabelle 15.1: Längenmessungen bei Erbsen nach unterschiedlicher Zuckerbeigabe.

Zucker-Stufe	Kontrolle	Glukose	Fruktose	Sacharose	Mischung
Stufenmittelwert	$\bar{x}_K = 70.1$	$\bar{x}_G = 59.3$	$\bar{x}_F = 58.2$	$\bar{x}_S = 64.1$	$\bar{x}_M = 58.0$
Stichprobenumfang	$n=10$	$n=10$	$n=10$	$n=10$	$n=10$

Die Varianzanalyse ergab signifikante Mittelwert-Unterschiede, es war $MQI = 5.46$ mit zugehörigem $FG = 45$. Wir berechnen für den Vergleich von $\bar{x}_K$ und $\bar{x}_G$:

$$t_{Vers} = \frac{|\bar{x}_K - \bar{x}_G|}{\sqrt{MQI}} \cdot \sqrt{\frac{n}{2}} = \frac{10.8}{2.34} \cdot 2.24 = 10.3.$$

Entsprechend wird für den anderen Vergleich t_{Vers} berechnet und dann mit $t_{Tab}(45; 5\%) = 2.0$ verglichen, man erhält:

$t_{Vers} = 10.3 > t_{Tab} = 2.0 \Rightarrow H_1 (\mu_K \neq \mu_G);$
$t_{Vers} = 5.7 > t_{Tab} = 2.0 \Rightarrow H_1 (\mu_F \neq \mu_S);$

15.1.2 Der Grenzdifferenzen-Test (*LSD*-Test)

Den Grenzdifferenzen-Test, der auch *LSD*-Test genannt wird, erhält man durch Umformung aus dem t-Test, indem t_{Vers} in (Gl. 15.1a) bzw. (Gl. 15.1b) durch $t_{Tab}(FG; \alpha)$ ersetzt wird und dann die beiden Wurzelausdrücke auf die linke Seite der Gleichung gebracht werden. Der so entstandene Wert heißt *Grenzdifferenz GD*. Auch mit dem *GD*-Test dürfen bei k Stufenmittelwerten eines Faktors nur $k-1$ unabhängige Vergleiche vorgenommen werden, die zudem alle a priori geplant gewesen sein müssen.

Fragestellung: Sind die Mittelwerte $\bar{x}$ und $\bar{y}$ zweier Stichproben X und Y signifikant verschieden?

Voraussetzungen: $\bar{x}$ und $\bar{y}$ sind zwei von k Stufenmittelwerten eines Faktors, dessen Einfluß in der Varianzanalyse abgesichert wurde. Der Vergleich von $\bar{x}$ und $\bar{y}$ ist einer von höchstens $0.5 \cdot k$ a priori Vergleichen, wobei jeder Stufenmittelwert höchstens in einem Vergleich eingeplant ist.

Rechenweg:
(1) Berechne:

$$GD = t_{Tab} \cdot \sqrt{\frac{MQI \cdot (n_x + n_x)}{n_x \cdot n_y}}$$

bzw. im balanzierten Fall; d.h. für $n_x = n_y = n$:

$$GD = t_{Tab} \cdot \sqrt{\frac{2MQI}{n}},$$

wobei $t_{Tab} = t(FG; \alpha)$ aus der **t-Tabelle** abzulesen,
α das Signifikanzniveau,
MQI aus der Varianzanalyse entnommen (im zweifaktoriellen Fall mit MQR bezeichnet),
FG der Freiheitsgrad von MQI (bzw. MQR),
n_x (bzw. n_y) der Stichprobenumfang von X (bzw. Y).

(2) Vergleiche $|\bar{x}-\bar{y}|$ mit GD:

$|\bar{x}-\bar{y}| \leq GD \Rightarrow H_0 \, (\mu_x = \mu_y).$
$|\bar{x}-\bar{y}| > GD \Rightarrow H_1 \, (\mu_x \neq \mu_y).$

Beispiel: Wir wollen die gleichen Mittelwerte wie im letzten Beispiel statt mit dem t-Test hier mit dem *GD*-Test vergleichen, dazu berechnen wir
$GD \, (\alpha = 5\%)$

$$GD = t_{Tab} \cdot \sqrt{\frac{2MQI}{n}} = 2.0 \cdot \sqrt{\frac{2 \cdot 5.46}{10}} = 2.09$$

und vergleichen GD mit den Absolutbeträgen der Differenzen:

$|\bar{x}_K - \bar{x}_G| = 10.8 > 2.09 \Rightarrow H_1 (\mu_K \neq \mu_G);$
$|\bar{x}_F - \bar{x}_S| = 5.9 > 2.09 \Rightarrow H_1 (\mu_F \neq \mu_S);$

Wie beim t-Test erhalten wir als Testergebnis signifikante Mittelwertunterschiede.

Bemerkung: Der hier behandelte *GD-Test (LSD) für a priori-Vergleiche* entspricht dem weiter unten in Abschn. 15.2.3 eingeführten *GV-Test (LSR) für a posteriori-Vergleiche,* der *GV*-Test ist ebenso einfach zu handhaben und erlaubt den ungeplanten Vergleich aller Mittelwerte.

15.1.3 Multipler Vergleich durch Zerlegung von *SQZ*

Das folgende Verfahren ist beim Vergleich *zweier* Mittelwerte dem t-Test äquivalent, man kann aber darüber hinaus auch *Gruppen von Mittelwerten* miteinander vergleichen, z. B. die Gruppe der Mittelwerte aller Behandlungen mit dem Mittelwert der Kontrolle. Statt vier unerlaubter *GD*-Tests erledigen wir diesen Vergleich dann mit einem einzigen Test und haben dabei nur einen Freiheitsgrad „verbraucht", dürfen also noch $k-2$ unabhängige a priori-Vergleiche durchführen. Eine weitere Möglichkeit der *SQZ*-Zerlegung ist es, mehr als zwei Mittelwerte (bzw. Mittelwertgruppen) gleichzeitig zu vergleichen, z. B. läßt sich so durch einen einzigen Test klären, ob $H_0(\mu_G = \mu_F = \mu_S)$ beizubehalten oder zu verwerfen ist.

Beispiel: Bei dem Versuch mit den fünf Zuckerbeigaben sei man an den folgenden drei Fragestellungen interessiert:

1. Gibt es Unterschiede zwischen *Kontrolle* und *Behandlung?*
2. Gibt es Unterschiede zwischen *Mischung* und *reiner Zuckerbeigabe?*
3. Gibt es Unterschiede *zwischen den drei reinen Zuckerbeigaben?*

Mit Hilfe der „Zerlegung der *SQZ*" lassen sich alle drei Fragen durch geplante Vergleiche testen, ohne daß die zulässige Anzahl a prioriTests überschritten wird. Das folgende Schema zeigt unser Vorgehen:

§15 Multiple Mittelwertvergleiche

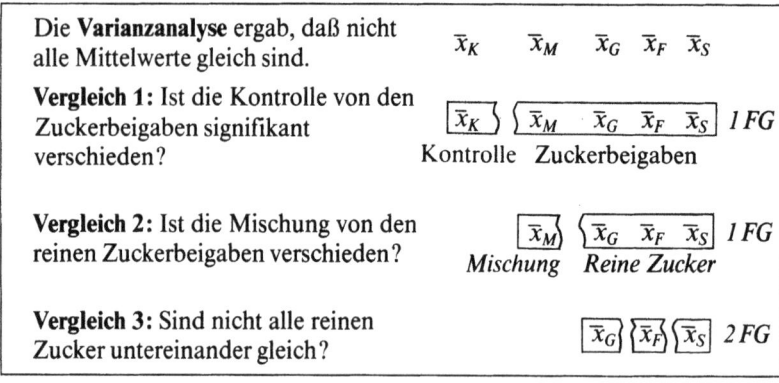

Schema 15.1: Die Vergleiche zu den obigen drei Fragestellungen mit Angabe der jeweils „verbrauchten" Freiheitsgrade.

Rechts im Schema steht die Zahl „verbrauchter" Freiheitsgrade, die sich aus der Anzahl der „Bruchstellen" ergibt. Insgesamt haben wir $1+1+2=4$ Freiheitsgrade verbraucht, damit ist die zulässige Zahl a priori-Vergleiche ausgeschöpft.

Die Methode des Mittelwertvergleichs durch Zerlegung von SQZ beruht darauf, daß alle Mittelwerte einer Gruppe von Mittelwerten zu einem Gesamtmittelwert zusammengefaßt werden und mit dem Gesamtmittelwert einer anderen Gruppe (bzw. mehrerer anderer Gruppen) verglichen werden. Im *Vergleich 1* bilden wir z. B. aus der Gruppe der Mittelwerte $\{\bar{x}_G, \bar{x}_F, \bar{x}_S, \bar{x}_M\}$ das gewogene arithmetische Mittel $\bar{x}_B$, das ist unser Gesamtmittelwert der Gruppe „**Behandlung**". Die zweite Gruppe von Mittelwerten im Vergleich 1 besteht nur aus einem Mittelwert, es ist daher $\bar{x}_K = \bar{x}_K$. Wir testen also $m=2$ Gruppenmittelwerte, nämlich $\bar{x}_B$ und $\bar{x}_K$ auf signifikante Unterschiede.

Bemerkung: Bevor wir den Rechenweg zur Zerlegung von SQZ angeben, soll noch die folgende Bezeichnungsweise am Beispiel veranschaulicht werden. Ein geplanter Mittelwertvergleich soll 14 Mittelwerte betreffen. Diese 14 Stichprobenmittelwerte seien nach fachwissenschaftlichen Gesichtspunkten in $m = 4$ Mittelwert*gruppen* $M_1 = \{\bar{x}_1, \bar{x}_2, ..., \bar{x}_6\}$, $M_2 = \{\bar{x}_7, \bar{x}_8\}$, $M_3 = \{\bar{x}_9\}$, $M_4 = \{\bar{x}_{10}, \bar{x}_{11}, \bar{x}_{12}, \bar{x}_{13}, \bar{x}_{14}\}$ eingeteilt. Die Mittelwertgruppe M_j umfaßt a_j Mittelwerte. Für $j=4$ ist also $a_4=5$, da M_4 fünf Mittelwerte umfaßt. Für $j=3$ ist dagegen $a_3=1$, weil M_3 nur einen Mittelwert umfaßt. Um die Formel für den Gruppenmittelwert $\bar{x}_j$ (gewogenes arithmetisches Mittel) der j-ten Gruppe M_j angeben zu können, haben wir den 1. Mittelwert der j-ten Gruppe zu $\bar{x}_{j1}$, den 2. Mittelwert zu $\bar{x}_{j2}$ usw. umindiziert. Sei $M_j = M_2 = \{3.8, 5.1\}$ dann wird jetzt wegen $j=2$ der erste Mittelwert mit $\bar{x}_{j1} = \bar{x}_{21} = 3.8$ und der zweite mit $\bar{x}_{j2} = \bar{x}_{22} = 5.1$ bezeichnet.

Fragestellung: Gibt es unter den Gesamtmittelwerten $\bar{\bar{x}}_1, \bar{\bar{x}}_2, \ldots, \bar{\bar{x}}_m$ der m Mittelwertgruppen M_j mindestens zwei Gesamtmittelwerte, die voneinander signifikant verschieden sind?

Voraussetzungen: Die Varianzanalyse ergab eine Verwerfung der Nullhypothese. Der Vergleich ist a priori geplant und „zulässig", siehe dazu weiter unten.

Rechenweg:
(1) Bilde den Gesamtmittelwert jeder Gruppe:
Seien $\bar{x}_{j1}, \bar{x}_{j2}, \ldots, \bar{x}_{ja_j}$ die Mittelwerte der j-ten Gruppe, der Gruppenmittelwert $\bar{\bar{x}}_j$ ist dann

$$\bar{\bar{x}}_j = \frac{1}{n_j}(n_{j1}\bar{x}_{j1} + n_{j2}\bar{x}_{j2} + \ldots + n_{ja_j}\bar{x}_{ja_j}),$$

wobei $n_{j1}, n_{j2}, \ldots, n_{ja_j}$ die Stichprobenumfänge sind, aus denen $\bar{x}_{j1}, \bar{x}_{j2}, \ldots, \bar{x}_{ja_j}$ gebildet werden,

$n_j = n_{j1} + n_{j2} + \ldots n_{ja_j}$ die Summe der Stichprobenumfänge der j-ten Gruppe,

a_j die Anzahl Mittelwerte der j-ten Gruppe.

Ist $a_j = 1$, d.h. die j-te „Gruppe" von Mittelwerten hat nur ein Gruppenelement, so ist $\bar{\bar{x}}_j = \bar{x}_{j1}$.

(2) Berechne $SQ_{Vergl} = SQ_V$ und MQ_V:

$$SQ_V = \Sigma n_j \bar{\bar{x}}_j^2 - \frac{(\Sigma n_j \bar{\bar{x}}_j)^2}{\Sigma n_j}, \text{ (summiert über } j \text{ von 1 bis } m).$$

$$MQ_V = \frac{SQ_V}{FG_V}, \quad FG_V = m - 1.$$

Da $FG_V = m - 1$ ist, hat der Vergleich $m - 1$ Freiheitsgrade „verbraucht", wobei m die Anzahl der Gruppen ist.

(3) Durchführung des F-Test:

$$F_{Vers} = \frac{MQ_V}{MQI}, \quad F_{Tab} = F_{N-k}^{m-1}(\alpha).$$

wobei MQI aus der Varianzanalyse,
$N-k$ der Freiheitsgrad von MQI,
F_{Tab} aus der **F-Tabelle (einseitig)** abzulesen.

(4) Vergleiche F_{Vers} und F_{Tab}: $F_{Vers} \leq F_{Tab} \Rightarrow H_0 (\mu_1 = \mu_2 = \ldots = \mu_m)$.
                                      $F_{Vers} > F_{Tab} \Rightarrow H_1$ (nicht alle μ_j gleich).

Bemerkung: Zulässig sind Vergleiche, wenn
(a) bei geeigneter Anordnung der Vergleiche keine Gruppe von Mittelwerten, die einmal aufgespalten wurde, in einem folgenden Vergleich wieder zusammengefügt wird (Unabhängigkeit), siehe dazu auch Schema 15.1.
(b) die Summe der „verbrauchten" Freiheitsgrade aller geplanten Vergleiche nicht größer als der Freiheitsgrad von SQZ in der *ANOVA* ist.

Beispiel: Für die Mittelwerte $\bar{x}_K = 70.1$, $\bar{x}_G = 59.3$, $\bar{x}_F = 58.2$, $\bar{x}_S = 64.1$ und $\bar{x}_M = 58.0$, vgl. Tabelle 15.1, führen wir die drei Mittelwertvergleiche von Schema 15.1 durch:

Vergleich 1: Kontrolle $\{\bar{x}_K\}$ gegen Zuckerbeigabe $\{\bar{x}_G, \bar{x}_F, \bar{x}_S, \bar{x}_M\}$.
Vergleich 2: Mischung $\{\bar{x}_M\}$ gegen reine Zucker $\{\bar{x}_G, \bar{x}_F, \bar{x}_S\}$.
Vergleich 3: Sind $\{\bar{x}_G\}$, $\{\bar{x}_F\}$, $\{\bar{x}_S\}$ alle drei gleich oder nicht?
Die Zulässigkeitsbedingungen für diese a priori-Vergleiche sind erfüllt. Der *ANOVA* entnehmen wir $MQI = 5.46$ und $FG = N - k = 45$.

Zu Vergleich 1: (Kontrolle μ_K versus Behandlung μ_B):

$m = 2$, $FG_{V1} = m - 1 = 1$, $n_{ji} = 10$ für alle i und j.
Für $j = 1$ ist $\bar{\bar{x}}_j = \bar{\bar{x}}_1 = \bar{x}_K = 70.1$, da $a_1 = 1$. Und es gilt $n_j = n_1 = 10$.
Für $j = 2$ ist $a_2 = 4$, $n_j = n_2 = 10 + 10 + 10 + 10 = 40$,

$$\bar{\bar{x}}_j = \bar{\bar{x}}_2 = \frac{1}{40} \cdot (593 + 582 + 580 + 641) = 59.9$$

$\Sigma n_j \bar{\bar{x}}_j^2 = 10 \cdot (70.1)^2 + 40 \cdot (59.9)^2 = 192\,660.50$,

$$\frac{(\Sigma n_j \bar{\bar{x}}_j)^2}{\Sigma n_j} = \frac{(10 \cdot 70.1 + 40 \cdot 59.9)^2}{50} = 191\,828.18,$$

somit ist $SQ_{V1} = 192\,660.50 - 191\,828.18 = 832.32$, $MQ_{V1} = \dfrac{SQ_{V1}}{FG_{V1}} = 832.32$,

$F_{Vers} = \dfrac{832.32}{5.46} = 152.44$, $F_{Tab} = F_{45}^1 (5\%) = 4.05 \Rightarrow H_1(\mu_K \neq \mu_B)$.

Zu Vergleich 2: (Mischung μ_M versus „Rein" μ_R):
Hier ist $m = 2$, $FG_{V2} = 1$, $SQ_{V2} = 48.13$, $MQ_{V2} = 48.13$,
$F_{Vers} = 8.82 > 4.05 = F_{Tab} \Rightarrow H_1(\mu_M \neq \mu_R)$.

Zu Vergleich 3: (Glukose vs. Fruktose vs. Sacharose):
Hier ist $m = 3$, $FG_{V3} = 2$, $SQ_{V3} = 196.87$, $MQ_{V3} = 98.435$,
$F_{Vers} = 18.03 > 3.20 = F_{Tab} = F_{45}^2 (5\%) \Rightarrow H_1$ (nicht alle gleich).

Die Eleganz dieses Verfahrens liegt darin, daß es als Fortsetzung der Varianzanalyse betrachtet werden kann, weil hier einfach eine weitere Zerlegung von *SQZ* vorgenommen wird. Plant man die Vergleiche so, daß sie „zulässig" sind und alle Freiheitsgrade von *MQZ* ausschöpfen, so addieren sich die *SQ*'s der einzelnen Vergleiche zu *SQZ*. In unserem Beispiel gilt $SQZ = SQ_{V1} + SQ_{V2} + SQ_{V3}$. Man kann daher die Tafel der Varianzanalyse wie folgt schreiben:

Ursache	FG	SQ	MQ	F_{Vers}
Zwischen den Behandlungen	4	$SQZ = 1077.32$	269.33	49.33
Kontrolle vs. Beh. *(V1)*	1	$SQ_{V1} = 832.32$	832.32	152.44
Mischung vs. Rein. *(V2)*	1	$SQ_{V2} = 48.13$	48.13	8.82
Fr. vs. Gl. vs. Sa. *(V3)*	2	$SQ_{V3} = 196.87$	98.44	18.03
Innerhalb der Behandlungen	45	$SQI = 245.50$	5.46	
Total	49	$SQT = 1322.82$		

Man rechnet nach:

$SQZ = 1077.32 = 832.32 + 48.13 + 196.87 = SQ_{V1} + SQ_{V2} + SQ_{V3}$.

Damit wollen wir die a priori-Tests abschließen, wobei noch eine Bemerkung anzufügen wäre:

Bemerkung: In der Praxis wird oft gegen die Forderung „höchstens $k-1$ unabhängige Vergleiche zu planen" verstoßen. Das bewirkt, daß die Sicherheitswahrscheinlichkeit α überschritten wird, ohne daß die Größe des α-Risikos bekannt ist.

15.2. Einige a posteriori-Testverfahren

Will man aufgrund der Daten eines Experiments bei der statistischen Auswertung andere als die vorher geplanten Mittelwertvergleiche (oder zusätzliche) durchführen, so muß man dazu sogenannte a posteriori-Verfahren heranziehen. Bis heute konkurrieren noch viele verschiedene Tests zur Lösung der Probleme ungeplanter Mittelwertvergleiche miteinander. Oft sind die angebotenen Entscheidungsstrategien sehr ähnlich. Welche sich letztlich als besonders geeignet herausstellen werden, ist noch nicht vorauszusagen.

Das liegt daran, daß beim ungeplanten multiplen Testen gleich mehrere Probleme auftreten, die es zu lösen gilt:

(a) Es muß ein Modell gefunden werden, das die Testsituation adäquat beschreibt. Für dieses Modell muß eine geeignete Prüfverteilung zu berechnen sein.
(b) Das Signifikanzniveau muß so bestimmt werden, daß bezogen auf alle durchgeführten Vergleiche *gemeinsam,* die Irrtumswahrscheinlichkeit den angegebenen Wert α möglichst nicht übersteigt.
(c) Es sollen gewisse Widersprüchlichkeiten, die beim multiplen

Testen auftreten können, nach Möglichkeit ausgeschlossen werden. Beispielsweise sollen nicht gleichzeitig die widersprüchlichen Hypothesen $H_0(\mu_1=\mu_2=\mu_3)$ und $H_1(\mu_1 \neq \mu_2)$ in derselben multiplen Test-Prozedur angenommen werden.

Wir werden hier nur eine grobe Vorstellung von einigen bisher gefundenen Lösungsvorschlägen für die Probleme multipler Tests vermitteln. Die in Punkt (a) dargestellte Problematik versucht man mit Hilfe des „Variationsbreite-Modells" zu lösen. Zur Erfüllung der in (b) und (c) formulierten Forderungen wurden mehrere Konzepte entwickelt. Die weiter unten beschriebenen Tests von TUKEY und SCHEFFÉ erreichen die Gültigkeit von (b) und (c) durch konservative Testkonstruktionen. Für eine Modifikation des weniger konservativen NEWMAN-KEULS-Tests (NK-Test) wurde durch ein „Abschlußprinzip" erreicht, daß die Forderungen in (b) und (c) erfüllt sind. Wir werden hier allerdings den nicht modifizierten NK-Test in der ursprünglichen Form darstellen und zur Vermeidung des in (c) beschriebenen Widerspruchs eine „Abbruchvorschrift" angeben. Während bei Scheffé, Tukey und dem LSR-Test das tatsächliche Signifikanzniveau α' oft erheblich kleiner als das angegebene Signifikanzniveau α ist, muß beim NK-Test zum Teil mit einer Überschreitung des angegebenen Signifikanzniveaus gerechnet werden.

Das „Variationsbreite-Modell": Zieht man aus einer Gesamtheit eine Stichprobe X vom Umfang p, dann ist die Differenz $V = x_{max} - x_{min}$ bekanntlich die Variationsbreite V der Stichprobe, die auch Spannweite heißt. Unter gewissen Annahmen suchen wir nun einen Wert z. B. $Q(\alpha=5\%)$ so, daß mit $1-\alpha=95\%$ Wahrscheinlichkeit die Variationsbreite V der Stichprobe X kleiner als $Q(5\%)$ ausfallen wird. Besteht nun unsere Stichprobe X aus lauter Mittelwerten $\bar{x}_1, \ldots, \bar{x}_p$, dann können wir entsprechend fragen, wie weit dürfen größter und kleinster Mittelwert dieser p Mittelwerte auseinanderliegen? Ist die Variationsbreite unserer Stichprobe $\{\bar{x}_1, \bar{x}_2, \ldots, \bar{x}_p\}$ größer als $Q(5\%)$, so werden wir die Nullhypothese, daß alle Stichprobenmittelwerte $\bar{x}_i$ aus derselben Grundgesamtheit sind, verwerfen. D. h. nicht alle Mittelwerte sind gleich, insbesondere sind der größte und der kleinste Mittelwert signifikant verschieden. Aus dieser vereinfachten Modellbeschreibung wird schon klar, daß unser $Q(\alpha)$ nicht nur von α abhängt, sondern auch von der Anzahl p der Mittelwerte. Darüber hinaus ist zu beachten, aus wieviel Einzelwerten unsere Mittelwerte $\bar{x}_i$ berechnet wurden. Unter der Annahme der standardisierten Normalverteilung erfüllen die „*studentisierten Variationsbreiten*" $q_\alpha(p; FG)$ genau die Anforderungen, die wir an $Q(\alpha)$ stellten. Wir werden später sehen, daß neben der schon bekannten F-Verteilung besonders die q_α-Verteilung zur Konstruktion multipler Mittelwertvergleiche verwendet werden wird.

15.2.1 Die Schwäche des ungeplanten multiplen t-Tests

Das naheliegendste und über Jahre hinweg auch a posteriori, also ungeplant, am meisten verbreitete Verfahren war der t-Test. Liegen z. B. die Mittelwerte $\bar{x}_1, \bar{x}_2, \bar{x}_3$ und $\bar{x}_4$ vor, so könnte man mit dem in Abschn. 15.1.1 eingeführten t-Test je zwei Mittelwerte auf Ungleichheit prüfen. Es könnten $\bar{x}_1$ und $\bar{x}_2$, $\bar{x}_1$ und $\bar{x}_3$, $\bar{x}_1$ und $\bar{x}_4$, $\bar{x}_2$ und $\bar{x}_3$, $\bar{x}_2$ und $\bar{x}_4$, und $\bar{x}_3$ und $\bar{x}_4$ geprüft werden. Großer Nachteil des ungeplanten multiplen t-Tests ist jedoch, daß die Anzahl „beteiligter" Mittelwerte im Test nicht berücksichtigt wird. Unter „beteiligten" Mittelwerten sind neben den zwei zu prüfenden Mittelwerten auch alle größenmäßig dazwischen liegenden Mittelwerte gemeint: Es seien etwa $\bar{x}_1 = 5.0, \bar{x}_2 = 4.7, \bar{x}_3 = 5.4$ und $\bar{x}_4 = 4.8$, dann wären im Vergleich von $\bar{x}_1$ und $\bar{x}_2$, $p = 3$ Mittelwerte beteiligt, denn zwischen $\bar{x}_2 = 4.7$ und $\bar{x}_1 = 5.0$ liegt noch der vierte Mittelwert $\bar{x}_4 = 4,8$. Die Anzahl aller bei einem bestimmten Vergleich beteiligten (partizipierenden) Mittelwerte soll mit p bezeichnet werden.

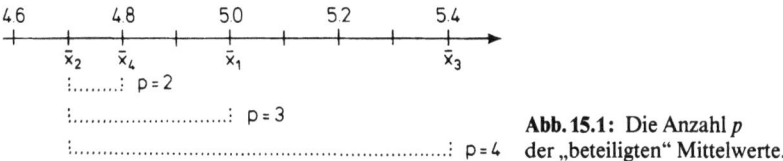

Abb. 15.1: Die Anzahl p der „beteiligten" Mittelwerte.

Geht man vom „Variationsbreite-Modell" aus, in welchem die Anzahl p der beteiligten Mittelwerte berücksichtigt wird, so kann man zeigen, daß beim *ungeplanten* multiplen t-Test der α-Fehler mit steigendem p wesentlich zunimmt.

Tabelle 15.2: Für wachsendes p wird die Irrtumswahrscheinlichkeit α des ungeplanten multiplen t-Tests immer größer, obwohl man stets den Tabellenwert t_{Tab} von $\alpha = 5\%$ verwendet. Gleiches gilt für a posteriori-Tests mit Grenzdifferenzen.

Anzahl beteiligter Mittelwerte p	2	3	4	5	6
Irrtumswahrscheinlichkeit α	5.0%	12.2%	20.3%	28.6%	36.6%

Man sieht aus Tabelle 15.2, daß der multiple t-Test für mehr als zwei beteiligte Mittelwerte ungeeignet ist. Entsprechendes gilt für den GD-Test.

Seit man die Schwächen des multiplen t-Tests erkannt hatte, wurden viele a posteriori-Verfahren entwickelt, von denen wir im folgenden vier Tests besprechen.

15.2.2 Der Newman-Keuls-Test (NK-Test)

Fragestellung: Welche der k Stichprobenmittelwerte $\bar{x}_1, \bar{x}_2, ..., \bar{x}_k$ unterscheiden sich signifikant?

Voraussetzung: Die Varianzanalyse ergab eine Verwerfung der Nullhypothese. Die Vergleiche sind ungeplant. Es werden jeweils zwei Mittelwerte verglichen.

Rechenweg:
(1) Tafel zum NK-Test

p	$q_\alpha(p; FG)$	R_p
2	$q_\alpha(2; FG)$	R_2
3	$q_\alpha(3; FG)$	R_3
.	.	.
.	.	.
.	.	.
k	$q_\alpha(k; FG)$	R_k

wobei
k die Anzahl aller Mittelwerte,
p die Anzahl beteiligter Mittelwerte,
MQI aus der Varianzanalyse entnommen,
α das Signifikanzniveau,
$q_\alpha(p;FG)$ der Tabelle **„studentisierte Variationsbreiten"** zu entnehmen,

mit $R_p = q_\alpha(p; FG) \cdot \sqrt{...}$

und $\sqrt{...} = \begin{cases} \sqrt{\dfrac{MQI}{n}} & \text{im balanzierten Fall mit } n \text{ Wdh. je Faktorstufe.} \\ \sqrt{\dfrac{MQI \cdot (n_i + n_j)}{2 \cdot n_i \cdot n_j}} & \text{im unbalanzierten Fall, Vergleich von } \bar{x}_i \text{ und } \bar{x}_j, \text{ wobei } n_i (\text{bzw. } n_j) \text{ die Anzahl Wdh. der } i\text{-ten (bzw. } j\text{-ten) Faktorstufe.} \end{cases}$

(2) Reihenfolge der Rechnung:
   – Lies aus der Tafel der Varianzanalyse MQI und FG „innerhalb" ab
   – Lies die q_α-Werte aus der Tabelle ab
   – berechne $\sqrt{...}$ und $Rp = q_\alpha \cdot \sqrt{...}$.

(3) Ordne die Mittelwerte der Größe nach an und berechne die Differenzen. Die Mittelwerte seien hier schon der Größe nach indiziert d.h. $\bar{x}_1 \geq \bar{x}_2 \geq ... \geq \bar{x}_k$. *Beachte:* dies ist in der Praxis meistens *nicht* der Fall.

	$\bar{x}_1$	$\bar{x}_2$	$\bar{x}_3$	$\bar{x}_4$	...	$\bar{x}_k$
$\bar{x}_1$		$\boxed{\bar{x}_1-\bar{x}_2}$	$\boxed{\bar{x}_1-\bar{x}_3}$	$\langle\bar{x}_1-\bar{x}_4\rangle$	...	$\bar{x}_1-\bar{x}_k$
$\bar{x}_2$			$\boxed{\bar{x}_2-\bar{x}_3}$	$(\bar{x}_2-\bar{x}_4)$	...	$\bar{x}_2-\bar{x}_k$
$\bar{x}_3$				$\boxed{\bar{x}_3-\bar{x}_4}$	...	$\bar{x}_3-\bar{x}_k$
.					...	.
.					..	.
.					.	.
$\bar{x}_{k-1}$						$\boxed{\bar{x}_{k-1}-\bar{x}_k}$
$\bar{x}_k$						

Da die Mittelwerte in dieser Differenzentafel der Größe nach geordnet wurden, sind alle Differenzen positiv.
Die Anzahl p (beteiligte Mittelwerte) ist:
auf der 1. Nebendiagonale $\boxed{\bar{x}_i-\bar{x}_j}$ jeweils $p=2$,
auf der 2. Nebendiagonale $(\bar{x}_i-\bar{x}_j)$ jeweils $p=3$,
auf der 3. Nebendiagonale $\langle\bar{x}_i-\bar{x}_j\rangle$ jeweils $p=4$, usw.

(4) Vergleiche die Beträge $|\bar{x}_i-\bar{x}_j|$ mit den zugehörigen R_p:

$$|\bar{x}_i-\bar{x}_j| \leq R_p \Rightarrow H_0(\mu_i=\mu_j).$$
$$|\bar{x}_i-\bar{x}_j| > R_p \Rightarrow H_1(\mu_i\neq\mu_j).$$

Bemerkung 1: Im unbalanzierten Fall sind die R_p nicht nur von p, sondern auch von n_i und n_j abhängig.

Bemerkung 2: Der *NK*-Test wird in der Literatur auch als *SNK*-Test (Student-Newman-Keuls-Test) bezeichnet.

Beispiel: Ein Experiment mit anschließender Varianzanalyse hat zur Verwerfung der Nullhypothese geführt. Folgende Mittelwerte lagen vor: $\bar{x}_1=6.0, \bar{x}_2=1.3, \bar{x}_3=2.4$ und $\bar{x}_4=5.4$.

Die Anzahl der Wiederholungen war für alle Stufen $n=5$, also balanziert. Aus der Varianzanalyse entnehmen wir $MQI=0.6$ und $FG=16$.

p	$q_\alpha(p; FG)$	R_p
2	3.00	1.04
3	3.65	1.26
4	4.05	1.40

Es ist $\alpha=5\%$

$$\sqrt{\frac{MQI}{n}} = \sqrt{\frac{0.6}{5}} = 0.346,$$

z. B. $R_3 = q_\alpha(3;16) \cdot \sqrt{\frac{MQI}{n}} =$
$3.65 \cdot 0.346 = 1.26.$

Die $\bar{x}_i$ müssen nun der Größe nach geordnet werden, dann berechnet man folgende Differenzen:

	$\bar{x}_1 = 6.0$	$\bar{x}_4 = 5.4$	$\bar{x}_3 = 2.4$	$\bar{x}_2 = 1.3$	
$\bar{x}_1 = 6.0$		0.6	3.6	4.7	$p = 4$
$\bar{x}_4 = 5.4$			3.0	4.1	$p = 3$
$\bar{x}_3 = 2.4$				1.1	$p = 2$
$\bar{x}_2 = 1.3$					

Zwischen $\bar{x}_1$ und $\bar{x}_2$ liegen noch zwei Mittelwerte, also insgesamt $p = 4$ „beteiligte" Mittelwerte.

$|\bar{x}_1 - \bar{x}_4| = 0.6 < 1.04 = R_2 \Rightarrow H_0 (\mu_1 = \mu_4)$.

Für alle anderen Vergleiche ist $|\bar{x}_i - \bar{x}_j| > R_p$, die Nullhypothesen sind jeweils zu verwerfen, es bestehen Mittelwertunterschiede.

Um Widersprüche, wie sie in (c) von Abschn. 15.2 erwähnt wurden, zu verhindern, formulieren wir für den Newman-Keuls-Test folgende Abbruchvorschrift.

Abbruchvorschrift: Hat man keine signifikanten Unterschiede zwischen zwei Mittelwerten $\bar{x}_r$ und $\bar{x}_s$ nachweisen können, so gelten alle p beteiligten Mittelwerte als nicht verschieden, d.h. man darf dann keine Mittelwerte mehr auf Signifikanz prüfen, die zwischen $\bar{x}_r$ und $\bar{x}_s$ liegen.

Beispiel: Die Varianzanalyse ergab für $k = 5$ Mittelwerte eine Verwerfung der Nullhypothese. Es sollen nun ungeplant drei dieser Mittelwerte geprüft werden und zwar $\bar{x}_r = 3.0$, $\bar{x}_t = 6.2$ und $\bar{x}_s = 6.5$. Dabei war $MQI = 4$, $n = 4$, $FG = 16$, für den Vergleich von $\bar{x}_r$ und $\bar{x}_s$ ist $p = 3$, weil $\bar{x}_t$ dazwischen liegt, somit ist $R_p = R_3 = 3.65$.

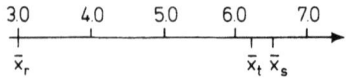

Also $|\bar{x}_r - \bar{x}_s| = |3.0 - 6.5| = 3.5 \leq 3.65 = R_3 \Rightarrow H_0 (\mu_r = \mu_s)$. Würde man jetzt – *was die Abbruchvorschrift verbietet* – den dritten beteiligten Mittelwert $\bar{x}_t$, der zwischen $\bar{x}_r$ und $\bar{x}_s$ liegt, mit $\bar{x}_r$ vergleichen, so würde der *NK*-Test zu $H_1 (\mu_r \neq \mu_t)$ führen, denn $|\bar{x}_r - \bar{x}_t| = |3.0 - 6.2| = 3.2 > 3.0 = R_2$.

Ohne Abbruchvorschrift hätte man also das widersprüchliche Resultat, daß die weiter auseinanderliegenden Mittelwerte $\bar{x}_r$ und $\bar{x}_s$ *keine* signifikanten Unterschiede aufweisen, während die näher beieinanderliegenden Werte $\bar{x}_r$ und $\bar{x}_t$ signifikant verschieden wären.

Diese zunächst überraschende Situation entsteht dadurch, daß wir zwar vom Modell her testen, ob die Gruppe der beteiligten Mittelwerte als homogen, d. h. als gleich angesehen werden muß, in der Formulierung unserer Hypothesen aber nur noch die beiden äußeren Mittelwerte erwähnt werden. Eine genauere Formulierung der Nullhypothese für unseren Fall müßte lauten: $H_0(\mu_r = \mu_t = \mu_s)$, dann würde niemand mehr auf Unterschiede zwischen μ_r und μ_t testen, da die Annahme unserer Nullhypothese diese Unterschiede schon verneint.

15.2.3 Der Grenzvariationsbreiten-Test (*LSR*-Test)

Beim *NK*-Test hatten wir bei jedem Mittelwertvergleich entsprechend der Anzahl *p* beteiligter Mittelwerte jeweils unser $q_\alpha(p; FG)$ verwendet. Dagegen benutzt der *GV*-Test unabhängig von *p* stets $q_\alpha(k; FG)$ zur Berechnung der Teststatistik. Dabei ist *k* die Anzahl *aller* Mittelwerte, natürlich stets größer oder gleich *p*. Im weiteren verläuft der *GV*-Test ganz analog zum *NK*-Test, wobei *nicht mehrere R_p, sondern nur ein $R_k = GV$* für alle Vergleiche gemeinsam zu bestimmen ist. Der *GV*-Test wird dadurch zwar konservativer, d. h. bei gleichem α liefert er weniger Signifikanzen als der *NK*-Test, in der Durchführung ist der Grenzvariationsbreiten-Test aber einfacher, weil keine Abbruchvorschrift und nur ein einziges *GV* zu berechnen ist.

Fragestellung: Welche der *k* Stichprobenmittelwerte $\bar{x}_1, \bar{x}_2, \ldots, \bar{x}_k$ unterscheiden sich signifikant?

Voraussetzung: Die Varianzanalyse ergab eine Verwerfung der Nullhypothese. Die Vergleiche sind ungeplant. Es werden jeweils zwei Mittelwerte verglichen.

Rechenweg:
(1) Berechne

$$GV = q_\alpha(k; FG) \cdot \sqrt{\frac{MQI \cdot (n_i + n_j)}{2 \cdot n_i \cdot n_j}}$$

bzw. im balancierten Fall, d. h. für $n_i = n_j = n$:

$$GV = q_\alpha(k; FG) \cdot \sqrt{\frac{MQI}{n}}$$

wobei $q_\alpha(k; FG)$	der Tabelle „**studentisierte Variationsbreiten**" zu entnehmen,
k	die Anzahl aller Mittelwerte,
α	das Signifikanzniveau,
MQI	aus der Varianzanalyse,
FG	der Freiheitsgrad von MQI.

(2) Ordne die Mittelwerte der Größe nach an und berechne die Differenzentafel wie beim NK-Test.
(3) Vergleiche die Beträge $|x_i - x_j|$ mit GV:
$|\bar{x}_i - \bar{x}_j| \leq GV \Rightarrow H_0(\mu_i = \mu_j)$.
$|\bar{x}_i - \bar{x}_j| > GV \Rightarrow H_1(\mu_i \neq \mu_j)$.

Beispiel: Das Beispiel im vorigen Abschn. 15.2.1 testen wir statt mit Newman-Keuls, mit dem GV-Test. Wir müssen dann alle Werte der Differenzentafel mit demselben Wert $GV = 4.05 \cdot 0.346 = 1.40$ vergleichen. Diesmal erhalten wir eine „Signifikanz" weniger, denn der NK-Test hatte $H_0(\mu_3 = \mu_2)$ verworfen, der konservativere GV-Test dagegen ergibt keine Verwerfung von $H_0(\mu_3 = \mu_2)$, weil

$|\bar{x}_3 - \bar{x}_2| = 2.4 - 1.3 = 1.1 < 1.4 = GV \Rightarrow H_0(\mu_3 = \mu_2)$.

$\bar{x}_i$ \ $\bar{x}_j$	6.0	5.4	2.4	1.3
6.0	\	0.6	3.6*	4.7*
5.4		\	3.0*	4.1*
2.4			\	1.1
1.3				\

Wir haben in der Differenzentafel alle signifikanten Differenzen durch ein Sternchen ($\alpha = 5\%$) gekennzeichnet.
Es ist allgemein üblich, signifikante Unterschiede

- auf dem $\alpha = 5\%$ Niveau mit einem Sternchen „*"
- auf dem $\alpha = 1\%$ Niveau mit zwei Sternchen „**"
- auf dem $\alpha = 0.1\%$ Niveau mit drei Sternchen „***"

zu kennzeichnen.

Eine andere verbreitete Methode besteht darin, alle Mittelwerte zu unterstreichen, die aufgrund multipler Vergleiche als homogen angesehen werden müssen. Dazu ordnet man alle k Mittelwerte zunächst der Größe nach an. Man erhält dann z. B. für $\bar{x}_1 \geq \bar{x}_2 \geq \ldots \geq \bar{x}_8$ ($k=8$):

$\underline{\bar{x}_1 \quad \bar{x}_2 \quad \bar{x}_3} \quad \bar{x}_4 \quad \underline{\bar{x}_5 \quad \bar{x}_6} \quad \underline{\bar{x}_7 \quad \bar{x}_8}$

d.h. es gilt $H_0(\mu_1=\mu_2=\mu_3)$, $H_0(\mu_2=\mu_3=\mu_4)$, $H_0(\mu_3=\mu_4=\mu_5)$, $H_0(\mu_5=\mu_6)$, $H_0(\mu_7=\mu_8)$.
Für das gerade gerechnete Beispiel ergab also der *GV*-Test:
$\underline{1.3 \quad 2.4 \quad 5.4} \quad \underline{6.0}$.

15.2.4 Der Tukey-Test für Lineare Kontraste

Die beiden bisher beschriebenen a posteriori-Verfahren waren zum Vergleich von jeweils *zwei* Mittelwerten $\bar{x}_i$ und $\bar{x}_j$ geeignet, mit den Tests von Tukey und Scheffé ist es möglich *mehr als zwei Mittelwerte* in den Vergleich einzubeziehen, indem sogenannte Lineare Kontraste gebildet werden. Bevor wir das Vorgehen beim Tukey-Test beschreiben, muß daher zunächst geklärt werden, was unter „Linearen Kontrasten" zu verstehen ist: Liegen k Mittelwerte $\mu_1, \mu_2, \ldots, \mu_k$ vor, so heißt eine Linearkombination

$$\mathscr{L} = \sum_{i=1}^{k} c_i \mu_i = c_1\mu_1 + c_2\mu_2 + \ldots + c_k\mu_k$$

ein *Linearer Kontrast* $\mathscr{L}$, wenn für die Koeffizienten $c_1, \ldots, c_k$ gilt, daß ihre Summe null ist, d.h.

$$\sum_{i=1}^{k} c_i = c_1 + c_2 + \ldots + c_k = 0.$$

Den Schätzwert zum wahren Linearen Kontrast $\mathscr{L}$ wollen wir mit L bezeichnen, d.h.

$$L = \sum_{i=1}^{k} c_i \bar{x}_i = c_1 \bar{x}_1 + c_2 \bar{x}_2 + \ldots + c_k \bar{x}_k.$$

Beispiel: Wir geben drei Lineare Kontraste $\mathscr{L}_1, \mathscr{L}_2, \mathscr{L}_3$ mit zugehörigen Koeffizienten an:
(1) $\mathscr{L}_1 = (+1) \cdot \mu_1 + 0 \cdot \mu_2 + 0 \cdot \mu_3 + (-1) \cdot \mu_4 = \mu_1 - \mu_4$,

d.h. $c_1 = 1$, $c_2 = c_3 = 0$, $c_4 = -1$; also $\sum_{i=1}^{4} c_i = 0$, wobei $k=4$.

(2) $\mathcal{L}_2 = (\mu_1 + \mu_4) - (\mu_2 + \mu_3) = \mu_1 + \mu_4 - \mu_2 - \mu_3$,

d. h. $c_1 = c_4 = 1$, $c_2 = c_3 = -1$: also $\sum_{i=1}^{4} c_i = 0$, wobei $k = 4$.

(3) $\mathcal{L}_3 = 2\mu_1 - \mu_2 - \mu_5$,

d. h. $c_1 = 2$, $c_2 = c_5 = -1$, $c_3 = c_4 = 0$; also $\sum_{i=1}^{5} c_i = 0$, wobei $k = 5$.

Aus dem Wert des Linearen Kontrastes sind Schlüsse auf die Mittelwerte möglich:

(1) Wenn $\mathcal{L}_1 = 0$, so ist $\mu_1 = \mu_4$.
(2) Wenn $\mathcal{L}_2 = 0$, so ist $\mu_1 + \mu_4 = \mu_2 + \mu_3$.
(3) Wenn $\mathcal{L}_3 = 0$, so ist $2\mu_1 = \mu_2 + \mu_5$.

Die Mittelwertvergleiche bei Tukey (und bei Scheffé) werden über Lineare Kontraste vorgenommen, je nach Wahl des Linearen Kontrastes wird die entsprechende Hypothese geprüft.

Beispiel: Prüft man $H_0(\mathcal{L}_2 = 0)$ gegen $H_1(\mathcal{L}_2 \neq 0)$, so entspricht das dem Hypothesenpaar $H_0(\mu_1 + \mu_4 = \mu_2 + \mu_3)$ und $H_1(\mu_1 + \mu_4 \neq \mu_2 + \mu_3)$.

Bemerkung 1: Die bezüglich der „Zerlegung der *SQZ*" im Rahmen der a priori-Tests in Abschn. 15.1.3 besprochenen Vergleiche können - falls diese nur genau einen *FG* verbrauchen - auch als Lineare Kontraste gedeutet werden, wir geben für die Vergleiche *V1* und *V2* des Zuckerbeispiels von Abschn. 15.1.3 die Linearen Kontraste an:

$\mathcal{L}_1 = 4 \cdot \mu_K - \mu_M - \mu_G - \mu_F - \mu_S$ und $\mathcal{L}_2 = 0 \cdot \mu_K + 3 \cdot \mu_M - \mu_G - \mu_F - \mu_S$.

Dabei prüft $\mathcal{L}_1$: Kontrolle versus Behandlung und $\mathcal{L}_2$: Mischung versus reine Zuckerbeigabe.

Wie wir gesehen haben, können wir bestimmte Mittelwertvergleiche in Form von Linearen Kontrasten ausdrücken. Wir zeigen nun, wie sich diese Kontraste mit Hilfe des Tukey-Tests a posteriori prüfen lassen.

Fragestellung: Es sollen Mittelwerte $\bar{x}_1, \bar{x}_2, \ldots \bar{x}_k$ bzw. Summen dieser Mittelwerte auf signifikante Unterschiede geprüft werden.

Voraussetzungen: Die Varianzanalyse ergab eine Verwerfung der Nullhypothese. Die Vergleiche sind ungeplant. Es liege Balanziertheit vor, d. h. die Anzahl Wiederholungen sei bei allen Faktorstufen gleich.

Rechenweg:
(1) Bilde zu gewünschtem Mittelwertvergleich einen geeigneten Linearen Kontrast und berechne:

$$L_{Vers} = c_1\bar{x}_1 + \ldots + c_k\bar{x}_k \quad \text{und} \quad c = \sum_{i=1}^{k} |c_i|,$$

wobei k die Anzahl aller Mittelwerte,
  $|c_i|$ der Absolutbetrag des Koeffizienten c_i.

(2) Lies in der Tabelle der „**studentisierten Variationsbreiten**" den Wert $q_\alpha(k; FG)$ ab und berechne

$$L_{Tab} = q_\alpha(k; FG) \cdot \frac{c}{2} \cdot \sqrt{\frac{MQI}{n}},$$

wobei α das Signifikanzniveau,
  n die Anzahl Wiederholungen pro Faktorstufe,
  MQI aus der *ANOVA* („innerhalb"),
  FG der Freiheitsgrad von MQI.

(3) Vergleiche L_{Vers} und L_{Tab}:
$$|L_{Vers}| \leq L_{Tab} \Rightarrow H_0(\mathcal{L}=0).$$
$$|L_{Vers}| > L_{Tab} \Rightarrow H_1(\mathcal{L}\neq 0).$$

Beispiel: Die Varianzanalyse für die $k=4$ Mittelwerte $\bar{x}_1=6.0$, $\bar{x}_2=4.0$, $\bar{x}_3=2.4$ und $\bar{x}_4=5.4$ ergab eine *Verwerfung* von $H_0(\mu_1=\mu_2=\mu_3=\mu_4)$. Dabei war $n=5$, $MQI=0.6$ und $FG=16$ („innerhalb"). Zu prüfen sei $H_0(\mu_1+\mu_4=\mu_2+\mu_3)$ gegen $H_1(\mu_1+\mu_4\neq\mu_2+\mu_3)$. Das zugehörige $L_{Vers}=\bar{x}_1+\bar{x}_4-\bar{x}_2-\bar{x}_3=6.0+5.4-0.4-2.4=8.6$.
$c=\Sigma|c_i|=1+1+1+1=4$, $q_\alpha(k;FG)=q_{5\%}(4;16)=4.05$,
$\sqrt{\dfrac{MQI}{n}} = \sqrt{\dfrac{0.6}{5}} = 0.346$, $L_{Tab}=4.05\cdot 2\cdot 0.346=2.80$.
$L_{Vers}=8.6 > 2.80 = L_{Tab} \Rightarrow H_1(\mathcal{L}\neq 0)$, d.h. $H_1(\mu_1+\mu_4\neq\mu_2+\mu_3)$.

Bemerkung 2: Für den Vergleich von zwei Mittelwerten $\bar{x}_i$ und $\bar{x}_j$ geht der Tukey-Test in den *GV*-Test über: Man erhält $L_{Vers}=\bar{x}_i-\bar{x}_j$ und $\dfrac{c}{2}=1$ und somit

$$L_{Tab} = q_\alpha(k; FG) \cdot \sqrt{\frac{MQI}{n}} = GV.$$

Bemerkung 3: Im balanzierten Fall lassen sich Lineare Kontraste a priori, also *geplant*, auch mit dem t-Test von Abschn. 15.1.1 prüfen. Man setzt in (Gl. 15.1 b) statt $|\bar{x}-\bar{y}|$ den Wert L_{Vers} und statt $\sqrt{\dfrac{n}{2}}$ den Wert $\sqrt{\dfrac{n}{\Sigma c_i^2}}$ ein.

15.2.5 Der Scheffé-Test für Lineare Kontraste

Der folgende Test von Scheffé ist ebenfalls ein a posteriori-Test, der Lineare Kontraste prüft, er verwendet allerdings statt der „studentisierten Variationsbreiten" die F-Verteilung.

Fragestellung: Es sollen Mittelwerte $\bar{x}_1, \bar{x}_2, \ldots \bar{x}_k$ bzw. Summen dieser Mittelwerte auf signifikante Unterschiede geprüft werden.

Voraussetzung: Die Varianzanalyse ergab eine Verwerfung der Nullhypothese. Die Vergleiche sind ungeplant. Es darf Unbalanziertheit vorliegen.

Rechenweg:
(1) Bilde zu gewünschtem Mittelwertvergleich einen geeigneten Linearen Kontrast und berechne:

$$L_{Vers} = c_1 \bar{x}_1 + \ldots + c_k \bar{x}_k \quad \text{und} \quad \tilde{c} = \sum_{i=1}^{k} \frac{c_i^2}{n_i},$$

wobei k die Anzahl der Mittelwerte,
c_i die Koeffizienten des Linearen Kontrastes,
n_i die Anzahl Wiederholung der i-ten Faktorstufe.

(2) Lies in der *F*-Tabelle (einseitig) den Wert $F_{Tab} = F_{N-k}^{k-1}(\alpha)$ ab und berechne

$$L_{Tab} = \sqrt{(k-1) \cdot F_{Tab} \cdot MQI \cdot \tilde{c}},$$

wobei α das Signifikanzniveau,
MQI aus der *ANOVA* („innerhalb"),
$N-k$ der Freiheitsgrad von MQI.

(3) Vergleiche L_{Vers} und L_{Tab}:

$$|L_{Vers}| \leq L_{Tab} \Rightarrow H_0\,(\mathscr{L}=0).$$
$$|L_{Vers}| > L_{Tab} \Rightarrow H_1\,(\mathscr{L}\neq 0).$$

Beispiel: Wir prüfen denselben Kontrast wie im Beispiel des Tukey-Tests. Dort war $L_{Vers} = 8.6$. Der Freiheitsgrad von MQI war $FG = 16$, also $N-k = 16$. Mit $k-1 = 3$ ist dann $F_{Tab} = F_{16}^3(5\%) = 3.24$. $MQI = 0.6$, $\tilde{c} = \Sigma \frac{c_i^2}{n_i} = \frac{4}{5} = 0.8$. $L_{Tab} = \sqrt{3 \cdot 3.24 \cdot 0.6 \cdot 0.8} = 2.16$.
$L_{Vers} = 8.6 > 2.16 = L_{Tab} \Rightarrow H_1\,(\mathscr{L}\neq 0)$.

15.2.6 Tabellarische Übersicht

Bei der Wahl eines a posteriori-Verfahrens unter den vier hier angegebenen Tests kann folgende Tabelle eine gewisse Entscheidungshilfe bieten:

Tabelle 15.3: Übersicht zu einigen a posteriori-Verfahren.

Test	Versuchs-anlage	Vergleich	Eigenschaft	Rechen-aufwand
NK	unbalanziert	zwei Mittelwerte	nicht konservativ	viel
GV (LSR)	unbalanziert	zwei Mittelwerte	konservativ	wenig
Tukey	balanziert	einfache lineare Kontraste	konservativ	normal
Scheffé	unbalanziert	komplizierte lineare Kontraste	konservativ	normal

Bemerkung: Bei einfachen Linearen Kontrasten ist im balanzierten Fall der Tukey-Test vorzuziehen, weil er im Vergleich zu Scheffé weniger konservativ ist. Bei komplizierten Linearen Kontrasten ist dagegen der Scheffé-Test weniger konservativ.

§ 16 Einfaktorielle Varianzanalyse (Modell II)

In diesem Paragraphen soll das einfaktorielle Modell mit zufälligen Effekten (Modell II) beschrieben werden. Es ist an dieser Stelle empfehlenswert, sich den Unterschied zwischen festen und zufälligen Effekten in Erinnerung zu rufen und zu diesem Zweck nochmals die Ausführungen von Abschn. 11.2 zu lesen.

Wir gehen im folgenden davon aus, daß ein Faktor mit k Faktorstufen gegeben ist. Im Gegensatz zum Modell I sind aber *im Modell II diese Faktorstufen nicht systematisch und bewußt festgelegt, sondern zufällig*. Zwischen den Faktorstufen haben wir daher keine festen, sondern zufällige Effekte.

Beispiel: Ein Züchter plant durch Selektion das mittlere Eigewicht pro Henne zu erhöhen. Das ist nur möglich, wenn genetische Unterschiede zwischen den einzelnen Hennen vorhanden sind. Um die genetisch bedingte Varianz zu schätzen, nimmt er eine Zufallsstichprobe von k Hennen aus seiner Zuchtpopulation und ermittelt von jeder Henne das Gewicht von n Eiern in einem festgelegten Zeitraum. In diesem Versuch stellt jede zufällig ausgewählte Henne eine „Faktor-Stufe" dar und das Wiegen von jeweils n Eiern ergibt die Wiederholungen.

Formal erfolgt die Streuungszerlegung im Modell II genau wie im Modell I, man bezeichnet allerdings die zufälligen Effekte mit lateinischen Buchstaben $a_1, a_2, \ldots, a_k$. Die festen Effekte im Modell I wurden mit griechischen Buchstaben $\alpha_1, \alpha_2, \ldots, \alpha_k$ symbolisiert. Die Gleichung für den Meßwert x_{ij} erhält hier, ganz analog zu (Gl. 12.2) die Form

$$x_{ij} = \mu + a_i + e_{ij}.$$

Bei Modell I hatten wir k Stichproben aus k Grundgesamtheiten, deren Mittelwerte wir vergleichen wollten. Im Modell II gehen wir dagegen von der Voraussetzung aus, daß alle k Stichproben aus *einer einzigen* Grundgesamtheit stammen, im Beispiel ist dies die Gesamtheit aller Hennen der Zuchtpopulation. Da wir jetzt nur eine einzige Grundgesamtheit im Modell unterstellen, vergleichen wir keine Mittelwerte sondern wollen Varianzkomponenten schätzen.

Beispiel: Führt ein Züchter im vorigen Beispiel eine einfaktorielle Varianzanalyse mit den ermittelten Eigewichten durch, so erhält er ein *MQZ* (Variation zwischen den Hennen einer Population) und ein *MQI* (Variation des Gewichts innerhalb der von einer Henne gelegten Eier). Aus der Differenz *MQZ–MQI* kann er dann die genetisch bedingte Varianz σ_G^2 im Eigewicht bestimmen und eine Voraussage über den möglichen Zuchterfolg machen. Der F-Test entscheidet hierbei über die Hypothesen $H_0(\sigma_G^2 = 0)$ und $H_1(\sigma_G^2 > 0)$.

Bevor wir den Rechenweg einer Varianzanalyse bei Modell II angeben, sollen die Voraussetzungen des Modells formuliert und graphisch veranschaulicht werden. Unsere Daten müssen folgende Voraussetzungen erfüllen:

- die Stichproben der k Stufen stammen aus *einer gemeinsamen Grundgesamtheit,* die um den Mittelwert μ normalverteilt sei.
- die zufälligen Effekte a_i seien $N(0, \sigma_a^2)$-verteilt.
- die e_{ij} seien $N(0, \sigma_e^2)$-verteilt.

In Abb. 16.1 werden diese Voraussetzungen graphisch dargestellt. Im Gegensatz zu Abb. 12.1 ist die Lage der Faktorstufenmittelwerte hier zufällig und könnte bei Wiederholung des Experiments völlig anders ausfallen, da die Mittelwerte μ_i der Glockenkurven in (b) selbst Zufallsstichproben aus einer Normalverteilung sind. Die Varianzen der Normalverteilungen in (b) sind alle gleich σ_e^2. Die zweite Varianzkomponente σ_a^2 ist die Varianz der (in Abb. 16.1 nicht dargestellten) Verteilung $N(0, \sigma_a^2)$ der zufälligen Effekte a_i. Die Summe $\sigma_a^2 + \sigma_e^2$ ist die

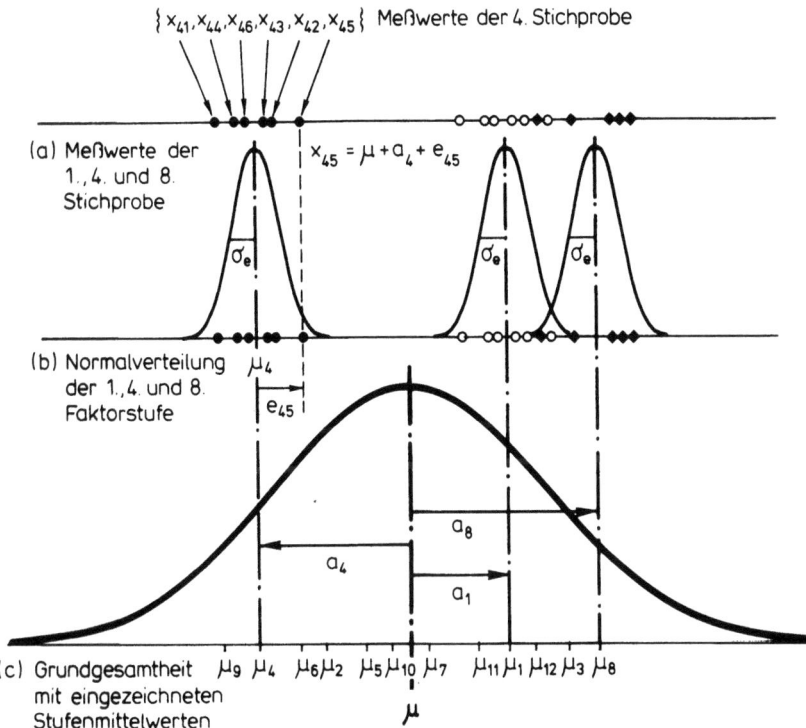

Abb. 16.1: Im Modell II sind die Abweichungen a_i der Stufenmittelwerte μ_i vom Mittelwert μ der Grundgesamtheit zufällig.

Varianz der Grundgesamtheit, vgl. Glockenkurve in (c). Ziel der folgenden Varianzanalyse ist es, Schätzwerte s_a^2 und s_e^2 für die Varianzkomponenten σ_a^2 und σ_e^2 zu berechnen, dabei wird zunächst genau wie bei Modell I im Abschn. 12.3 *MQZ* und *MQI* ermittelt.

Fragestellung: Wie groß sind die Schätzwerte s_a^2 und s_e^2 für die Varianzkomponenten der Varianz σ_a^2 „zwischen" und σ_e^2 „innerhalb" der Faktorstufen?

Voraussetzungen: Die k Stichproben seien unabhängig und stammen aus einer normalverteilten Grundgesamtheit. Die zufälligen Effekte a_i und die Restfehler e_{ij} seien normalverteilt mit $N(0, \sigma_a^2)$ und $N(0, \sigma_e^2)$.

Rechenweg:
(1) Berechne zunächst wie in Abschn. 12.3 die „Tafel der einfachen Varianzanalyse".

(2) Hat man *MQZ* und *MQI* berechnet, so gilt:

mittlere Quadrate	$E(MQ)$
MQZ	$\sigma_e^2 + \bar{n} \cdot \sigma_a^2$
MQI	σ_e^2

wobei $\bar{n} = \dfrac{1}{k-1} \cdot \left[\left(\sum_{i=1}^{k} n_i \right) - \dfrac{\Sigma n_i^2}{\Sigma n_i} \right]$.

Im balanzierten Fall, d. h. alle $n_i = n$, gilt $\bar{n} = n$.

(3) Der gesuchte Schätzwert für σ_e^2 ist $s_e^2 = MQI$

für σ_a^2 ist $s_a^2 = \dfrac{1}{\bar{n}} \cdot (MQZ - MQI)$.

Beispiel (nach E. Weber): Die Kelchlänge einer Primelart wurde an $k=10$ Pflanzen gemessen. Bei den Pflanzen $i=1, \ldots, 5$ wurde jeweils an 5 Blüten gemessen, bei $i=6$ bzw. 7 an jeweils 4 und von den übrigen Pflanzen hatte man je 3 Blüten herangezogen. D.h. $n_1 = n_2 = \ldots = n_5 = 5$, $n_6 = n_7 = 4$, $n_8 = n_9 = n_{10} = 3$. Die Varianzanalyse ergab $MQZ = 7.08$ und $MQI = 0.36$.

Es ist $\Sigma n_i = 42$, $\Sigma n_i^2 = 184$, $\bar{n} = \dfrac{1}{9}\left(42 - \dfrac{184}{42}\right) = 4.18$, $s_e^2 = MQI = 0.36$ und $s_a^2 = \dfrac{7.08 - 0.36}{4.18} = 1.61$.

Bemerkung: Ob s_a^2 signifikant von null verschieden ist, kann man für eine *einfaktorielle* Varianzanalyse im Modell II testen, indem man $F_{Vers} = \dfrac{MQZ}{MQI}$ mit dem *F*-Test wie im Modell I prüft. Der wesentliche Unterschied ist aber, daß hier nicht auf Mittelwertunterschiede sondern auf $H_0(\sigma_a^2 = 0)$ gegen $H_1(\sigma_a^2 > 0)$ geprüft wird. Die Übereinstimmung des Tests bei Modell I und Modell II gilt jedoch nur für den Fall der einfaktoriellen Varianzanalyse. Bereits im Fall der zweifaktoriellen Varianzanalyse sind beim Modell II andere Testgrößen als bei Modell I zu bilden.

Kapitel V: Varianzanalyse bei ordinalskalierten Daten

Die bisher eingeführten Verfahren der Varianzanalyse und des multiplen Mittelwertvergleiches setzten voraus, daß die vorgelegten Daten *intervallskaliert* waren und aus *normalverteilten* Grundgesamtheiten stammten. In diesem Kapitel sollen entsprechende parameterfreie Verfahren vorgestellt werden, diese Verfahren berücksichtigen nur die Rangfolge der Daten, daher können auf diesem Weg auch ordinalskalierte oder nicht normalverteilte, intervallskalierte Daten getestet werden. In Abschn. 9.2 hatten wir solche Verfahren schon für den Zweistichproben-Fall kennengelernt. Hier werden nun für den Mehrstichproben-Fall einerseits Tests zum Vergleich *aller* Mittelwerte (Varianzanalyse) und andererseits Tests zum Vergleich *ausgewählter* Mittelwerte (multiple a posteriori-Verfahren) beschrieben.

Im folgenden sei stets die Situation wie bei der einfaktoriellen Varianzanalyse gegeben, wir haben also k Stichproben aus k Faktorstufen vorliegen. Um uns allerdings für ein geeignetes parameterfreies Verfahren entscheiden zu können, müssen wir zuvor klären, ob unsere k Stichproben unabhängig oder verbunden sind. In Paragraph 17 setzen wir daher unabhängige (unverbundene) und in Paragraph 18 verbundene Stichproben voraus.

§ 17 Parameterfreie Verfahren für mehrere unabhängige Stichproben

Es seien k Faktorstufen-Mittelwerte (Mediane) aus unabhängigen Stichproben auf Signifikanz zu prüfen. Als parameterfreies Verfahren der „Varianzanalyse" führt man den *H-Test von* KRUSKAL-WALLIS durch, für ungeplante multiple Vergleiche den NEMENYI-*Test*.

17.1 Der *H*-Test (Kruskal-Wallis)

Der *H*-Test führt eine einfaktorielle Varianzanalyse durch, um festzustellen, ob zwischen den k Faktorstufen signifikante Unterschiede auftreten, oder ob man davon ausgehen muß, daß alle Stichproben aus der gleichen Grundgesamtheit stammen. Für $k=2$ hatten wir schon den *U*-Test eingeführt, der diese Fragestellung für zwei Stichproben prüft. Im Gegensatz zur Varianzanalyse mit *F*-Test setzen wir hier keine normalverteilten Grundgesamtheiten voraus, zudem genügen ordinalskalierte Daten zur Durchführung des Tests.

> *Fragestellung:* Entstammen die k Stichproben aus mindestens zwei verschiedenen Grundgesamtheiten?
>
> *Voraussetzungen:* Die $k \geq 3$ Grundgesamtheiten sollen stetige Verteilungen von gleicher Form haben, die Stichproben seien unabhängig und die Daten mindestens ordinalskaliert.
>
> *Rechenweg:*
> (1) Bringe die gegebenen N Meßwerte in eine Rangordnung, indem der Rang 1 dem kleinsten Wert, der Rang 2 dem nächstgrößeren Wert, ... und Rang N dem größten Meßwert zukommt. Bei Ranggleichheit verfahre wie in Abschn. 6.4 vorgeschlagen. Bezeichnet man die Rangzahl von Meßwert x_{ij} mit r_{ij}, so erhält die Werte-Tabelle folgende Form:

	Faktorstufen							
	$i=1$		$i=2$		...	$i=k$		
	Meßwert	Rang	Meßwert	Rang		Meßwert	Rang	
$j=1$	x_{11}	r_{11}	x_{21}	r_{21}	·	x_{k1}	r_{k1}	
$j=2$	x_{12}	r_{12}	x_{22}	r_{22}	·	x_{k2}	r_{k2}	
⋮	·	·	⋮	⋮	·	·	·	
$j=n_2$	·	·	x_{2n_2}	r_{2n_2}	·	·	·	
⋮	·	·			·	·	·	
$j=n_k$	·	·			·	x_{kn_k}	r_{kn_k}	
⋮								
$j=n_1$	x_{1n_1}	r_{1n_1}						
⋮								Σ
R_i		R_1		R_2	...		R_k	$\dfrac{N(N+1)}{2}$
n_i	n_1		n_2		...	n_k		N
$\dfrac{R_i^2}{n_i}$	$\dfrac{R_1^2}{n_1}$		$\dfrac{R_2^2}{n_2}$		...	$\dfrac{R_k^2}{n_k}$		$\sum \dfrac{R_i^2}{n_i}$

(Wiederholungen)

(Im balanzierten Fall ist die vorletzte Zeile der Tabelle überflüssig, alle n_i sind gleich. In der letzten Zeile berechne dann R_i^2 und ΣR_i^2.)

wobei n_i die Anzahl Wiederholungen bei i-ter Faktorstufe,

$R_i = \sum_{j=1}^{n_i} r_{ij}$ die Rangsummen der i-ten Faktorstufe,

$N = \sum_{i=1}^{k} n_i$ die Anzahl aller Meßwerte.

Zur Probe: $\Sigma R_i = \dfrac{N(N+1)}{2}$.

(2) Berechne H_{Vers} wie folgt:

$$H_{Vers} = \left(\dfrac{12}{N \cdot (N+1)} \cdot \sum_{i=1}^{k} \dfrac{R_i^2}{n_i}\right) - 3 \cdot (N+1)$$

bzw. im balanzierten Fall, d. h. falls $n_1 = n_2 = \ldots = n_k$:

$$H_{Vers} = \left(\dfrac{12k}{N^2 \cdot (N+1)} \cdot \sum_{i=1}^{k} R_i^2\right) - 3 \cdot (N+1).$$

(3) Prüfe, ob Korrektur notwendig:
Falls bei über 25% der Werte Rangzahlen mehrfach vergeben wurden (Bindungen), so berechne:

$$H_{Vers}(korr) = \dfrac{H_{Vers}}{K}, \text{ wobei } K = 1 - \dfrac{1}{N^3 - N} \cdot \sum_{v=1}^{g} (t_v^3 - t_v).$$

Siehe hierzu auch weiter unten „**Berechnung der Korrektur K**".

(4) Lies $H_{Tab}(\alpha)$ ab, wobei α das gewünschte Signifikanzniveau:
 - falls $k \geq 4$ und alle $n_i \geq 5$, so lies H_{Tab} aus der χ^2-**Tabelle** ab, wobei $H_{Tab}(\alpha) = \chi^2_{Tab}(FG = k-1; \alpha)$
 - falls $k = 3$ und $n_i \leq 5$ gibt **Tabelle 17.1** für einige n_i ein geeignetes $H_{Tab}(5\%)$ an.

(5) Vergleiche H_{Vers} und H_{Tab}:
$H_{Vers} \leq H_{Tab} \Rightarrow H_0$ (gleiche Grundgesamtheit).
$H_{Vers} > H_{Tab} \Rightarrow H_1$ (verschiedene Grundgesamtheiten).

Die folgende Tabelle gibt bei $k=3$ Stichproben den kritischen Wert H_{Tab} für einige (n_1, n_2, n_3)-Kombinationen an.

Tabelle 17.1: Kritische Werte für den H-Test. Dabei ist jeweils das Signifikanzniveau $\alpha \leq 5\%$.

n₃ \ n₂	$n_1=3$		$n_1=4$			$n_1=5$			
	2	3	2	3	4	2	3	4	5
1		5.15		5.21	4.97	5.00	4.96	4.99	5.13
2	4.72	5.37	5.34	5.45	5.46	5.16	5.26	5.27	5.34
3		5.60		5.73	5.60		5.65	5.64	5.71
4					5.70				5.65
5									5.78

Berechnung der Korrektur K zum H-Test

Treten bei den Meßergebnissen häufig, d. h. mehr als 25% gleiche Werte auf, so muß ein korrigierter H-Wert berechnet werden:
Seien $r^{(1)}, r^{(2)}, \ldots, r^{(g)}$ die Rangplätze, die mehrmals vergeben wurden, und zwar:

Rangplatz $r^{(1)}$ wurde t_1 mal vergeben,
Rangplatz $r^{(2)}$ wurde t_2 mal vergeben,
$\vdots$
Rangplatz $r^{(v)}$ wurde t_v mal vergeben,
$\vdots$
Rangplatz $r^{(g)}$ wurde t_g mal vergeben.

Zunächst prüfe, ob mehr als 25% aller Meßwerte zu mehrfach vergebenen Rangplätzen gehören,

d. h. ob $\sum_{v=1}^{g} t_v > \dfrac{N}{4}$ ist.

Falls dies zutrifft, berechnet man das Korrekturglied

$$K = 1 - \frac{1}{N^3 - N} \cdot \Sigma (t_v^3 - t_v).$$

Mit K berechnet sich $\quad H_{Vers}(korr) = \dfrac{H_{Vers}}{K}$.

Beispiel 1: Zu klären ist, ob vier unabhängige Stichproben aus einer Grundgesamtheit stammen. In der Wertetabelle sind schon die Rangplätze hinzugefügt.

		Faktorstufen ($k=4$)							
		$i=1$		$i=2$		$i=3$		$i=4$	
Wiederholungen	$j=1$	468	7	611	21	511	10.5	468	7
	$j=2$	526	12	554	15	550	14	409	4
	$j=3$	505	9	459	5	586	18	384	3
	$j=4$	543	13	588	19	595	20	331	1
	$j=5$	511	10.5	468	7	559	16	363	2
	$j=6$	–	–	582	17	–	–	–	–

					Σ
R_i	51.5	84	78.5	17	231
n_i	$n_1=5$	$n_2=6$	$n_3=5$	$n_4=5$	$N=21$
$\frac{1}{n_i}\cdot R_i^2$	530.45	1176.0	1232.45	57.8	2996.7

Rangplatz $r^{(1)}=7$ *wurde $t_1=3$ mal vergeben*, Rangplatz $r^{(2)}=10.5$ wurde $t_2=2$ mal vergeben. $\Sigma t_v = t_1 + t_2 = 5 < \frac{N}{4} = 5.25$, also ist keine Korrektur K notwendig. Nun ist

$$H_{Vers} = \frac{12}{21\cdot 22} \cdot 2996.7 - 3\cdot 22 = 11.84.$$

$H_{Vers} = 11.84 > 7.81 = \chi^2_{Tab}(FG=3; \alpha=5\%) \Rightarrow H_1$, d.h. nicht alle Grundgesamtheiten sind gleich.

Beispiel 2: Auch hier lagen unabhängige Stichproben vor, allerdings traten in diesem balanzierten Design relativ viele gleiche Werte (Bindungen) auf. Der Rangplatz $r^{(1)}=5$ wurde $t_1=3$ mal und $r^{(2)}=7.5$ wurde $t_2=2$ mal vergeben. Bei insgesamt $N=12$ Werten traten $t_1+t_2=5$

		Sorte					
		A		B		C	
Wiederholung	$j=1$	53	5	42	1	56	7.5
	$j=2$	53	5	50	3	62	11
	$j=3$	57	9	53	5	59	10
	$j=4$	66	12	48	2	56	7.5

				Σ
R_i	31	11	36	78
R_i^2	961	121	1296	2378

Bindungen auf, also mehr als $\frac{N}{4} = \frac{12}{4} = 3$. Daher ist eine Korrektur K zu berechnen: $K = 1 - \frac{1}{1728-12} \cdot 30 = 0.98$.

$$H_{Vers} = \frac{12 \cdot 3}{144 \cdot 13} \cdot 2378 - 3 \cdot 13 = 6.73. \ H_{Vers}(korr) = \frac{6.73}{0.98} = 6.87.$$

$H_{Tab} = 5.70$ wird für $n_1 = n_2 = n_3 = 4$ aus Tabelle 17.1 abgelesen.

Da $H_{Vers}(korr) = 6.87 > 5.70 = H_{Tab} \Rightarrow H_1$ (verschiedene Grundgesamtheiten).

17.2 Der Nemenyi-Test für multiple Vergleiche

Hat der H-Test eine Verwerfung der Nullhypothese ergeben, sind also nicht alle k Grundgesamtheiten gleich, so kann man durch multiple Vergleiche prüfen, welche und wieviele der Grundgesamtheiten verschieden sind. Wie in §14 muß zwischen geplanten und ungeplanten Zweistichprobenvergleichen unterschieden werden, *a priori* (geplant) sind $0.5 \cdot k$ zulässig, diese darf man *mit dem U-Test* (vgl. Abschn. 9.2.1) durchführen.

Will man aufgrund der Daten *a posteriori* testen, so ist für *unabhängige Stichproben* der *Nemenyi-Test* ein geeignetes Verfahren.

Fragestellung: Welche der k Stichproben lassen auf signifikante Unterschiede der zugehörigen Grundgesamtheiten schließen?

Voraussetzungen: Die k Stichproben seien unabhängig. Es liege der balanzierte Fall vor. Der H-Test habe zur Verwerfung der Nullhypothese geführt. Die Vergleiche sind ungeplant.

Rechenweg:
(1) Berechne die Differenzen der Rangsummen R_i. Die Rangsummen seien der Größe nach indiziert, d.h. $R_1 \geq R_2 \geq \ldots \geq R_k$.

	R_1	R_2	R_3	...	R_k
R_1		$R_1 - R_2$	$R_1 - R_3$	...	$R_1 - R_k$
R_2			$R_2 - R_3$	...	$R_2 - R_k$
R_3				...	$R_3 - R_k$
.	.	.	.		.
.	.	.	.		.
.	.	.	.		.
R_k				...	

(2) Lies aus der Tabelle „**Schranken für Nemenyi**" den Wert $ND_{Tab}(k, n\,;\alpha)$ ab,
wobei k die Anzahl der Faktorenstufen,
 n die Anzahl Wiederholungen pro Faktorstufe,
 α das Signifikanzniveau.
(3) Vergleiche die Beträge $|R_i - R_j|$ mit ND_{Tab}:
$|R_i - R_j| \leq ND_{Tab} \Rightarrow H_0$ (Stichproben i und j stammen aus derselben Grundgesamtheit).
$|R_i - R_j| > ND_{Tab} \Rightarrow H_1$ (Stichproben i und j stammen aus verschiedenen Grundgesamtheiten).

Beispiel: Wir nehmen die Daten aus Beispiel 2 von Abschn. 17.1. Dort war $k=3$, $n=4$. Es ist $ND_{Tab}(3, 4; 5\%) = 23.9$. Also nur Sorte B und Sorte C unterscheiden sich signifikant.

	$R_C = 36$	$R_A = 31$	$R_B = 11$
$R_C = 36$		5	25*
$R_A = 31$			20
$R_B = 11$			

§ 18 Parameterfreie Verfahren für mehrere verbundene Stichproben

Es seien k Faktorstufen-Mittelwerte (Mediane) aus verbundenen Stichproben auf Signifikanz zu prüfen. Als parameterfreies Verfahren der Varianzanalyse führt man die FRIEDMAN-*Rangvarianzanalyse* durch, für ungeplante multiple Vergleiche den *Wilcoxon-Wilcox-Test*.

18.1 Der Friedman-Test (Rangvarianzanalyse)

Der Friedman-Test führt eine einfaktorielle Varianzanalyse durch, um zu prüfen, ob die k Faktorstufen systematische Unterschiede aufweisen. Im Gegensatz zur Varianzanalyse von Kapitel IV setzen wir hier keine Normalverteilung voraus und können den Friedman-Test auch bei ordinalskalierten Daten anwenden.

Fragestellung: Entstammen die k Stichproben aus mindestens zwei verschiedenen Grundgesamtheiten?

Voraussetzungen: Die $k \geq 3$ Grundgesamtheiten sollen stetige Verteilungen von gleicher Form haben, die Stichproben seien verbunden und die Daten mindestens ordinalskaliert.

Rechenweg:
(1) Bringe die gegebenen k Werte *jeder Zeile* in eine Rangordnung, indem der kleinste Wert jeder Zeile den Rang 1, der nächstgrößere Wert jeder Zeile den Rang 2, ..., der größte Zeilenwert jeweils den Rang k erhält. Bei Ranggleichheit verfahre wie in Abschn. 6.4 und beachte Bemerkung 2 weiter unten. Bezeichnet man die Rangzahl von Meßwert x_{ij} mit r_{ij}, so erhält die Werte-Tabelle folgende Form:

	Faktorstufen					
	$i=1$		$i=2$		...	$i=k$	
$j=1$	x_{11}	r_{11}	x_{21}	r_{21}	·	x_{k1}	r_{k1}
$j=2$	x_{12}	r_{12}	x_{22}	r_{22}	·	x_{k2}	r_{k2}
⋮	⋮	⋮	⋮	⋮	·	⋮	⋮
$j=n$	x_{1n}	r_{1n}	x_{2n}	r_{2n}	·	x_{kn}	r_{kn}
R_i		R_1		R_2	...		R_k	$\frac{n \cdot k(k+1)}{2}$
R_i^2		R_1^2		R_2^2	...		R_k^2	ΣR_i^2

(Wiederholung)

wobei n die Anzahl Wiederholungen,

$$R_i = \sum_{j=1}^{n} r_{ij} \quad \text{die Rangsumme der } i\text{-ten Stufe.}$$

(2) Berechne χ^2_{Vers} wie folgt:

$$\chi^2_{Vers} = \left(\frac{12}{n \cdot k \cdot (k-1)} \cdot \sum_{i=1}^{k} R_i^2 \right) - 3 \cdot n \cdot (k+1),$$

wobei k die Anzahl der Faktorstufen.

(3) Lies χ^2_{Tab} in der Tabelle „**Schwellenwerte für Friedmann**" ab:
$\chi^2_{Tab} = \chi^2(k, n; \alpha)$, wobei α das Signifikanzniveau.
Für großes n und k läßt sich χ^2_{Tab} aus der **χ^2-Tabelle** (vgl. Tafel VI) mit $FG = k-1$ ablesen.

(4) Vergleiche χ^2_{Vers} mit χ^2_{Tab}:

$\chi^2_{Vers} \leq \chi^2_{Tab} \Rightarrow H_0$ (Mediane gleich).
$\chi^2_{Vers} > \chi^2_{Tab} \Rightarrow H_1$ (mindestens zwei Mediane verschieden).

Beispiel (nach G. A. LIENERT): Die Wirkung zweier Insektizide (DDT und Malathion) wurde erprobt. Dazu hat man 6 zufällig ausgewählte, verschieden bebaute Felder zu je einem Drittel mit DDT, mit Malathion bzw. nicht (Kontrolle) besprüht und eine Woche später stichprobenartig nach Insektenlarven abgesucht.

		Insektizid-Behandlungen (Faktorstufen)					
$k=3$		Kontrolle		DDT		Malathion	
$n=6$		Anzahl Larven	Rang	Anzahl Larven	Rang	Anzahl Larven	Rang
Felder „Wiederholungen"	1	10	3	4	2	3	1
	2	14	3	2	1	6	2
	3	17	3	0	1	8	2
	4	8	3	3	2	0	1
	5	9	3	2	1	3	2
	6	31	3	11	1	16	2
							Σ
R_i			18		8		10	36
R_i^2		324		64		100		488

$\chi^2_{Vers} = \dfrac{12}{6 \cdot 3 \cdot 4} \cdot 488 - 3 \cdot 6 \cdot 4 = 9.3$. $\chi^2_{Tab}(3, 6; 5\%) = 7.0$

$9.3 > 7.0 \Rightarrow H_1$ (es gibt signifikante Behandlungsunterschiede).

Wir haben diesen Versuch mit dem Friedman-Test ausgewertet (und nicht mit dem H-Test), weil die Stichproben verbunden (und nicht unabhängig) sind. Verbunden sind die Stichproben, weil die *selben* sechs Felder den Behandlungs-Stichproben zugrunde lagen.

Bemerkung 1: Im Beispiel werden die drei Insektizid-Behandlungen als Faktorstufen, die sechs Felder als Wiederholungen aufgefaßt, man verrechnet die Daten also einfaktoriell. Man kann diesen Versuch aber durchaus zweifaktoriell interpretieren. Bei normalverteilten Daten würde man hier eine zweifaktorielle Varianzanalyse mit einfacher Besetzung rechnen, vgl. Abschn. 13.3 und mit dem F-Test auf signifikante Behandlungs- *und* Feldunterschiede prüfen. Auch der Friedman-Test gibt uns die Möglichkeit, sowohl die Behandlungs- wie die Felder-Effekte zu prüfen, allerdings nacheinander: nachdem, wie im Beispiel, die Behandlungseffekte mit Friedman getestet wurden, vertauscht man Zeilen und Spalten der Tabelle und führt nochmals eine Rangvarianzanalyse durch. Diesmal faßt man die 6 Felder als Faktorstufen und die Insektizide als Wiederholungen (Blöcke) auf. Der Test beantwortet die Frage, ob die verschiedenen bebauten Felder sich bezüglich des Larvenbefalls unterscheiden.

Beispiel: Wir vertauschen Zeilen und Spalten der Wertetabelle aus dem letzten Beispiel:

		\multicolumn{12}{c}{Felder (Faktorstufen)}	
$k=6$		\multicolumn{2}{c}{Feld 1}	\multicolumn{2}{c}{Feld 2}	\multicolumn{2}{c}{Feld 3}	\multicolumn{2}{c}{Feld 4}	\multicolumn{2}{c}{Feld 5}	\multicolumn{2}{c}{Feld 6}	
$n=3$		Anz. Larv.	Rang	Anz. Larv.	Rang	Anz. Larv.	Rang	Anz. Larv.	Rang	Anz. Larv.	Rang	Anz. Larv.	Rang	
Insektizide Wiederhol.	Kontr.	10	3	14	4	17	5	8	1	9	2	31	6	
	DDT	4	5	2	2.5	0	1	3	4	2	2.5	11	6	
	Mal.	3	2.5	6	4	8	5	0	1	3	2.5	16	6	Σ
	R_i		10.5		10.5		11		6		7		18	63
	R_i^2		110.25		110.25		121		36		49		324	750.5

$$\chi^2_{Vers} = \frac{12}{3 \cdot 6 \cdot 7} \cdot 750.5 - 3 \cdot 3 \cdot 7 = 8.5, \quad \chi^2_{Tab}(6, 3; 5\%) = 9.86,$$

$8.5 \leq 9.86 \Rightarrow H_0$ (gleicher Larvenbefall der Felder).

Bei diesem Vorgehen wird jeweils nur die Wirkung eines Faktors beurteilt man spricht daher von einem *quasi*-zweifaktoriellem Test. Das Verfahren läßt sich auch auf mehr als zwei Faktoren verallgemeinern.

Bemerkung 2: Falls zu viele gleiche Rangzahlen (Bindungen) auftreten, muß χ^2_{Vers} für den Friedman-Test nach einer Korrektur-Formel berechnet werden.

18.2 Der Wilcoxon-Wilcox-Test für multiple Vergleiche

Hat der Friedman-Test eine Verwerfung der Nullhypothese ergeben, sind also nicht alle k Grundgesamtheiten gleich, so kann man durch multiple Vergleiche prüfen, welche und wieviele der Grundgesamtheiten verschieden sind. Wie in §14 muß zwischen geplanten und ungeplanten Vergleichen unterschieden werden, a priori (geplant) sind $0.5 \cdot k$ Zweistichprobenvergleiche zulässig, diese darf man mit dem Wilcoxon-Test für Paardifferenzen (vgl. Abschn. 9.2.2) durchführen. Will man dagegen ungeplant, aufgrund der Daten *a posteriori* testen, so ist für *verbundene Stichproben der Wilcoxon-Wilcox-Test* ein geeignetes Verfahren.

Fragestellung: Welche der k Grundgesamtheiten weisen signifikante Unterschiede auf?

Voraussetzungen: Die k Stichproben seien verbunden, es liegt somit auch der balancierte Fall vor. Die Friedman-Rangvarianzanalyse habe zur Verwerfung der Nullhypothese geführt. Die Vergleiche seien ungeplant.

Rechenweg:
(1) Berechne die Differenzen der Rangsummen R_i. Die Rangsummen seien der Größe nach indiziert, d. h. $R_1 \geq R_2 \geq \ldots \geq R_k$.

	R_1	R_2	R_3	...	R_k
R_1		$R_1 - R_2$	$R_1 - R_3$	...	$R_1 - R_k$
R_2			$R_2 - R_3$	...	$R_2 - R_k$
R_3					$R_3 - R_k$
.	.	.	.	.	.
.	.	.	.	.	.
.	.	.	.	.	.
R_k				...	

(2) Lies in der Tabelle „**Schranken für Wilcoxon-Wilcox**" den Wert $WD_{Tab}(k, n; \alpha)$ ab,
 wobei k die Anzahl der Faktorstufen,
 n die Anzahl Wiederholungen pro Faktorstufe,
 α das Signifikanzniveau.

(3) Vergleiche die Beträge $|R_i - R_j|$ mit WD_{Tab}:
 $|R_i - R_j| \leq WD_{Tab} \Rightarrow H_0$ (Stichproben i und j stammen aus derselben Grundgesamtheit).
 $|R_i - R_j| > WD_{Tab} \Rightarrow H_1$ (Stichproben i und j stammen aus verschiedenen Grundgesamtheiten).

Beispiel: Bei einem Versuch mit $k = 6$ verbundenen Stichproben und jeweils gleichem Stichprobenumfang $n = 5$ erhielt man beim Friedman-Test eine Verwerfung der Nullhypothese. Anhand der Rangsummen R_i wurden ungeplante multiple Vergleiche durchgeführt: $R_1 = 28$, $R_2 = 24$, $R_3 = 22$, $R_4 = 13.5$, $R_5 = 10.5$ und $R_6 = 7$. Man verglich die untenstehenden Rangsummendifferenzen mit $WD_{Tab}(6, 5; 5\%) = 16.9$ und $WD_{Tab}(6, 5; 1\%) = 19.9$.

Für $\alpha = 5\%$ (mit „*" bezeichnet) ergab sich: $H_1 (R_1 \neq R_2)$ und $H_1 (R_2 \neq R_6)$.
Für $\alpha = 1\%$ (mit „**" bezeichnet) ergab sich: $H_1 (R_1 \neq R_6)$.

	$R_2 = 24.0$	$R_3 = 22.0$	$R_4 = 13.5$	$R_5 = 10.5$	$R_6 = 7.0$
$R_1 = 28.0$	4.0	6.0	14.5	17.5*	21.0**
$R_2 = 24.0$		2.0	10.5	13.5	17.0*
$R_3 = 22.0$			8.5	11.5	15.0
$R_4 = 13.5$				3.0	6.5
$R_5 = 10.5$					3.5

Bei allen anderen Vergleichen wurde *kein* signifikanter Unterschied zwischen den Stichproben nachgewiesen, in diesen Fällen muß die Nullhypothese H_0 beibehalten werden.

Kapitel VI: Regressionsanalyse

Zur Beschreibung bivariabler Verteilungen hatten wir für den Fall linearer, einseitiger Abhängigkeit in Abschn. 7.1.2 die Methode der kleinsten Quadrate eingeführt, und konnten so zur gegebenen Punktwolke eine geeignete Ausgleichsgerade berechnen. Mit den Verfahren der schließenden Statistik wollen wir jetzt diese numerisch gefundene Gerade analysieren.

Dazu soll zunächst in § 19 die Fragestellung der Regressionsanalyse und ihre mathematische Formulierung beschrieben werden, um dann in den zwei folgenden Paragraphen auf die Fälle der Regression bei einfacher und bei mehrfacher Besetzung einzugehen.

Bemerkung: Zum besseren Verständnis dieses Kapitels ist es sinnvoll, § 5 und die Abschnitte 6.1, 6.2, 6.3 und 7.1 nochmals kurz zu wiederholen.

§ 19 Grundgedanken zur Regressionsanalyse

19.1 Interessierende Fragestellungen

Ausgangspunkt unserer Überlegungen seien Meßwertpaare (x, y) aus einem Experiment, bei dem in Abhängigkeit von einem Merkmal X die Werte eines zweiten Merkmals Y gemessen wurden. Hat man (evtl. nach geeigneter Achsentransformation) mit Hilfe der Methode der kleinsten Quadrate eine algebraische Beschreibung der Lage der Meßwertpaare in Form einer Geradengleichung $\hat{y} = a + b \cdot x$ berechnet, dann sind folgende Fragen von Interesse:

1. Ist b signifikant von null verschieden?
Von entscheidender Bedeutung bei unserem Versuch ist die Frage, ob das Merkmal X überhaupt einen Einfluß auf das Merkmal Y hat. Stellt man durch das Experiment beispielsweise fest, daß die gefundene Gerade parallel zur X-Achse verläuft, so gehört zu allen X-Werten derselbe Y-Wert, bis auf zufällige Schwankungen. Demnach hat X keinen

Einfluß auf Y, eine Änderung von X bewirkt *keine* Änderung von Y, vgl. Abb. 20.2. In unserem mathematischen Modell wird sich ein solcher Sachverhalt dadurch ausdrücken, daß die Steigung b der Geraden nicht signifikant von null abweicht. Um also zu klären, ob ein Einfluß von X auf Y gesichert ist, wird man testen, ob b signifikant von null verschieden ist.

2. Ist b signifikant verschieden von β_T?
Bei einigen Fragestellungen soll die wahre Steigung β, deren Schätzwert das berechnete b ist, mit einer aus der Theorie oder der Literatur vorgegebenen Konstanten β_T verglichen werden. Beispielsweise soll geprüft werden, ob eine Kläranlage den Sauerstoffgehalt des zugeführten Wassers wesentlich verändert. Man führt dazu der Kläranlage Abwasser mit unterschiedlichem O_2-Gehalt X zu und ermittelt nach der Klärung den zugehörigen Sauerstoffgehalt Y. Nimmt man an, daß durch die Klärung der Sauerstoffgehalt nicht beeinflußt wird, so gilt $y = \beta_T x = x$, also $\beta_T = 1$. Die interessierende Frage einer solchen Untersuchung ist demnach, ob b signifikant von $\beta_T = 1$ verschieden ist.

3. Wo liegen die Vertrauensbereiche von $\hat{y}$, a und b?
Sollen mit der berechneten Geraden für bestimmte Werte x_i Vorhersagen gemacht werden, so ist es wünschenswert, Vertrauensbereiche (vgl. § 10) um die prognostizierten $\hat{y}$ angeben zu können. Insbesondere interessiert häufig der Vertrauensbereich um den Y-Achsenabschnitt a, denn a ist der $\hat{Y}$-Wert an der Stelle $x = 0$. Gibt z. B. X die Dosierung eines bei einer Behandlung hinzugegebenen Medikamentes an, so ist a ein Schätzwert für die „Spontanrate" von Y, die auch ohne Zugabe (d. h. $x = 0$) des Medikaments auftritt.

4. Ist a signifikant von null verschieden?
Häufig will man wissen, ob die eben erwähnte „Spontanrate" sich signifikant von null unterscheidet. Hat man das Konfidenzintervall um a bestimmt und liegt null außerhalb dieses Intervalls, so ist eine signifikante Spontanrate vorhanden, d. h. a ist signifikant von null verschieden.

5. Besteht eine lineare Beziehung zwischen X und Y?
Schließlich ist man selbstverständlich an der Frage interessiert, ob die vermutete Linearität tatsächlich vorliegt, d. h. ob der Zusammenhang zwischen X und Y überhaupt durch eine Gerade adäquat dargestellt wird. Wir führen diese Frage erst am Ende dieses Fragenkataloges auf, weil die *Linearität nur getestet werden kann, wenn zu einem X-Wert jeweils mehrere Y-Werte vorliegen,* wenn also beim Versuch Wiederho-

lungen vorgenommen wurden. Ist solch ein Versuchsaufbau mit Wiederholungen gegeben, so gehört die Frage nach der „Linearität" an die erste Stelle unseres Fragenkataloges, weil alle weiteren Fragen mit den dargestellten Methoden nur sinnvoll beantwortet werden können, wenn *keine* Abweichung von der Linearität festgestellt wird.

Alle fünf angeführten Fragen lassen sich unter bestimmten Voraussetzungen mit den Mitteln der Regressionsanalyse beantworten.

19.2 Zu den Voraussetzungen einer Regressionsanalyse

In der Literatur trifft man häufig auf eine unklare Trennung von Korrelation und Regression. Die Korrelationsanalyse mit dem Korrelationskoeffizienten r und dem Bestimmtheitsmaß B sagt etwas aus über die Stärke des linearen Zusammenhangs von X und Y. Dabei bleibt allerdings offen, ob Y von X abhängt, ob X von Y abhängt, oder ob eine wechselseitige Beeinflussung zwischen X und Y besteht.

Eine *Regressionsanalyse* sollte nur vorgenommen werden, *wenn eine einseitige Abhängigkeit vorliegt,* wenn also X die unabhängige und Y die abhängige Variable ist.

Beispiel: Zwischen der Länge X_1 des linken Zeigefingers und der Länge X_2 des rechten Zeigefingers besteht eine hohe Korrelation, aber *keine* einseitige Abhängigkeit. Dagegen besteht zwischen der Körpergröße X der Väter und der Größe Y ihrer Söhne eine einseitige Abhängigkeit $X \rightarrow Y$. Während also für die Beschreibung des Zusammenhanges zwischen X_1 und X_2 die Hauptachse der „Punktwolken-Ellipse" geeignet ist (vgl. Abschn. 7.1.2), sollte die Abhängigkeit zwischen X und Y durch eine Regressionsgerade wiedergegeben werden, die man dann mit den Mitteln der Regressionsanalyse statistisch beurteilen kann.

19.2.1 Regressionsmodell I

Ähnlich wie bei der Varianzanalyse unterscheidet man auch in der Regressionsanalyse in Modelle vom Typ I und II. *Im Modell I ist X fest vorgegeben* und für Y wird vorausgesetzt, daß es eine Zufallsvariable ist. D. h. die Werte von Merkmal X sind im Versuchsplan schon festgelegt. Zu jedem solchen x_i gibt es einen zugehörigen wahren Mittelwert

192 §19 Grundgedanken zur Regressionsanalyse

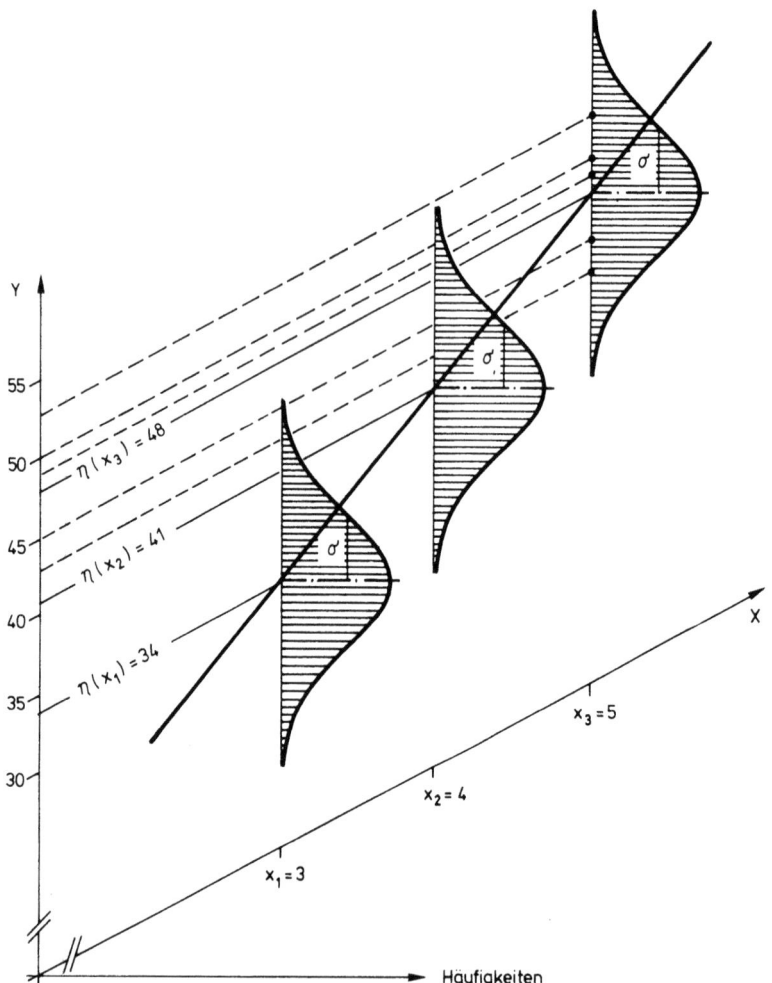

Abb. 19.1: Regressionsgerade durch die wahren Mittelwerte $\eta(x_i)$. Die Werte von Y sind normalverteilt mit Standardabweichung σ und dem jeweiligen Mittelwert $\eta(x)$.

$\eta(x_i)$ des Merkmals Y, um diesen Mittelwert $\eta(x_i)$ sind die Werte von $y(x_i)$ normalverteilt mit Varianz σ^2. Diese Varianz ist für alle Mittelwerte $\eta(x_i)$ dieselbe (homogene Varianzen). Abb. 19.1 stellt die eben gemachten Voraussetzungen graphisch dar. Für den Wert $x_3 = 5$ ist $\eta(x_3) = 48$ der Mittelwert. In Y-Richtung schwanken die Werte normalverteilt mit Standardabweichung σ um $\eta(x_3)$, was durch die eingezeichnete Glockenkurve angedeutet wird. Außerdem sind für x_3 die y-Werte einer Stichprobe vom Umfang $n=5$ eingezeichnet, die man in einem Versuch ermittelte. Diese Werte $y_{31}=49$, $y_{32}=53$, $y_{33}=45$, $y_{34}=50$ und $y_{35}=43$ schwanken zufällig um $\eta(x_3)=48$.

Beispiel: Wir können die X-Werte von Abb. 19.1 als Düngermengen [kg/ha] und die Y-Werte als Erträge in [dt/ha] interpretieren.

Bemerkung 1: In vielen Experimenten ist es fraglich, ob die Voraussetzung homogener Varianzen als erfüllt angesehen werden kann. Häufig trifft eher zu, daß der Variationskoeffizient cv konstant ist, d. h. die Varianz nimmt mit X zu und nur die relative Schwankung um die Mittelwerte ist konstant. Dann sind aber die Varianzen nicht homogen: ein Mittelwert $\eta(x_1)=10$ mit Varianz $\sigma_1^2=4$ und ein Mittelwert $\eta(x_2)=50$ mit Varianz $\sigma_2^2=100$ haben zwar *gleiche relative Variation,* aber zu $\eta(x_2)$ gehört eine *wesentlich größere Varianz.*

Bemerkung 2: Als wesentliche Voraussetzung für Modell I hatten wir verlangt, daß X fest vorgegeben sei, also frei von zufälligen Schwankungen. Auch bei fester Vorgabe von X kann aber oft ein zufälliger Effekt bzgl. X nicht ausgeschlossen werden, der durch Meßfehler bei der Bestimmung der x-Werte auftritt. Die gemessenen Werte sind dann mit einem zufälligen Fehler behaftet. BERKSON hat gezeigt, daß dieser Fall in Bezug auf die Regressionsanalyse zu keinen anderen Ergebnissen führt, als der Fall, wo X ohne Fehler gemessen wird. Wir können also unter Modell I tatsächlich alle Fälle zusammenfassen, in denen X fest vorgegeben ist, und zwar mit oder ohne Fehler.

19.2.2 Regressionsmodell II

Die wesentlich neue Voraussetzung von Modell II gegenüber Modell I ist, daß *X nicht fest* vorgegeben, *sondern zufällig* verteilt ist und zwar nach einer Normalverteilung. Für Y gilt wie vorher, daß zu jedem x-Wert die y-Werte normalverteilt um einen Mittelwert $\eta(x)$ streuen, wobei wieder homogene Varianzen vorausgesetzt werden. Modell II ist immer dort von Interesse, wo X nicht bewußt im Experiment festgesetzt werden kann, sondern durch das verfügbare Material gegeben ist.

Beispiel: An 100 aus einem Hochhaus zufällig ausgewählten Vätern und Söhnen wird die Körpergröße ermittelt. Die Größe Y der Söhne ist abhängig von der Größe X der Väter. Dabei hängen die im Versuch vorliegenden X-Größen von der zufälligen Auswahl der Väter ab, d. h. X ist nicht vorab festgelegt.

Die Regressionsanalyse für Modell II kann mit denselben Verfahren wie bei Modell I gerechnet werden, dabei macht man aber in bestimmten Fällen („X mit Fehler") beim Schätzen der Steigung β einen systematischen Fehler. Da der Schätzwert $|b|$ „zu klein" ausfällt, wird der Test auf $\beta = 0$ häufiger als gerechtfertigt die Nullhypothese $H_0(\beta = 0)$ beibehalten (konservatives Testen). Es gibt für den Fall von fehlerbehafteten X Spezialverfahren zum Schätzen von β, auf die hier nicht weiter eingegangen wird.

Bei der Interpretation von Ergebnissen einer Regressionsanalyse mit zufällig verteilten x-Werten ist Vorsicht geboten. Anders als im Modell I hat der Experimentator die Variation der x-Größen nicht unter Kontrolle, er kann also weit weniger ausschließen, daß mit einer Änderung von X auch andere, im Versuch nicht berücksichtigte Faktoren sich gleichgerichtet und systematisch ändern. Dadurch kann leicht eine Gemeinsamkeitskorrelation zu Verzerrungen bei der Regression führen.

19.3 Mathematische Bezeichnungen

Zur Erleichterung der Darstellung wollen wir für die Regressionsanalyse folgende Bezeichnungen vereinbaren:

Untersucht werden Merkmale X und Y, wobei Y von X abhängt. In Experimenten seien die Ausprägungen dieser beiden Merkmale gemessen worden, die Meßwerte wollen wir mit x_i und y_i (bzw. y_{ij}) bezeichnen. Dabei gehört y_i zu x_i. D.h. etwa: die Ertragsmenge y_3 (hier $i=3$) sei bei der Düngermenge x_3 erzielt worden. Falls mehrmals unabhängig die Ertragsmengen $y_{31}, y_{32}, \ldots$ bei der gleichen Düngermenge x_3 ermittelt wurden, so ist der zweite Index der Wiederholungsindex. Für $i=3$ und $j=5$ bedeutet also $y_{ij}=y_{35}$, daß sich bei Düngereinsatz x_3 in der 5. Wiederholung ein Ertrag y_{35} ergab.

Im Modell I gehen wir von fest vorgegebenen X-Werten $x_1, x_2, \ldots, x_k$ aus, k ist die Anzahl der verschiedenen vorgegebenen Stufen von X, die wir untersuchen wollen. Die Y-Werte zu einem x_i stammen jeweils aus einer normalverteilten Grundgesamtheit, deren Mittelwert in Abhängigkeit von x_i mit $\eta(x_i)$ oder η_i bezeichnet werden soll. Da wir eine lineare Abhängigkeit unterstellen, bezeichnen wir die Parameter, die $\eta(x)$ festlegen mit α und β und es gilt: $\eta(x) = \alpha + \beta \cdot x$ bzw. $\eta_i = \eta(x_i) = \alpha + \beta \cdot x_i$.

Da die Y-Werte um η jeweils normalverteilt sind, legen wir den einzelnen Meßwerten y_{ij} die Gleichung $y_{ij} = \eta_i + e_{ij}$ zugrunde, wobei der „Fehler" e_{ij} mit $N(0, \sigma^2)$ verteilt ist. Daß wir homogene Varianzen unterstellen, äußert sich darin, daß wir für alle x_i bzw. η_i bei der Verteilung des Fehlers dasselbe σ annehmen.

Für die jeweiligen unbekannten Parameter der Grundgesamtheit (z. B. η_i, α, β) suchen wir mit Hilfe der Meßwerte unserer Stichprobe geeignete Schätzwerte (z. B. $\hat{y}_i$, a, b).

Tabelle 19.1: Bezeichnungen einiger wichtiger Größen des Regressionsmodells und ihre Bedeutung.

$\hat{y}_i$	schätzt	η_i	Y-Mittelwerte.
a	schätzt	α	Y-Achsenabschnitt.
b	schätzt	β	Steigung.
$\hat{y} = a + b \cdot x$	schätzt	$\eta = \alpha + \beta \cdot x$	Geradengleichung.
$y_i = \eta_i + e_i = \alpha + \beta \cdot x_i + e_i$			Meßwerte (*ohne* Wiederholung).
$y_{ij} = \eta_i + e_{ij} = \alpha + \beta \cdot x_i + e_{ij}$			Meßwerte (*mit* Wiederholung).

Wir wollen auch die schon oben dargestellten Voraussetzungen einer Regressionsanalyse übersichtlich zusammenstellen:

Tabelle 19.2: Voraussetzungen von Regressionsmodell I.

(1) X ist unabhängige, Y ist abhängige Variable: $X \rightarrow Y$.
(2) X ist fest vorgegeben.
(3) Y ist Zufallsvariable mit $y(x_i) = \eta(x_i) + e_{ij}$.
(4) $\eta(x)$ ist lineare Funktion mit $\eta(x) = \alpha + \beta \cdot x$.
(5) e_{ij} sind unabhängig (nach $N(0, \sigma^2)$) und normalverteilt mit homogenen Varianzen (Homoskedastizität), d. h. σ ist für alle x_i gleich.

Bemerkung 1: Die aufgezählten Voraussetzungen veranschaulicht man sich am besten nochmal an Abb. 19.1, zu speziellen Abweichungen von diesen Voraussetzungen vgl. Bemerkung 2, Abschn. 19.2.1.

Bemerkung 2: Die Regressionsanalyse läßt sich durchaus auf mehr als zwei Merkmale ausdehnen. Es ergibt sich dann eine lineare Regression mit z. B. vier Variablen U, V, W, und Y. Wobei Y von U, V und W abhängig ist: $\eta(u, v, w) = \alpha + \beta \cdot u + \gamma \cdot v + \delta \cdot w$. Gesucht sind dann Parameter α, β, γ und δ.

Bevor wir das Vorgehen bei einer Regressionsanalyse beschreiben, müssen wir noch eine wichtige Unterscheidung erwähnen. Für die Durchführung der Analyse ist es von Bedeutung, ob

- Meßergebnisse *mit nur einem y-Wert pro x-Wert*, also mit „einfacher Besetzung" oder
- Meßdaten *mit jeweils mehreren* unabhängig voneinander ermittelten *y-Werten für den gleichen x-Wert*, also mit „mehrfacher Besetzung" vorliegen.

Beispiele: Die Wertetabelle 20.1 hat einfache, die Tabelle 21.2 hat mehrfache Besetzung (siehe weiter unten).

Wie wir später sehen werden, läßt sich nur dann in der Regressionsanalyse testen, ob die vorliegenden Daten durch eine Gerade darstellbar sind (Linearität), wenn mehr als ein Y-Wert pro X-Wert ermittelt wurde. Will man auch die Linearität prüfen, so muß Mehrfachbesetzung vorliegen. Anders ausgedrückt, bei Einfachbesetzung (ohne Wiederholungen) muß Bedingung (4) in Tabelle 19.2 als erfüllt vorausgesetzt werden, während *bei Mehrfachbesetzung die Gültigkeit von Bedingung (4) geprüft werden kann.*

Entsprechend dieser Unterscheidung wollen wir in § 20 die Regression ohne und in § 21 die Regression mit Wiederholung vorstellen.

§ 20 Lineare Regression bei einfacher Besetzung

Wir wollen in diesem Paragraphen zunächst von dem Fall ausgehen, daß zum gleichen X-Wert *keine* wiederholte Bestimmung zugehöriger Y-Werte erfolgte, es liege also einfache Besetzung vor.

Da wir Modell I unterstellen, seien im Versuchsplan k verschiedene Werte $x_1, x_2, \ldots, x_k$ der unabhängigen Variablen X festgelegt worden, zu denen jeweils nur ein einziger zugehöriger Y-Wert gemessen wurde. Wir erhalten also k Werte-Paare $(x_1, y_1), \ldots, (x_k, y_k)$, die wir zum einen in einer *Werte-Tabelle* und zum anderen als Punkte in ein (X, Y)-Koordinatensystem eintragen können.

Beispiel: In einem Düngungsversuch mit $k=9$ Düngungsstufen x_i erhielt man Erträge y_i. Im (X, Y)-Koordinatensystem von Abb. 20.1 zeigt sich, daß die Vermutung eines linearen Verlaufs berechtigt ist, denn die Lage der Punkte erlaubt die Darstellung durch eine Ausgleichsgerade $\hat{y}$.

Tabelle 20.1: Wertetabelle zum Düngungsversuch.

i	1	2	3	4	5	6	7	8	9	Σ
x_i	2.5	3.0	3.5	4.0	4.5	5.0	5.5	6.0	6.5	40.5
y_i	22.0	17.5	27.0	23.0	25.0	22.5	33.0	26.0	35.0	231.0

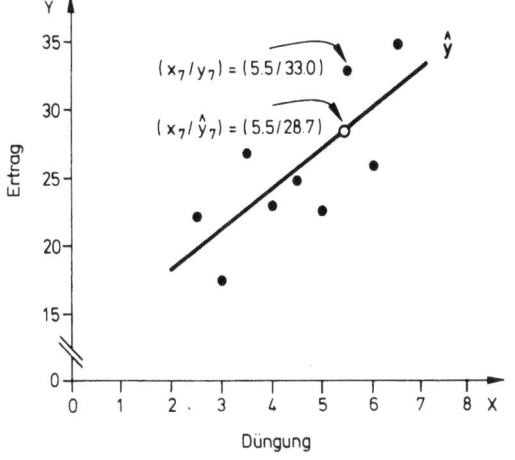

Abb. 20.1: Meßwertpaare (●) von Tabelle 20.1 mit der zugehörigen Ausgleichsgeraden. Zum experimentellen Meßwertpaar (x_7/y_7) ist auch der Punkt $(x_7/\hat{y}_7)$ auf der Geraden eingezeichnet.

Wie in diesem Beispiel ist nach Möglichkeit stets bei Festlegung der x_i auf *Äquidistanz* zu achten, d. h. die *Abstände* zwischen zwei benachbarten x_i sollten konstant gehalten werden („gleiche Schrittweite wählen"). In diesem Versuch war jeweils die Schrittweite $x_{i+1} - x_i = 0.5$ gewählt worden.

Mit Hilfe der „Methode der kleinsten Quadrate" berechnen wir die Steigung b und das Absolutglied a der Regressionsgeraden $\hat{y} = a + b \cdot x$, vgl. Abschn. 7.1.2. Zu jedem x_i unseres Versuchs können wir dann $\hat{y}_i = a + b \cdot x_i$ berechnen.

Beispiel: Für die Werte des Düngungsversuches entnehmen wir Tabelle 20.1 daß $\sum x_i = 40.5$, $\sum y_i = 231.0$. Weiterhin berechnen wir $\sum x_i y_i = 1084$, $\sum x_i^2 = 197.25$. Die Anzahl Wertepaare ist $k = 9$ und mit Formel 7.1 und 7.2 erhält man $b = 2.97$ und $a = 12.30$ und somit die Geradengleichung $\hat{y} = 12.30 + 2.97 \cdot x$. Daher berechnet sich z. B. für $x_7 = 5.5$ der Wert $\hat{y}_7 = 28.6$.

Man sollte sich den Unterschied zwischen y_i und $\hat{y}_i$ vergegenwärtigen. Zu einem Wert x_i des Merkmals X ist (x_i/y_i) der entsprechende *experimentell* gefundene Meßwerte-Punkt im Koordinatensystem, während $(x_i/\hat{y}_i)$ der zu x_i gehörende Punkt auf der *berechneten* Ausgleichsgeraden ist. Für $i = 7$ ist $x_i = 5.5$ und $y_i = 33.0$, während $\hat{y}_i = 28.6$ ist. In Abb. 20.1 sind sowohl der 7. Meßwertepunkt (x_7/y_7) als auch der Geradenpunkt $(x_7/\hat{y}_7)$ eingezeichnet.

20.1 Signifikanzprüfung auf Anstieg

Um die Bedeutung von $\bar{y} = \frac{1}{k} \cdot \sum y_i$ zu verstehen, stellen wir uns eine Gerade vor, die für alle x-Werte den Wert $\bar{y}$ besitzt. Diese Gerade verläuft parallel zur X-Achse in Höhe $\bar{y}$. Sie hat die Steigung $b = 0$.

Falls wir aufgrund unserer Versuchsdaten dazu kämen, daß mit Änderungen des X-Wertes keine signifikante Änderung von Y einhergeht, die Y-Werte also mehr oder weniger konstant bleiben und keinem Einfluß von X unterliegen, so wäre eine Gerade mit wahrer Steigung $\beta = 0$ die adäquate Beschreibung dieses Sachverhalts. Als Schätzung für diesen konstanten Y-Wert, um den die Meßwerte zufällig schwanken, würden wir dann am besten den Mittelwert $\bar{y}$ unserer Stichprobe nehmen. Die *Gerade* $\bar{y}$ ist die geeignete Darstellung der „Beziehung" zwischen X und Y, wenn X *keinen* Einfluß auf Y hat.

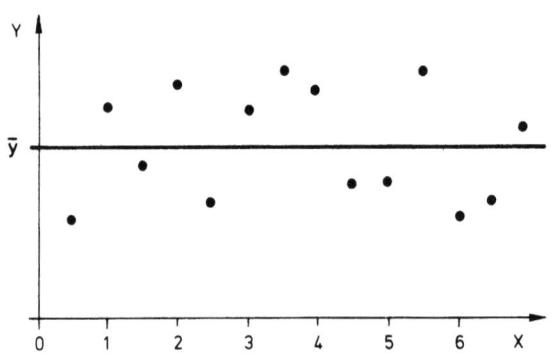

Abb. 20.2: Die Lage der Punkte führt zur Vermutung, daß Merkmal X *keinen* Einfluß auf die Größe Y hat.

20.1.1 Ist β von null verschieden?

Wir wenden uns nun der Frage zu, ob der berechnete Anstieg b unserer Ausgleichsgeraden signifikant von null abweicht. Es soll die Hypothese $H_0(\beta = 0)$ gegen die Alternative $H_1(\beta \neq 0)$ getestet werden. Dazu zerlegen wir die Streuung der Meßwerte y_i in die Varianzkomponenten *MQA* und *MQU* und führen dann einen *F*-Test durch. D.h. wir vergleichen

Ist β von null verschieden? 199

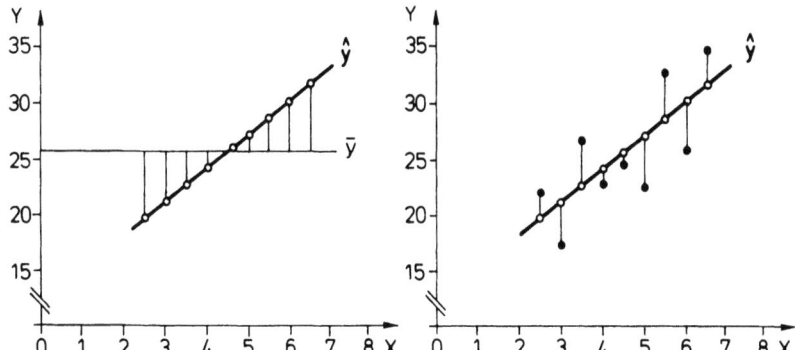

Abb. 20.3 (a): *Auf* der Regressionsgeraden. Die Quadratsumme *SQA* der eingezeichneten Abstände $(\hat{y}_i - \bar{y})$ ist ein Maß dafür, wie stark die wahre Steigung β von null abweicht.

Abb. 20.3 (b): *Um* die Regressionsgerade. Die Quadratsumme *SQU* der eingezeichneten Abstände $(y_i - \hat{y}_i)$ ist ein Maß für die Fehlervarianz der Meßwerte bzgl. der Ausgleichsgeraden $\hat{y}$.

– die mittleren Abweichungsquadrate der berechneten Werte $\hat{y}_i$ vom Mittelwert $\bar{y}$, vgl. Abb. 20.3(a).
– mit den mittleren Abweichungsquadraten der Meßwerte y_i von den berechneten Werten $\hat{y}_i$, vgl. Abb. 20.3(b).

In Formeln erhält man die Streuungskomponenten wie folgt:

$$(y_i - \bar{y}) = (y_i - \hat{y}_i) + (\hat{y}_i - \bar{y})$$
$$\sum(y_i - \bar{y})^2 = \sum(y_i - \hat{y}_i)^2 + \sum(\hat{y}_i - \bar{y})^2 + 2 \cdot \sum(y_i - \hat{y}_i)(\hat{y}_i - \bar{y})$$

SQT	SQU	SQA	$= 0$
total	um	auf	fällt weg

Aus den Summen der Abweichungsquadrate *SQA* und *SQU* erhält man nach Division durch die jeweiligen Freiheitsgrade die mittleren Abweichungsquadrate *MQA* (lies „*MQ* auf") und *MQU* („*MQ* um"). Wie in der Varianzanalyse prüft man dann mit dem *F*-Test, ob die Varianzkomponente *MQA*, die etwas über die Steigung β aussagt, signifikant größer ist als die Fehlervarianz *MQU*. Ergibt der *F*-Test, daß *MQA* nicht signifikant größer als *MQU* ist, so liegt die Abweichung der Geraden $\hat{y} = a + b \cdot x$ von der Geraden $\bar{y}$ im Rahmen der im Versuch sowieso vorhandenen Fehlerstreuung, man behält also $H_0(\beta = 0)$ bei, vgl. hierzu auch Bemerkung 1 in Abschn. 12.4.

20.1.2 Ist β von einem theoretischen Wert β_T verschieden?

Die zweite Frage unseres Fragenkataloges in Abschn. 19.1 war, ob der wahre Anstieg β unserer Ausgleichsgeraden verschieden sei von einer vermuteten Steigung β_T.

Dies läßt sich mit einem t-Test prüfen. Dazu wird t_{Vers} wie folgt berechnet:

$$t_{Vers} = \frac{|b-\beta_T|}{\sqrt{MQU}} \cdot \sqrt{\left(\sum x^2\right) - \left(\frac{(\sum x)^2}{k}\right)} \qquad \text{(Gl. 20.1)},$$

wobei b die nach Formel 7.1 berechnete Steigung,
 β_T die „theoretisch" vermutete Steigung,
 MQU die Streuungskomponente „um",
 k die Anzahl verschiedener x_i-Werte.

Wegen $FG = k-2$ ist $t_{Tab} = t(k-2; \alpha)$. Schließlich vergleicht man t_{Vers} mit t_{Tab}:

$$t_{Vers} \leq t_{Tab} \Rightarrow H_0\,(\beta = \beta_T).$$
$$t_{Vers} > t_{Tab} \Rightarrow H_1\,(\beta \neq \beta_T).$$

20.2 Berechnung von Konfidenzintervallen

Im Paragraph 10 hatten wir das Konzept der Intervallschätzungen vorgestellt und für einen unbekannten Mittelwert μ einen Vertrauensbereich angegeben. In der Regressionsrechnung können wir dieses Konzept ebenfalls anwenden, um zusätzlich zu den Schätzwerten *a, b und $\hat{y}(x)$* auch die jeweiligen Vertrauensbereiche anzugeben.

20.2.1 Konfidenzintervall für β

Wir gehen von (Gl. 20.1) aus, ersetzen zunächst β_T durch β und erhalten durch Umformung

$$t_{Vers} \cdot \sqrt{\frac{MQU}{\left(\sum x^2\right) - \left(\frac{(\sum x)^2}{k}\right)}} = |b-\beta|, \qquad \text{(Gl. 20.2)}.$$

Bei festgelegtem Signifikanzniveau α können wir jetzt t_{Vers} durch t_{Tab} ersetzen und erhalten eine Ungleichung, die besagt: der Abstand

$|b-\beta|$ der berechneten Steigung b von der wahren Steigung β wird mit Wahrscheinlichkeit $(1-\alpha)$ kleiner sein als

$$t_{Tab} \cdot \sqrt{\frac{MQU}{(\sum x^2) - \left(\frac{(\sum x)^2}{k}\right)}}.$$

Durch weitere Umformung erhalten wir deshalb die Intervallgrenzen, die mit Wahrscheinlichkeit $(1-\alpha)$ den wahren Wert β umschließen:

$$b - t_{Tab} \cdot \sqrt{\frac{MQU}{(\sum x^2) - \left(\frac{(\sum x)^2}{k}\right)}} \leq \beta \leq b + t_{Tab} \cdot \sqrt{\frac{MQU}{(\sum x^2) - \left(\frac{(\sum x)^2}{k}\right)}}$$

Der Freiheitsgrad für t_{Tab} ist hier $FG = k-2$.

20.2.2 Konfidenzintervall für $\eta(x)$

Ähnlich erhalten wir mit dem t-Wert ein Konfidenzintervall zu den durch die Regressionsgerade $\hat{y}(x)$ geschätzten Punkte. Für einen festen X-Wert x_f ist der $(1-\alpha)$-Vertrauensbereich von $\eta(x_f)$ gegeben durch

$$[\hat{y}(x_f) - A ; \hat{y}(x_f) + A],$$

wobei $\hat{y}(x_f) = a + b \cdot x_f$ mit a und b wie in Tabelle 19.1,

$$A = t_{Tab} \cdot \sqrt{MQU} \cdot \sqrt{\frac{1}{k} + \frac{(x_f - \bar{x})^2}{(\sum x^2) - \left(\frac{(\sum x)^2}{k}\right)}}, \quad t_{Tab} = t(k-2; \alpha).$$

Bemerkung: In Abschn. 19.1 hatten wir als 4. Frage das Problem einer von null verschiedenen „Spontanrate" angesprochen. Die Antwort erhalten wir, indem wir $x_f = 0$ wählen und für $\eta(x_f) = \eta(0)$ das Konfidenzintervall berechnen. Liegt der Wert null außerhalb des Konfidenzintervalls, so ist eine von null verschiedene Spontanrate vorhanden.

Bevor wir zur rechnerischen Durchführung der beschriebenen Verfahren übergehen, soll noch graphisch der schlauchförmige Konfidenzbereich einer Regressionsgeraden dargestellt werden. Wie man in Abb. 20.4 deutlich erkennt, ist der „Schlauch" an der Stelle $\bar{x}$ am schmalsten und wird nach beiden Seiten breiter.

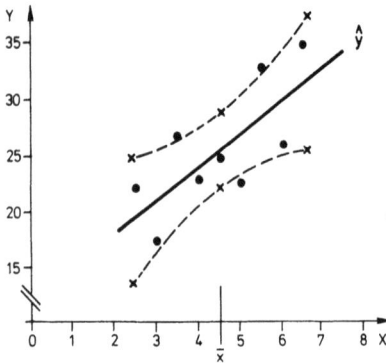

Abb. 20.4: Regressionsgerade $\hat{y} = 12.3 + 3x$ zu den Daten aus Tabelle 20.1 und zugehöriger Konfidenzbereich. Mit „●" sind die Meßwerte, mit „×" die Intervallgrenzen für $x_f = 2.5$, $x_f = 4.5$ und $x_f = 6.5$ bezeichnet.

20.3 Durchführung der Regressionsanalyse (ohne Wiederholung)

Fragestellung: Hat Merkmal X Einfluß auf Y oder führen Veränderungen von X zu keinen signifikanten Änderungen der Größe Y? – Welches ist zum X-Wert x_f das $(1-\alpha)$-Konfidenzintervall von Y-Wert $\eta(x_f)$?

Voraussetzungen: Zu jedem x_i-Wert sei nur ein y_i-Wert gemessen worden. Es liegt Linearität vor, wovon man sich mit Hilfe der Residuen nochmals vergewissern sollte. Die Werte der unabhängigen Variablen X seien fest und die Y-Werte zu den x_i stammen aus normalverteilten Gesamtheiten mit Mittelwerten $\eta(x_i)$ und homogenen Varianzen.

Rechenweg:
(0) Zunächst stelle die Wertepaare (x_i/y_i) in einem (X, Y)-Koordinatensystem als bivariable Verteilung graphisch dar und beurteile die Vorzeichenwechsel der Residuen, vgl. Abb. 7.8.
(1) Nach der „Methode der kleinsten Quadrate" berechne b und a:

$$b = \frac{(\sum xy) - \left(\frac{(\sum x)(\sum y)}{k}\right)}{(\sum x^2) - \left(\frac{(\sum x)^2}{k}\right)}, \quad a = \frac{1}{k}[(\sum y) - (b \cdot \sum x)]$$

wobei b die Steigung der Ausgleichsgeraden,
a der Y-Achsenabschnitt der Ausgleichsgeraden,
$\sum x$ die Summe der Werte x_i der unabhängigen Variablen X,
$\sum y$ die Summe der Werte y_i der abhängigen Variablen Y,
k die Anzahl der (x_i/y_i)-Punkte.

Ergänze die graphische Darstellung um die Ausgleichsgerade $\hat{y} = a + b \cdot x$, deren Parameter a und b soeben berechnet wurden.

(2) Tafel der Varianzanalyse

Ursache	FG	Quadratsummen SQ	mittlere Quadratsummen MQ	F_{Vers}
Steigung der Geraden (auf)	1	$SQA = b\left[(\sum xy) - \left(\frac{(\sum x)(\sum y)}{k}\right)\right]$	$MQA = SQA$	$\frac{MQA}{MQU}$
Fehler, Rest (um)	$k-2$	$SQU = SQT - SQA$	$MQU = \frac{SQU}{k-2}$	
Gesamt (total)	$k-1$	$SQT = (\sum y^2) - \left(\frac{(\sum y)^2}{k}\right)$		

Ist $F_{Vers} \leq 1$, so ist $H_0(\beta = 0)$ beizubehalten. Beachte hierzu Schlußsatz von Bemerkung 1, Abschn. 12.4.

(3) Lies in der **F-Tabelle (einseitig)** den Wert $F_{Tab} = F_{k-2}^1(\alpha)$ ab, wobei α das Signifikanzniveau.

(4) Vergleiche F_{Vers} mit F_{Tab}:
$F_{Vers} \leq F_{Tab} \Rightarrow H_0(\beta = 0)$, d.h. kein Anstieg der Geraden, kein Einfluß von X auf Y.
$F_{Vers} > F_{Tab} \Rightarrow H_1(\beta \neq 0)$, d.h. Gerade hat signifikanten Anstieg.

(5) Ermittlung des Konfidenzintervalls für den Y-Wert an der Stelle x_f. Zunächst berechne:

$$A = t_{Tab} \cdot \sqrt{MQU} \cdot \sqrt{\frac{1}{k} + \frac{(x_f - \bar{x})^2}{(\sum x^2) - \left(\frac{(\sum x)^2}{k}\right)}},$$

wobei $t_{Tab} = t(k-2; \alpha)$ aus der **t-Tabelle**,
MQU der Varianztafel in (2) entnommen,
x_f ein im „Untersuchungsbereich" (vgl. Abb. 7.3) beliebig wählbarer X-Wert, für dessen Y-Wert $\eta(x_f)$ der Vertrauensbereich zu ermitteln ist.

Dann ist für $\eta(x_f)$ das $(1-\alpha)$-Konfidenzintervall gegeben durch $[\hat{y}(x_f) - A; \hat{y}(x_f) + A]$, wobei $\hat{y}(x_f) = a + b \cdot x_f$.

Für den Y-Achsenabschnitt a erhält man das Konfidenzintervall, wenn man $x_f = 0$ wählt.

Beispiel: Wir führen eine Regressionsanalyse für die Daten von Tabelle 20.1 durch. Abb. 20.4 zeigt die zugehörige graphische Darstellung. Dabei ist $k=9$, $\sum x = 40.5$, $(\sum x)^2 = 1640.25$, $\sum y = 231$, $(\sum y)^2 = 53361$, $\sum xy = 1084$, $\sum x^2 = 197.25$, $\sum y^2 = 6169.5$, $(\sum x)(\sum y) = 9355.5$, $(\sum xy) - \left(\frac{(\sum x)(\sum y)}{k}\right) = 44.5$, $(\sum x^2) - \left(\frac{(\sum x)^2}{k}\right) = 15$, $b = 2.97$, $a = 12.30$.

	FG	SQ	MQ
auf	1	132.17	132.17
um	7	108.33	15.48
total	8	240.50	

$F_{Vers} = 8.54 > 5.59 = F_{Tab} = F_7^1(5\%) \Rightarrow$
$H_1(\beta \neq 0)$, signifikanter Anstieg.

Es soll für $x_f = x_1 = 2.5$ das 95%-Konfidenzintervall ermittelt werden:
$\bar{x} = 4.5$, $t_{Tab} = 2.365$, $\sqrt{MQU} = 3.94$, $t_{Tab} \cdot \sqrt{MQU} = 9.32$.
Für $x_f = x_1 = 2.5$ ist $\hat{y}_1 = \hat{y}(2.5) = a + b \cdot 2.5 = 19.73$,
$(x_f - \bar{x})^2 = (2.5 - 4.5)^2 = 4.0$, also $A = 9.3 \cdot \sqrt{0.11 + 0.27} = 5.73$. Damit ist das 95%-Konfidenzintervall von $\eta(2.5)$:

$$[19.73 - 5.73; 19.73 + 5.73] = [14.00; 25.46].$$

In Abb. 20.4 sind die 95%-Konfidenzintervalle für

$\eta(x_1) = \eta(2.5)$: [14.0; 25.5],
$\eta(x_5) = \eta(4.5)$: [22.6; 28.8],
$\eta(x_9) = \eta(6.5)$: [25.9; 37.4]   eingezeichnet.

§ 21 Lineare Regression bei mehrfach-Besetzung

Wir lassen jetzt die im letzten Paragraphen gemachte Bedingung fallen, daß zu jedem x_i nur ein y-Wert vorliegt. *Es seien also im folgenden mehrere Y-Werte zum gleichen X-Wert gemessen worden.* Diese Wiederholungen ermöglichen es uns, die bisherige Zerlegung in nur zwei Streuungskomponenten (*SQA* und *SQU*) durch eine Aufspaltung der Streuung in drei Komponenten *SQA*, *SQI* und *SQL* zu ersetzen. Dabei gewinnen wir mit *SQL* eine Quadratsumme, die etwas über die Abweichung der Meßdaten von der Linearität aussagt. Statt die Linearität der Daten als gesichert vorauszusetzen, *können wir jetzt wegen der*

„mehrfachen Besetzung" Abweichungen von der Linearität mit dem F-Test prüfen.

21.1 Prüfung der Linearität

Bei mehrfacher Besetzung wurden zu gleichem X-Wert wiederholt Y-Werte gemessen, es liegen daher mehrere y-Werte vor. Zum Wert x_i seien $y_{i1}, y_{i2}, \ldots, y_{in_i}$ die zugehörigen Werte des Merkmals Y. Aus diesen y_{ij} können wir dann das arithmetische Mittel $\bar{y}_i$ berechnen:

$$\bar{y}_i = \frac{1}{n_i} \cdot \sum_{j=1}^{n_i} y_{ij} = \frac{T_i}{n_i},$$

wobei n_i die Anzahl Y-Messungen (Wiederholungen) bei gleichem x_i,

$T_i = \sum y_{ij}$ die Summe über alle Wiederholungen.

Wir erhalten also zu jedem x_i einen zugehörigen i-ten Gruppenmittelwert $\bar{y}_i$. Neben diesen Gruppenmittelwerten läßt sich auch ein Gesamtmittelwert $\bar{\bar{y}}$ nach der Formel des gewogenen arithmetischen Mittels berechnen, vgl. Abschn. 4.15.

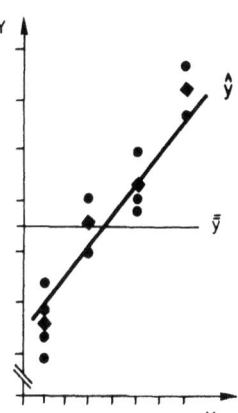

Abb. 21.1: Eingezeichnet sind die Meßwertpunkte „●", die Gruppenmittelwerte „◆", der Gesamtmittelwert $\bar{\bar{y}}$ und die Ausgleichsgerade $\hat{y}$.

Bemerkung: Bei mehrfach-Besetzung ist es *nicht* erforderlich, daß zu *jedem* x-Wert mehrere y-Werte vorliegen, d.h. es müssen nicht alle $n_i > 1$ sein. Trotzdem ist es empfehlenswert, bei der Planung eines Experiments eine balanzierte Versuchsanlage vorzuziehen, also möglichst alle n_i gleich zu wählen.

Wir können nun mit Hilfe der Größen $\hat{y}_i$ (Y-Werte auf der Regressionsgeraden), y_{ij}, $\bar{y}_i$ und $\bar{\bar{y}}$ folgende Streuungszerlegung vornehmen:

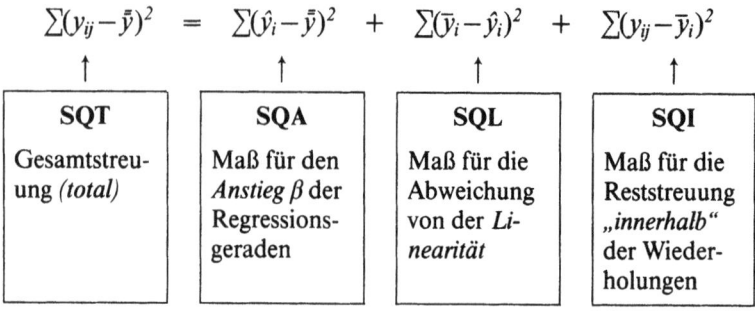

In Abb. 21.2 wird diese Streuungszerlegung graphisch veranschaulicht. Der wesentliche Vorteil, den uns die dreifache Streuungszerlegung bietet, liegt darin, daß wir mit SQL testen können, ob eine Abweichung von der Linearität vorliegt. Dazu müssen wir SQL durch die entsprechende Anzahl Freiheitsgrade teilen und erhalten MQL. Der Quotient $F_{Vers} = \dfrac{MQL}{MQI}$ läßt sich dann mit dem F-Test prüfen. Dabei vergleichen wir die Varianzkomponente MQL der Abweichung der Gruppenmittelwerte von der Geraden mit der Fehlervarianz MQI, die aus der Streuung der einzelnen Wiederholungen y_{ij} um ihren „Gruppen"mittelwert $\bar{y}_i$ gebildet wird.

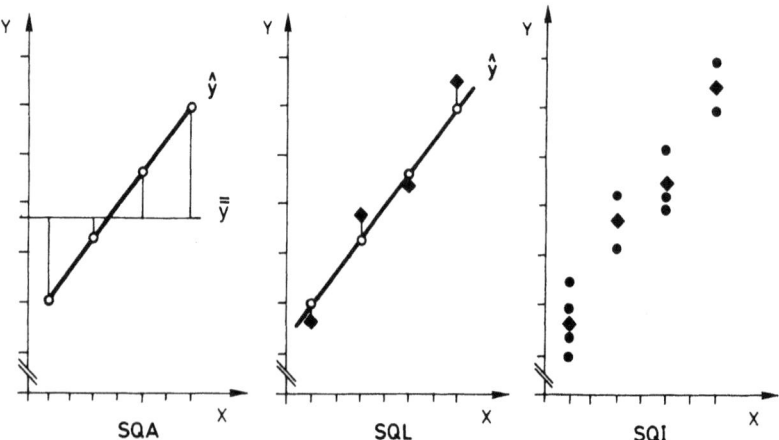

Abb. 21.2: Für SQA bildet man die Quadratsumme der Abstände $\hat{y}_i$ von $\bar{\bar{y}}_i$, für SQL die Abstände $\hat{y}_i$ von $\bar{y}_i$ und für SQI die Abstände y_{ij} von $\bar{y}_i$. Es bezeichnet „O" die $\hat{y}_i$, „♦" die $\bar{y}_i$ und „●" die y_{ij}.

Tritt eine signifikante Abweichung von der Linearität auf, so können wir unseren linearen Ansatz $\hat{y} = a + b \cdot x$ nicht mehr beibehalten. Man sollte dann versuchen, durch geeignete Transformation (vgl. Abschn. 7.2) eine lineare Darstellung zu finden, um mit den transformierten Daten neuerlich eine Regressionsanalyse durchzuführen. Findet sich keine solche Transformation, so muß durch eine nichtlineare Regressionsfunktion angepaßt werden.

Bevor wir zur numerischen Durchführung der Regressionsanalyse kommen, wollen wir noch kurz die Aufteilung der $N-1$ Freiheitsgrade der Gesamtvarianz auf die verschiedenen Varianzkomponenten erläutern. Zur Berechnung von SQI wurden *alle N Messungen y_{ij} verwendet und zusätzlich die k geschätzten Gruppenmittelwerte,* der Freiheitsgrad für SQI ist daher $FG = N - k$. Von den $N-1$ Freiheitsgraden der Gesamtvarianz bleiben somit noch $k-1$ übrig, wovon SQA einen und SQL $k-2$ Freiheitsgrade „erhält".

21.2 Durchführung der Regressionsanalyse (mit Wiederholung)

In Tabelle 21.1 wird angegeben, wie man die im Experiment gewonnenen Meßergebnisse günstig in einer Tabelle einträgt, um einige für die Regressionsanalyse benötigte Größen schnell berechnen zu können.

Dabei ist $T_i = \sum_{j=1}^{n_i} y_{ij}$ die i-te Spaltensumme,

$T = \sum_{i=1}^{k} T_i,$

k die Anzahl verschiedener Werte x_i,
n_i die Anzahl Wiederholungen bzgl. x_i,

$N = \sum_{i=1}^{k} n_i$ die Anzahl aller Y-Messungen,

$\bar{y}_i = \dfrac{T_i}{n_i}$ der i-te Gruppenmittelwert,

$\bar{\bar{y}} = \dfrac{T}{N}$ der Gesamtmittelwert.

Tabelle 21.1: Anordnung der Meßdaten bei Regressionsanalyse mit mehrfacher Besetzung.

		X-Werte				
		$i=1$	$i=2$	$i=3$	$\ldots i \ldots$	$i=k$
		x_1	x_2	x_3	$\ldots x_i \ldots$	x_k
Y-Werte (Wiederholungen)	$j=1$	y_{11}	y_{21}	y_{31}	.	y_{k1}
	$j=2$	y_{12}	y_{22}	y_{32}	.	y_{k2}
	$j=3$	y_{13}	y_{23}	y_{33}	.	y_{k3}
	⋮	.	.	.	.	.
	$j=n_2$	.	y_{2n_2}	.	.	.
	⋮	.	.	.	.	.
	$j=n_k$	.	.	.	.	y_{kn_k}
	⋮	.	.	.	.	.
	$j=n_1$	y_{1n_1}	.	.	.	.
	⋮	.	.	.	.	.
	$j=n_3$	.	.	y_{3n_3}	.	.
	⋮					
T_i		T_1	T_2	T_3	$\ldots\ldots$	T_k	T
n_i		n_1	n_2	n_3	$\ldots\ldots$	n_k	N
$\bar{y}_i$		$\bar{y}_1$	$\bar{y}_2$	$\bar{y}_3$	$\ldots\ldots$	$\bar{y}_k$	$\bar{y}$

Braucht für die Regressionsanalyse *nicht* berechnet zu werden.

Fragestellung: Darf ein linearer Zusammenhang zwischen X und Y angenommen werden? – Hat Merkmal X Einfluß auf Merkmal Y oder führt eine Veränderung von X zu keiner signifikanten Änderung von Y? – Welches ist zum X-Wert x_f das $(1-\alpha)$-Konfidenzintervall vom Y-Wert $\eta(x_f)$?

Voraussetzungen: Es liege mehrfach-Besetzung vor. Die Werte der unabhängigen Variablen X seien fest und die Y-Werte zu den x_i stammen aus normalverteilten Gesamtheiten mit Mittelwerten $\eta(x_i)$ und homogenen Varianzen.

Rechenweg:
(0) Zunächst stelle die Wertepaare (x_i/y_{ij}) in einem (X, Y)-Koordinatensystem als bivariable Verteilung graphisch dar und beurteile die Vorzeichenwechsel der Residuen, vgl. Abb. 7.8.

(1) Nach der „Methode der kleinsten Quadrate" berechne b und a:

$$b = \frac{\left(\sum_{i=1}^{k} x_i T_i\right) - \frac{T}{N} \cdot \left(\sum_{i=1}^{k} n_i x_i\right)}{\left(\sum_{i=1}^{k} n_i x_i^2\right) - \frac{1}{N} \cdot \left(\sum_{i=1}^{k} n_i x_i\right)^2}, \quad a = \frac{1}{N} \cdot \left(T - b \cdot \sum_{i=1}^{k} n_i x_i\right),$$

wobei b die Steigung der Ausgleichsgeraden,
a der Y-Achsenabschnitt der Ausgleichsgeraden,

$\sum_{i=1}^{k} n_i x_i$ die gewichtete Summe der Werte x_i der unabhängigen Variablen X,

und T_i, T, n_i, N, k, wie in Tabelle 21.1.

Ergänze die graphische Darstellung um die Ausgleichsgerade $\hat{y} = a + b \cdot x$, deren Parameter a und b soeben berechnet wurden.

(2) Tafel der Varianzanalyse

Ursache	FG	Quadratsummen SQ	mittlere Quadratsummen MQ	F_{Vers}
Steigung der Geraden (**auf**)	1	$SQA = b \cdot \left[\left(\sum_{i=1}^{k} x_i T_i\right) - \frac{T}{N} \cdot \sum_{i=1}^{k} n_i x_i\right]$	$MQA = SQA$	$F_{Vers}(A) = \frac{MQA}{MQI}$
Abweichung von **Linearität**	$k-2$	$SQL = \left(\sum_{i=1}^{k} \frac{T_i^2}{n_i}\right) - \frac{T^2}{N} - SQA$	$MQL = \frac{SQL}{k-2}$	$F_{Vers}(L) = \frac{MQL}{MQI}$
Fehler, Rest (**innerhalb**)	$N-k$	$SQI = SQT - SQL - SQA$	$MQI = \frac{SQI}{N-k}$	
Gesamt (**total**)	$N-1$	$SQT = \left(\sum_{i,j} y_{ij}^2\right) - \frac{T^2}{N}$		

Ist ein $F_{Vers} \leq 1$, so ist die zugehörige Nullhypothese beizubehalten. Beachte hierzu Schlußsatz von Bemerkung 1, Abschn. 12.4.

(3) Prüfung der Linearität:
Lies in der **F-Tabelle (einseitig)** den Wert $F_{Tab}(L) = F_{N-k}^{k-2}(\alpha)$ ab, und vergleiche $F_{Vers}(L)$ mit $F_{Tab}(L)$:
a. $F_{Vers}(L) > F_{Tab}(L) \Rightarrow H_1$ (Linearität nicht gegeben). In diesem Fall ist die Regressionsanalyse abzubrechen, da der lineare Ansatz $\hat{y} = a + b \cdot x$ nicht zutrifft.

b. $F_{Vers}(L) \leqq F_{Tab}(L) \Rightarrow H_0$ (keine Abweichung von der Linearität).
In diesem Fall kann man die Regressionsanalyse fortsetzen.

(4) Signifikanzprüfung auf Anstieg, nur nach (3)b.:
Lies in der **F-Tabelle (einseitig)** den Wert $F_{Tab}(A) = F^I_{N-k}(\alpha)$ ab und vergleiche $F_{Vers}(A)$ mit $F_{Tab}(A)$:
$F_{Vers}(A) \leqq F_{Tab}(A) \Rightarrow H_0(\beta = 0)$, kein Anstieg der Geraden.
$F_{Vers}(A) > F_{Tab}(A) \Rightarrow H_1(\beta \neq 0)$, die Gerade hat signifikanten Anstieg.

(5) Ermittlung des Konfidenzintervalls für den Y-Wert an der Stelle x_f.
Zunächst berechne:

$$A = t_{Tab} \cdot \sqrt{MQI} \cdot \sqrt{\frac{1}{N} + \frac{(x_f - \bar{x})^2}{(\sum n_i x_i^2) - \frac{(\sum n_i x_i)^2}{N}}},$$

wobei $t_{Tab} = t(N-k; \alpha)$ aus der **t-Tabelle**,
MQI der Varianztafel in (2) entnommen,
x_f ein im „Untersuchungsbereich" (vgl. Abb. 7.3) beliebig wählbarer X-Wert, für dessen Y-Wert $\eta(x_f)$ der Vertrauensbereich zu ermitteln ist.

Dann ist für $\eta(x_f)$ das $(1-\alpha)$-Konfidenzintervall gegeben durch
$[\hat{y}(x_f) - A; \hat{y}(x_f) + A]$,   wobei $\hat{y}(x_f) = a + b \cdot x_f$.

Für den Y-Achsenabschnitt a erhält man das Konfidenzintervall, wenn man $x_f = 0$ wählt.

Beispiel: Es liege folgende Wertetabelle mit $k = 4$ verschiedenen X-Werten vor.

Tabelle 21.2: Wertetabelle bei mehrfacher Besetzung.

		X-Werte				
	i	$i=1$	$i=2$	$i=3$	$i=4$	
	x_i	1	3	5	7	
Y-Werte	$j=1$	9.4	23.3	28.5	40.6	
	$j=2$	6.2	35.5	26.7	44.8	
	$j=3$	19.8	23.7	33.6	–	
	Σ	$T_1=35.4$	$T_2=82.5$	$T_3=88.8$	$T_4=85.4$	$T=292.1$
	n_i	$n_1=3$	$n_2=3$	$n_3=3$	$n_4=2$	$N=11$

Nachdem man sich anhand einer Graphik über die Lage der Punkte im Koordinatensystem orientiert hat, berechnet man $\sum n_i x_i = 41.0$, $\sum x_i T_i = 1324.7$, $\sum n_i x_i^2 = 203.0$, und dann mit der „Methode der kleinsten Quadrate" $b = 4.70$ und $a = 9.03$.

Mit $\sum \dfrac{T_i^2}{n_i} = 8961.53$ und $\sum\limits_{i,j} y_{ij}^2 = 9193.17$ läßt sich die Varianztafel berechnen:

Ursache	FG	SQ	MQ	F_{Vers}
auf	1	1109.03	1109.03	33.52
Linearität	2	95.92	47.96	1.45
innerhalb	7	231.64	33.09	
total	10	1436.59		

$F_{Vers}(L) = 1.45 \leq 4.74 = F_{Tab}(L) \Rightarrow H_0$ (keine Abweichung von der Linearität),
$F_{Vers}(A) = 33.52 > 5.59 = F_{Tab}(A) \Rightarrow H_1(\beta \neq 0)$.
Für den X-Wert $x_f = 6$ soll das 95%-Konfidenzintervall für $\eta(6)$ bestimmt werden. $\hat{y}(x_f) = 9.03 + 4.7 \cdot 6 = 37.23$.

Mit $\bar{x} = 3.73$ ist $(x_f - \bar{x})^2 = 5.15$, $t_{Tab}(7; 5\%) = 2.365$ und daher $A = 5.97$, also ist das Konfidenzintervall [31.26; 43.20].

Kapitel VII: Zur Versuchsplanung

Schon das erste Kapitel dieses Buches beschäftigte sich mit Fragen der Versuchsplanung. Wir hatten dort die enge Beziehung zwischen Merkmalsauswahl und statistischer Auswertung betont. Nachdem nun eine Vielzahl von statistischen Verfahren vorgestellt wurden, ist es möglich, mit diesem Wissen weitere Aspekte der Versuchsplanung zu beleuchten. Dabei kann dieser Themenbereich im Rahmen einer Einführung nicht erschöpfend behandelt werden. Es geht daher in erster Linie darum, deutlich zu machen, wie wichtig eine gewissenhafte Versuchsplanung ist. Es soll dazu zunächst auf die Reihenfolge der einzelnen Planungs-Schritte eingegangen werden. Nach einem kurzen Abschnitt zur „Genauigkeit" von Experimenten werden ausgewählte Grundsätze der Versuchsplanung dargestellt. Dann werden häufig auftretende Versuchsanordnungen beschrieben und schließlich wird noch ein Abschnitt der geeigneten Wahl des Stichprobenumfangs gewidmet.

§ 22 Am Anfang sollte die Versuchsplanung stehen

In der Regel ist es leider üblich, den Statistiker erst *nach* Durchführung eines Experimentes zu Rate zu ziehen, man sucht dann Hilfe bei der Auswertung schon vorliegender Versuchsergebnisse. Weil aber die Zulässigkeit von Schlußfolgerungen stark davon abhängt, in welcher Weise der Versuch ausgeführt und die Daten gewonnen wurden, verlangt der beratende Statistiker zunächst eine detaillierte Beschreibung des Versuches und seiner Ziele. Dabei kann sich bald herausstellen, daß nur eine magere Ausbeute an Aussagen aus den gewonnenen Daten zulässig und möglich ist. Oder es zeigt sich, daß die erlaubten Schlußfolgerungen keinerlei Antworten auf jene Fragen geben, auf die der Wissenschaftler ursprünglich Antworten erhoffte. Unter diesen bedauerlichen Umständen ist der Berater im schlimmsten Fall nur noch in der Lage aufzuzeigen, wie in zukünftigen Versuchen – durch bessere Planung – solche Fehlschläge vermieden werden können.

Die Auseinandersetzung mit Fragestellung und Ablauf der Untersuchung sollte zum richtigen Zeitpunkt, also *vor* Versuchsausführung erfolgen. Die Erläuterung der einzelnen Schritte des Experiments in Form eines Versuchsplanes kann in vielen Fällen beim Fachwissenschaftler das Problembewußtsein über die konkrete Zielsetzung seiner Untersuchung vertiefen und einen Weg zur Überprüfung seiner Hypothesen aufzeigen.

Die Versuchsplanung besteht zum einen aus der *fachwissenschaftlichen* und zum anderen aus der *statistischen* Vorbereitung. Die Vorgehensweise in den experimentellen Wissenschaften besteht darin, Aussagen und Vermutungen aufzustellen und diese anhand von Beobachtungen zu verifizieren bzw. zu falsifizieren. Experimente dienen dabei der Beschaffung von Beobachtungen, die zur Überprüfung der gemachten Aussagen und Vermutungen geeignet sind. Zwischen den interessierenden Aussagen und den zur Überprüfung adäquaten Beobachtungen besteht daher ein äußerst enger Zusammenhang. Diesen Zusammenhang darf man bei der Konzeption eines Versuches nicht aus den Augen verlieren. Deswegen sollte der Fachwissenschaftler

- zunächst seine *Fragestellung fachspezifisch aufarbeiten*
- dann ein geeignetes *Modell mit entsprechenden Hypothesen* formulieren
- und schließlich eine *Untersuchungsmethode* zur Überprüfung seiner Hypothesen *vorschlagen*.

Dieser Planung unter fachlichen Gesichtspunkten sollte dann die statistische Planung folgen:

- Das vorher formulierte *Modell muß formalisiert werden* und dazu ein passendes mathematisches Modell mit den dazugehörigen Voraussetzungen und *Hypothesen* gewählt werden.
- Dann muß geklärt werden, *welche Parameter* mit *welchen statistischen Verfahren* ermittelt und auf *welchem Signifikanzniveau* getestet werden sollen. Man hat sich dabei zu fragen, ob die gewonnenen Daten die Voraussetzungen erfüllen, um mit den geplanten Schätz- und Testverfahren ausgewertet werden zu dürfen.
- Auch die *Wahl der Faktorstufen* (Schrittweite möglichst äquidistant) und die *Anzahl von Wiederholungen* (möglichst balanciert) sollte bewußt vorgenommen werden.
- Die tabellarische *Form der Aufzeichnung* der Meßergebnisse sollte vorab festgelegt werden.

Am besten überprüft man in Vorversuchen die Planung auf ihre Realisierbarkeit und auf eventuelle Mängel. Oft ist es hilfreich, mit hypothetischen Meßergebnissen den geplanten Versuch vorher durchzurechnen.

Bevor wir zu den mehr inhaltlichen Fragen der Versuchsplanung kommen, soll nochmals hervorgehoben werden, daß es unbedingt ratsam ist, sich schon im Stadium der Versuchsplanung, also vor Versuchsausführung, über die spätere statistische Auswertung Klarheit zu verschaffen und gegebenenfalls eine statistische Beratung aufzusuchen.

22.1 Treffgenauigkeit und Präzision

Eine zentrale Aufgabe sinnvoller Versuchsplanung ist es, durch günstige Anordnung des Versuchs die Genauigkeit der ermittelten Daten möglichst zu erhöhen. Wir wollen daher an dieser Stelle kurz auf den Begriff „Genauigkeit" eingehen. Wenn wir mit Hilfe experimentell gewonnener Daten einen Schätzwert für eine bestimmte statistische Maßzahl erhalten haben, so interessiert uns auch, wie „genau" unser Schätzwert ist. Wir unterscheiden in diesem Zusammenhang zwischen Treffgenauigkeit und Präzision. An einem Beispiel sei dies erläutert.

Das Körpergewicht einer Person wird mit einer Badezimmer-Waage bestimmt. Ist die verwendete Waage alt und die Feder ausgeleiert, so wird wegen dieses systematischen Fehlers im Mittel ein zu hohes Körpergewicht angezeigt werden. *Diese systematische Abweichung (Bias) des gemessenen Mittelwertes vom wahren* Körpergewicht wäre auf mangelnde *Treffgenauigkeit* zurückzuführen.

Neben dieser Ungenauigkeit wird bei wiederholter Wägung eine relativ starke Schwankung der Einzelwerte um den Mittelwert festzustellen sein. Diese *Streuung um den experimentellen Mittelwert* gibt Aufschluß über die *Präzision* unserer Messungen. Bei der Waage beispielsweise bewirkt die große Standfläche, daß je nach Position der Person auf der Standfläche die Gewichtsanzeige erheblich variieren kann.

22.2 Einige Grundsätze der Versuchsplanung

Im folgenden werden *sieben* wichtige Grundsätze der Versuchsplanung erläutert. Zum Teil werden wir durch Beispiele versuchen, die Bedeutung dieser Prinzipien zu verdeutlichen.

22.2.1 Ceteris-paribus-Prinzip

Mit der Durchführung eines Experimentes will man im Allgemeinen den Einfluß ganz bestimmter bekannter Faktoren untersuchen. Das Interesse des Forschers gilt also einigen ausgewählten Faktoren (z. B. Düngung, Sorte), die man als Ursache für gewisse Wirkungen (Ertragsunterschiede) betrachtet. Die Faktoren werden im Versuch variiert (Düngung I, II und III; Sorte A, B und C), um dann die Wirkung der verschiedenen Faktorstufen und ihrer Kombinationen zu untersuchen. Es wird angestrebt, die Wirkung der interessierenden Faktoren getrennt von anderen, „störenden" Einflüssen (z. B. Klima, Bodenunterschiede) zu ermitteln, die interessierenden Faktoren sollen isoliert von den übrigen in ihrer Wirkung erforscht werden. Daher versucht man *alle unbekannten oder im Versuch unberücksichtigten Faktoren,* die Einfluß auf die Meßergebnisse haben könnten, *möglichst konstant* zu halten. Dieser Grundsatz wird häufig ceteris-paribus-Prinzip genannt.

22.2.2 Wiederholungen

Wie schon verschiedentlich in vorangegangenen Kapiteln deutlich wurde, ist es ratsam, an mehreren Versuchseinheiten die gleichen Messungen vorzunehmen. Einerseits läßt sich so erst ein Schätzwert für den Versuchsfehler bestimmen. Andererseits verringert sich der Versuchsfehler mit Erhöhung der Anzahl von Wiederholungen. Nimmt man etwa $s_{\bar{x}}$ als Maß für den Versuchsfehler, so sieht man, daß mit wachsendem n (Anzahl Wiederholungen) der mittlere Fehler $s_{\bar{x}} = \dfrac{s}{\sqrt{n}}$ kleiner wird, vgl. Abschn. 4.2.2. Es sollten also stets Wiederholungen in den Versuch eingeplant sein, um die Präzision des Experiments zu erhöhen und ihre Größe schätzen zu können. Denn die Angabe eines Meßergebnisses ohne Meßfehler ist wertlos.

Beispiel: In Versuchen, wo die Werte des unabhängigen Merkmals X vom Experimentator selbst festgelegt werden können (Regressionsmodell I), besteht manchmal die Tendenz, sich für eine große Zahl verschiedener X-Werte zu entscheiden, für die allerdings dann jeweils nur ein Y-Wert gemessen wird. Es ist unbedingt ratsam, lieber die Anzahl verschiedener X-Werte zu reduzieren und dafür möglichst zu jedem X-Wert zwei Y-Werte zu bestimmen. Bei gleichem Versuchsaufwand ist dann der Informationsgehalt des Versuches mit Wiederholungen größer.

22.2.3 Randomisieren

In einem Experiment werden meist die Versuchseinheiten gewissen Behandlungen unterworfen, um dann bestimmte Effekte zu messen. Ein grundlegendes Prinzip besteht nun darin, die verschiedenen Versuchseinheiten *zufällig* den jeweiligen Behandlungen zuzuordnen, man spricht dann von Randomisieren.

Beispiel 1: Drei Präparate sollen an $n=12$ Mäusen getestet werden. Man wird also jedes der Präparate jeweils 4 „Versuchseinheiten" (Mäusen) verabreichen. Die Zuordnung von vier Mäusen auf ein Präparat erfolgt zufällig.

Beispiel 2: In einem Feldversuch mit 8 Parzellen sollen vier Sorten A, B, C und D untersucht werden, also jede Sorte auf zwei Parzellen. Die Zuteilung erfolgt zufällig.

Durch Randomisierung wird erreicht, daß evtl. vorhandene Unterschiede der Versuchseinheiten (im Mäuse-Beispiel etwa Gewicht, Alter, Geschlecht, ...) zufällig verteilt werden, wodurch die Gefahr einer systematischen Verfälschung der Ergebnisse verringert wird. Die „störende" Wirkung von unbekannten und im Versuch nicht berücksichtigten Faktoren soll durch Zufallszuteilung minimiert werden. Ziel ist es, möglichst unverfälschte, von systematischen Fehlern freie, unverzerrte Schätzwerte zu erhalten, also die Treffgenauigkeit des Experiments zu erhöhen.

Für viele Prüfverfahren, die bei normalverteilten Grundgesamtheiten durchgeführt werden, kann das Randomisieren zudem eine verbesserte Normalität der Daten bewirken. Eine weitere Konsequenz des Randomisierens ist, daß so die Unabhängigkeit erreicht wird, die wir in allen vorgestellten statistischen Verfahren vorausgesetzt haben.

Um eine Zufallszuteilung zu gewährleisten, genügt es nicht, die Zuordnung aufs „Geratewohl" vorzunehmen. Diese noch weit verbreitete „Methode" ist mit vielen, oft unterschätzten, unbewußt wirkenden systematischen Auswahlmechanismen behaftet. Wirklich zufällige Anordnung erreicht man mit Zufallszahlen, die man Zufalls-Tafeln entnimmt, vgl. Anhang, Tafel XII. Durch Würfeln bzw. durch Ziehen numerierter Karten läßt sich ebenfalls randomisieren.

Beispiel 1 (Fortsetzung): Man numeriere zunächst die Mäuse von 1 bis 12, dann schreibe man die Zahlen von 1 bis 12 auf zwölf Karten, nachdem die Karten gemischt wurden, ziehe man vier Karten und ordne die entsprechenden Mäuse dem ersten Präparat zu, entsprechend ordnet man den übrigen Präparaten je vier Mäuse zu.

Beispiel 2 (Fortsetzung): Die Parzellen des Feldversuches numeriert man von 1 bis 8. Aus der Tafel XII im Anhang werden Zufallszahlen entnommen. Man beginne mit einer beliebigen Zahl der Tafel, von welcher aus nach einem vorher festgelegten System die weiteren Zahlen ermittelt werden; beispielsweise nimmt man die untereinander stehenden Ziffern einer Spalte, wobei immer eine Zeile übersprungen wird. Wir haben aus der Tafel die Zufallszahl 7 (in der 18. Zeile und 21. Spalte) als Anfangswert gewählt, das ergibt folgende Zahlenfolge: *9, 8, 4, 3, 8, 9, 3, 9, 4, 6, 5, 8, 3, 7*. Die nebenstehende Tabelle zeigt die hieraus resultierende Aufteilung auf die Parzellen.

Sorte *A*	Sorte *B*	Sorte *C*	Sorte *D*
8. und *4.* Parzelle	*3.* und *6.* Parzelle	*5.* und *7.* Parzelle	restliche Parzellen

Manche belächeln diese komplizierten Auswahlverfahren als überflüssig und halten eine „zufällige" Zuteilung aufs Geratewohl für ausreichend, darum soll die Bedeutung der Randomisation hier anhand von praktischen Beispielen nochmals hervorgehoben werden:

Beispiel 3: Zur Bestimmung des Ernteertrages wurden aus dem Feld Stichproben kleineren Umfangs ausgewählt und abgeerntet. Wenn diese Auswahl „aufs Geratewohl" erfolgte, hatten einzelne Untersucher konstant die Tendenz, entweder Stellen mit über- oder unterdurchschnittlichem Ertrag auszusuchen. Der Vergleich des Ertrages der Stichprobe mit dem des Gesamtfeldes zeigte dieses deutlich.

Beispiel 4: Wie die unterschiedliche unbewußte Auswahl von Versuchstieren irreleiten kann, zeigt das Beispiel, das Dr. G. W. Corner beschreibt. Er und W. A. Allen arbeiteten eine Methode zur Extraktion von Progesteron aus Corpora Lutea von Schweinen aus. Der Extrakt wurde von Mr. Allen an weiblichen Kaninchen ausgetestet. Um zu zeigen, daß auch ein weniger geübter Chemiker als Mr. Allen den Vorschriften folgen kann, führte Dr. Corner die ganze Prozedur selber durch – und versagte wiederholt. Beunruhigt über das Ergebnis, wurde viel Zeit und Arbeit investiert, um den Fehler in der Extraktion zu finden. Es wurde sogar das Labor von Dr. Corner schwarz angestrichen, da vermutet wurde, daß das helle Sonnenlicht die Extrakte verdarb. Schließlich stellten sie gemeinsam einen Extrakt her, teilten ihn in zwei Teile und jeder testete einen Teil. Mr. Allen's Teil war wirksam, der von

Dr. Corner nicht. Die Erklärung war einfach: Kaninchen reagieren auf Progesteron erst im Alter von 8 Wochen mit einem Gewicht von 800 g, was anfangs nicht bekannt war. Das Gewicht der Kaninchen im Tierstall reichte von 600 bis 1 200 g. Mr. Allen wählte unbewußt regelmäßig große Tiere zur Testung. Dr. Corner kleine, die nicht empfindlich waren.
(aus: D. WINNE, Arzneimittel-Forschung (Drug. Res.) *18*, 250)

22.2.4 Blockbildung

Je homogener das Material ist, an dem man seine Untersuchung durchführt, umso kleiner wird die Versuchsstreuung ausfallen, wodurch sich die Präzision des Versuches vergrößert. Diesen Umstand macht man sich bei der Blockbildung zunutze. In vielen Experimenten gibt es bekannte „Störfaktoren", die zwar Einfluß auf die Meßergebnisse haben, die aber eigentlich im vorgesehenen Versuch nicht interessieren. Um die Einflüsse dieser *Stör*-Faktoren zu reduzieren, kann man die Versuchseinheiten geeignet in Gruppen (Blöcke) einteilen, wobei die Störfaktoren innerhalb dieser Blöcke jeweils möglichst wenig variieren sollen, man erhält also in den Blöcken relativ ähnliches (homogenes) Material. Bei Tierversuchen beispielsweise werden häufig Tiere aus einem Wurf zu einem Block zusammengefaßt. Blockbildung reduziert innerhalb der Blöcke die Variabilität, dadurch wird der Versuch empfindlicher, d.h. präziser gegenüber den Unterschieden der interessierenden Faktoren. Die Blockbildung bewirkt also eine Verkleinerung der Zufallsstreuung durch „Ausschaltung" bekannter Faktoren, die bezüglich der gegebenen Fragestellung nicht interessieren.

Beispiel: Die Sorten *A, B, C* und *D* sollen in einem Versuch mit je drei Wiederholungen auf Ertragsunterschiede untersucht werden. Eine denkbare Anordnung des Versuchsfeldes wäre:

Sorte A	Sorte A	Sorte A	Sorte B	Sorte B	Sorte B	Sorte C	Sorte C	Sorte C	Sorte D	Sorte D	Sorte D
1.Wdh	2.Wdh	3.Wdh	1.Wdh	2.Wdh	3.Wdh	1.Wdh	2.Wdh	3.Wdh	1.Wdh	2.Wdh	3.Wdh

Westen ←   → Osten

Weist das Feld allerdings in west-ost-Richtung große Bodenunterschiede auf, so wäre diese Anordnung ungünstig, da der interessierende Sorteneffekt vom störenden Bodeneffekt überlagert wird.

Der Einfluß des Störfaktors Bodenunterschiede läßt sich reduzieren, wenn man das Versuchsfeld zunächst in drei homogene Blöcke einteilt, wobei dann in jedem Block alle Sorten auftreten:

Block I				Block II				Block III			
Sorte A	Sorte B	Sorte C	Sorte D	Sorte A	Sorte B	Sorte C	Sorte D	Sorte A	Sorte B	Sorte C	Sorte D
1.Wdh	1.Wdh	1.Wdh	1.Wdh	2.Wdh	2.Wdh	2.Wdh	2.Wdh	3.Wdh	3.Wdh	3.Wdh	3.Wdh

Westen ← → Osten

Durch Randomisieren *innerhalb* der Blöcke kann der Einfluß der Bodenunterschiede im Block ausgeschaltet werden, worauf in Abschn. 22.3.1 näher eingegangen wird.

Bemerkung 1: Bei Auswertung von Blockanlagen mit einer Varianzanalyse geht neben den interessierenden Faktoren wie Behandlung, Gruppen, Sorten auch der Faktor „Blöcke" in die Rechnung ein. Im Beispiel des Feldversuches kann man den Faktor „Blöcke" leicht als „Bodenunterschiede in ost-west-Richtung" interpretieren.

Bei der Entscheidung Blöcke zu bilden, muß auch berücksichtigt werden, daß die Verminderung der Reststreuung MQI (bzw. MQR) mit einer Verringerung der Anzahl Freiheitsgrade einhergeht. *Sind also die Unterschiede zwischen den Blöcken gering,* so ist unter Umständen durch die Blockbildung *keine Erhöhung der Empfindlichkeit* zu erreichen.

Bemerkung 2: Die Allgemeingültigkeit einer Untersuchung wird dadurch eingeengt, daß man nur das relativ homogene Material innerhalb der Blöcke miteinander vergleicht. Indem man aber für den Versuch mehrere *verschiedene* Blöcke heranzieht, erhöht sich wieder die induktive Basis, d.h. der Aussagebereich wird erweitert.

Beispiel: Die Wirkung zweier Medikamente soll geprüft werden. Die Versuchspersonen wurden nach Alter, Gewicht und Geschlecht in Blöcke eingeteilt. Sind dabei die Unterschiede *zwischen* den Blöcken gering (z.B. wenn die Versuchspersonen alle ein Geschlecht, etwa ein Alter und nur geringe Gewichtsunterschiede aufweisen), so ist die Verallgemeinerungsfähigkeit der Versuchsergebnisse klein. Dagegen wird die induktive Basis umso breiter, je verschiedener die Blöcke gewählt werden.

Bemerkung 3: Die Prinzipien „Randomisieren" und „Blockbildung" sind in gewissem Sinn *gegensätzlich:* Blockbildung verlangt ein bewußtes, *systematisches* Zuordnen, während Randomisierung eine *zufällige* Zuteilung bedeutet. Diesen Widerspruch löst man, indem man zwar systematisch Blöcke bildet, dann aber in den Blöcken zufällig zuordnet, vgl. Abschn. 22.3.1.

22.2.5 Faktorielle Experimente

Im Rahmen der Versuchsplanung ist es sinnvoll, sich den Unterschied zwischen einfaktoriellen und mehrfaktoriellen (polyfaktoriellen) Versuchsanlagen zu vergegenwärtigen. Ist das Ziel eines Versuches, die Wirkung eines einzigen Faktors (mit seinen Stufen) zu untersuchen, so spricht man von einem *einfaktoriellen Versuch.*

Beispiel: Die beiden im letzten Abschnitt bzgl. der Blockbildung angeführten Versuche waren einfaktoriell.

Beim Feldversuch war die Sorte der einzige untersuchte Faktor, während der erwähnte Störfaktor Bodenunterschiede nicht untersucht, sondern ausgeschaltet werden sollte.

Beim Medikamentenversuch war die Behandlung der einzig interessierende Faktor, während Alter, Gewicht und Geschlecht nichtinteressierende Störfaktoren waren.

Im Gegensatz zu einfaktoriellen Versuchen ist es Ziel mehrfaktorieller oder kurz faktorieller Versuche, in einem Experiment gleichzeitig die Wirkung von mehreren Faktoren zu untersuchen. Lange Zeit war es üblich – auch wenn man an der Wirkung mehrerer Faktoren interessiert war – fast ausschließlich einfaktorielle Versuche zu machen. Man zog es vor, die einzelnen Faktoren *nacheinander* in einfaktoriellen Experimenten zu untersuchen, wobei man jeweils einen Faktor in verschiedenen Stufen variierte und alle übrigen Faktoren konstant hielt. Dagegen unterstrich besonders R. A. Fisher die *Vorteile mehrfaktorieller Versuche,* d. h. der *gleichzeitigen Untersuchung aller* interesssierenden Faktoren. Einige der Vorteile dieser Vorgehensweise sind:

– Bei einfaktoriellen Versuchen hält man die nicht untersuchten Faktoren konstant, die Wahl dieses konstanten Faktor-Stufenniveaus ist oft willkürlich. Faktorielle Versuche variieren dagegen alle interessierenden Faktoren.
– Im Vergleich zu einfaktoriellen Experimenten wird im mehrfaktoriellen Versuchen bei gleichem Versuchsaufwand eine erheblich größere Präzision erreicht.
– Erst faktorielle Versuche ermöglichen die Bestimmung von Wechselwirkungseffekten.

Der wichtigste der angeführten Vorteile ist, daß man *Wechselwirkungen* untersuchen kann.

Beispiel: Beim Test der Heilwirkung eines neuen Medikaments erkannte man erst im faktoriellen Versuch, daß bei gleichzeitigem Alkoholgenuß das neue Präparat erhebliche Nebenwirkungen zeigte.

22.2.6 Symmetrischer Aufbau

Wie schon mehrfach erwähnt, ist symmetrischer Versuchsaufbau in vielerlei Hinsicht vorteilhaft. So hatten wir bei der mehrfachen Varianzanalyse gleiche Anzahl an Wiederholungen (Balanziertheit) gefordert. Aber auch in einer *einfachen ANOVA* kommt es bei Daten, die von der Normalitäts- oder Homoskedastizitäts-Voraussetzung abweichen, *eher zu fehlerhaften Entscheidungen* im F- und t-Test, *falls keine Balanziertheit* vorliegt.

Bei der Regressionsanalyse war die Wahl gleicher Schrittweite (Äquidistanz) für die X-Werte empfohlen worden. Solche „Symmetrie" im Aufbau des Experiments bringt, daran sei hier erinnert, sowohl Vereinfachungen für die Auswertung als auch einen Informationsgewinn.

22.2.7 Wirtschaftlichkeit

Jedes Experiment hat das Ziel, aus einer relativ kleinen Stichprobe Schlüsse auf die Eigenschaften einer weit größeren Grundgesamtheit zu ermöglichen. Daß nicht die Grundgesamtheit, sondern nur eine Stichprobe untersucht wird, hat viele Gründe, nicht zuletzt ist dabei auch die Kostenfrage mitentscheidend.

Allgemein gilt, daß der Aufwand eines Versuches immer auch unter dem Gesichtspunkt der Wirtschaftlichkeit kritisch in die Überlegungen des Planers einbezogen werden sollte. So muß z. B. schon bei der Planung die Frage nach einem geeigneten Stichprobenumfang geklärt werden, vgl. dazu Abschn. 22.4, weiter unten.

Neben den von uns aufgezählten sieben Prinzipien der Versuchsplanung gibt es sicherlich noch weitere wichtige Regeln („Mitführen einer **Kontrollgruppe**", „**Verschlüsselung** der Daten", etc.). Wir wollen aber hiermit unsere Liste abschließen und im folgenden an Beispielen von Versuchsanlagen die Umsetzung einiger der erwähnten Prinzipien verdeutlichen.

22.3 Verschiedene Versuchsanordnungen

In diesem Abschnitt wollen wir drei häufig anzutreffende Versuchspläne vorstellen, wobei wir das Vorgehen anhand von Beispielen kurz skizzieren, ohne die Auswertung konkret für Meßwerte durchzurechnen.

22.3.1 Blöcke mit zufälliger Anordnung

Die Blockbildung und das Randomisieren stellen zwei konkurrierende Grundsätze der Versuchsplanung dar (vgl. Bem. 3, Abschn. 22.2.4). Daher soll nun gezeigt werden, wie man beiden Prinzipien gleichzeitig genügen kann, indem man *Blöcke bildet und* dann *innerhalb der Blöcke randomisiert*.

Beispiel: Auf einem Versuchsfeld mit starken Bodenunterschieden in *einer* Richtung soll ein Weizensortenversuch durchgeführt werden. Jede der fünf Sorten *A, B, C, D* und *E* soll auf vier Parzellen ($n=4$ Wiederholungen) angebaut werden. Das Versuchsfeld wird in 4 Blöcke von jeweils 5 benachbarten Parzellen aufgeteilt. Da benachbarte Parzellen geringere Bodenunterschiede aufweisen, erwartet man durch diese Blockbildung eine spürbare Reduzierung des Versuchsfehlers. Die Zufälligkeit der Zuordnung der Versuchseinheiten soll durch Randomisierung innerhalb jedes Blocks erreicht werden. Man wählt folgende Anordnung des Versuchsfeldes:

C	D	B	E	A	E	A	D	C	B	E	C	A	B	D	A	D	E	B	C
Block I					Block II					Block III					Block IV				

Die statistische Auswertung erfolgt durch eine zweifache Varianzanalyse mit folgender Streuungszerlegung:

Zwischen den Sorten (SQA) mit $FG=4$.
Zwischen den Blöcken (SQB) mit $FG=3$.
Reststreuung (SQR) mit $FG=12$.

Gegebenenfalls (d.h. bei signifikanten Sorteneffekten) schließen sich der *ANOVA* noch multiple Vergleiche an.

22.3.2 Lateinische Quadrate

Im gerade beschriebenen Weizensortenversuch ging es um die „Ausschaltung" *eines* bekannten Störfaktors (Bodenunterschiede in einer Richtung). Sollen *zwei* Störfaktoren ausgeschaltet werden, so kann man sogenannte „Lateinische Quadrate" (LQ) zu Hilfe nehmen. Ein solches *LQ* würde man für den Weizensortenversuch vorziehen, wenn erhebliche Bodenunterschiede nicht nur in einer, sondern in zwei Richtungen vorhanden wären. Um aufzuzeigen, daß die vorgestellten Versuchsanordnungen weit über das Feldversuchswesen hinaus ihre Anwendung finden, wollen wir das Lateinische Quadrat an einem Sägeversuch der Anstalt für forstliches Versuchswesen (Zürich) beschreiben.

Beispiel (nach A. LINDER): Zu prüfen sei die Leistung von drei Sägen, A, B, und C, die verschiedene Zahnformen haben. Je zwei Sägen jeder Art sollen überprüft werden, also A_1, A_2, B_1, B_2 und C_1, C_2. Man bildet 6 Gruppen mit je zwei Arbeitern. An 6 verschiedenen Holzarten soll die Schnittzeit jeweils gemessen werden. Die Versuchsanordnung läßt sich wie in Schema 22.1 (links) darstellen. Ersetzt man A_2, B_2 und C_2 durch D, E und F, so tritt im neu bezeichneten Quadrat, vgl. Schema 22.1 (rechts) die besondere Eigenschaft des Lateinischen Quadrates deutlicher hervor: *jede Zeile und jede Spalte enthält alle sechs Buchstaben genau einmal.*

		Arbeitergruppen				
	1	2	3	4	5	6
Holzarten 1	C_1	B_2	A_2	B_1	A_1	C_2
2	B_1	C_2	B_2	A_1	A_2	C_1
3	B_2	A_1	B_1	C_2	C_1	A_2
4	C_2	A_2	A_1	C_1	B_2	B_1
5	A_2	B_1	C_1	B_2	C_2	A_1
6	A_1	C_1	C_2	A_2	B_1	B_2

		Arbeitergruppen				
	1	2	3	4	5	6
Holzarten 1	C	E	D	B	A	F
2	B	F	E	A	D	C
3	E	A	B	F	C	D
4	F	D	A	C	E	B
5	D	B	C	E	F	A
6	A	C	F	D	B	E

Schema 22.1. Der Versuchsfehler soll durch ein Lateinisches Quadrat um zwei Störfaktoren reduziert werden, nämlich um den Störfaktor „Arbeitsgruppenunterschiede" und den Störfaktor „Holzunterschiede". Der einzig interessierende Faktor ist „Unterschiede der Sägen". Das rechte Quadrat entsteht aus dem linken durch Umbenennungen.

Die Auswertung erfolgt durch eine dreifache *ANOVA* mit folgender Streuungszerlegung:

Zwischen den Sägen (*SQA*)   mit $FG = 5$.
Zwischen den Arbeitergruppen (*SQB*) mit $FG = 5$.
Zwischen den Holzarten (*SQC*)   mit $FG = 5$.
Reststreuung (*SQR*)   mit $FG = 20$.

Danach führt man gegebenenfalls geeignete multiple Vergleiche durch.

Zu jedem $n > 1$ gibt es jeweils mehrere $n \times n$-Quadrate, die die Eigenschaft von Lateinischen Quadraten erfüllen, die also in jeder Zeile und Spalte alle sechs Buchstaben genau einmal enthalten. Man sollte sich daher per Zufallsauswahl für die im Versuch benötigten Lateinischen Quadrate entscheiden. Liegen keine Tabellen mit verschiedenen Lateinischen Quadraten vor, so kann man ein beliebiges LQ aufschreiben und sich durch zufälliges Vertauschen der Zeilen und der Spalten neue LQ's konstruieren.

Beispiel: Aus einem 5×5-LQ konstruieren wir durch zufälliges Zeilen- und Spaltenvertauschen ein neues LQ. Beim Zeilenvertauschen ist z. B. die 1. Zeile nach unten, die 3. Zeile nach oben gekommen. Beim Spaltenvertauschen ist die 4. Zeile (des mittleren Quadrates) ganz nach links (im randomisierten Quadrat) gerückt.

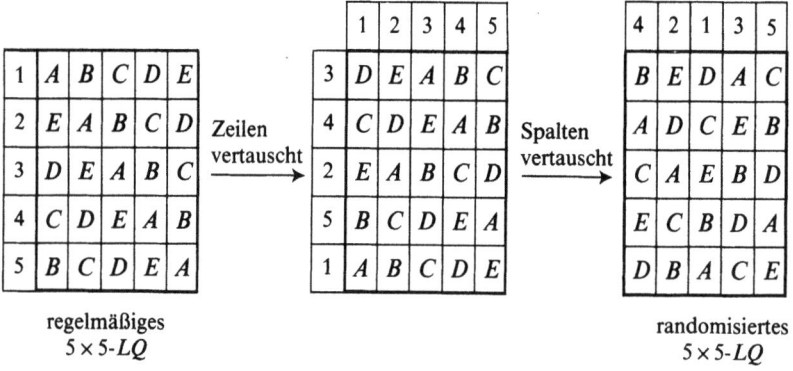

regelmäßiges 5×5-LQ

randomisiertes 5×5-LQ

Die zufällige Zeilen- und Spaltenvertauschung erfolgt mit Hilfe von Zufallszahlen, vgl. Bsp. 2, Abschn. 22.2.3.

22.3.3 Mehrfaktorielle Versuche

Als fünften Grundsatz der Versuchsplanung hatten wir empfohlen, im Falle mehrerer interessierender Einflußfaktoren einem mehrfaktoriellen Versuch den Vorzug vor entsprechend vielen einfaktoriellen Versuchen zu geben. Im folgenden Beispiel wird eine solche faktorielle Versuchsanlage beschrieben.

Beispiel: In einem Düngungsversuch mit Gerste sollen die drei Faktoren K (= Kaliumsulfat), N (= Ammoniumsulfat), P (= Superphosphat) in je zwei Stufen (Beigabe, keine Beigabe) untersucht werden. Wir bezeichnen keine Beigabe mit 0, Beigabe von K und N mit KN, nur Beigabe von K mit K, Beigabe von K, N und P mit KNP.

Bei entsprechender Bezeichnung der übrigen möglichen Beigaben erhalten wir folgende acht Kombinationen: 0, K, N, P, KN, KP, NP, KNP. Um diese 8 Beigaben in einem Feldversuch mit einem Lateinischen Quadrat zu untersuchen, wären 64 Parzellen (8 × 8) notwendig. Wir wählen hier stattdessen eine weniger aufwendige Blockanlage und brauchen nur 32 Parzellen. Es werden vier Blöcke (Wiederholung) wie folgt angelegt, und innerhalb der Blöcke wird randomisiert:

Block I								Block II							
N	KN	NP	0	KNP	K	KP	P	0	KNP	KP	K	NP	N	P	KN
KN	0	N	KNP	P	NP	KP	K	0	K	NP	KNP	KN	P	KP	N
Block III								Block IV							

Die statistische Auswertung erfolgt durch eine vierfache Varianzanalyse mit folgender Streuungszerlegung:

Zwischen den K-Beigaben (SQA)   mit $FG=1$.
Zwischen den N-Beigaben (SQB)   mit $FG=1$.
Zwischen den P-Beigaben (SQC)   mit $FG=1$.
Zwischen den Blöcken (SQD)   mit $FG=3$.
Wechselwirkungen:
   K- und N-Beigaben   mit $FG=1$.
   K- und P-Beigaben   mit $FG=1$.
   N- und P-Beigaben   mit $FG=1$.
   K-, N- und P-Beigaben   mit $FG=1$.
Reststreuung (SQR)   mit $FG=21$.

Will man die mittleren Erhöhungen (bzw. Verminderungen) der verschiedenen Beigabe-Kombinationen zahlenmäßig angeben, läßt sich das über Lineare Kontraste berechnen. So gibt der Kontrast

$$L_N = (N + KN + NP + KNP) - (0 + K + P + KP)$$

die mittlere Erhöhung durch N-Beigabe an, entsprechend lassen sich L_K, L_P, L_{KP}, L_{NP}, L_{KN} und L_{KNP} konstruieren.

Bei mehr als zwei Stufen pro Faktor (d.h. $n>2$) können nach der Varianzanalyse noch multiple Vergleiche durchgeführt werden, z.B. unter Verwendung der aufgeführten Linearen Kontraste.

Bemerkung: Im Düngungsbeispiel waren $m=3$ Faktoren mit je $n=2$ Faktorstufen zu untersuchen. Die Anzahl möglicher Kombinationen blieb noch überschaubar. Allgemein hat ein Versuch mit m Faktoren und n Stufen genau n^m mögliche Kombinationen. Ist diese Zahl groß und ist man nicht an allen möglichen Wechselwirkungen, sondern nur an den Haupteffekten und einigen Wechselwirkungen interessiert, so läßt sich durch geeignetes Weglassen von Kombinationen der Versuchsaufwand reduzieren, wobei trotzdem die gewünschten Fragen untersucht werden können („Vermengung").

22.4 Zur Wahl des Stichprobenumfangs

Eine letzte wichtige Frage, die in der Phase der Versuchsplanung zu entscheiden ist, wollen wir abschließend kurz behandeln. Es geht um die Frage, wie groß man die Anzahl n der Wiederholungen wählen soll. Der Wunsch nach möglichst genauen und abgesicherten Ergebnissen läßt sich umso eher verwirklichen, je größer man den Stichprobenumfang wählt. Demgegenüber verlangt der Zwang zur Wirtschaftlichkeit eine möglichst sparsame Planung und steht somit der Wahl eines großen Stichprobenumfangs entgegen. Sind nun gewisse Vorinformationen gegeben, so kann die Statistik bei der Wahl eines sinnvollen Stichprobenumfangs recht brauchbare Hilfestellung leisten.

Die Entscheidung, welches n am besten zu nehmen ist, hängt natürlich von der vorliegenden Testsituation ab, d.h. man muß z.B. klären,

- ob zwei experimentelle Mittelwerte vorliegen, die verglichen werden sollen
- ob nur ein experimenteller Mittelwert vorliegt, der mit einem theoretischen Wert zu vergleichen ist
- ob bei Vorliegen zweier Grundgesamtheiten von homogenen Varianzen ausgegangen werden kann.

Wir wollen zunächst die zugrundeliegende Idee zur Bestimmung des optimalen Stichprobenumfangs genauer darstellen, und zwar für den Vergleich zweier normalverteilter Gesamtheiten mit homogenen Varianzen. Dann werden für einige weitere Testsituationen geeignete Formeln angegeben. Schließlich soll noch auf das Ablesen des gesuchten Stichprobenumfangs aus Nomogrammen eingegangen werden.

22.4.1 Grundgedanken zur Bestimmung des Stichprobenumfangs

Die Testsituation sei wie folgt: Man plant aus zwei normalverteilten Grundgesamtheiten X und Y je eine Stichprobe vom Umfang n zu entnehmen. Als *Vorinformation* aus eigenen Vorversuchen oder aus der Literatur ist für die (homogenen) Varianzen von X und Y ein Schätzwert für s bekannt. Das auszuführende Experiment soll klären, ob die Mittelwerte μ_x und μ_y als verschieden angesehen werden müssen oder nicht. Bis hier entspricht das Gesagte ganz der Situation, wie wir sie schon früher für den t-Test beschrieben haben, vgl. Abschn. 9.1.2. Um nun einen geeigneten Stichprobenumfang ermitteln zu können, wollen wir zusätzlich vereinbaren, daß uns Unterschiede δ zwischen μ_x und μ_y nicht interessieren, wenn sie kleiner als eine festzulegende Zahl Δ sind. Das heißt, *falls die Mittelwerte μ_x und μ_y so nah beieinander liegen, daß $\mu_x - \mu_y < \Delta$ ist, dann wird dieser kleine Mittelwertunterschied für die Fragestellung des Experiments als nicht mehr relevant erachtet.*

Beispiel: Liegen in einem Versuch die mittleren Erträge $\mu_x = 86.3$ kg und $\mu_y = 85.7$ kg vor, so wird die vergleichsweise kleine Mittelwertdifferenz $\delta = 0.6$ kg kaum von Interesse sein.

Bemerkung: Die Festlegung solch einer Zahl Δ wird also oft auch von der Größenordnung von μ_x und μ_y abhängen. Man kann daher diese *kleinste interessierende Differenz* Δ auch in % bzgl. des einen der Mittelwerte angeben. Gibt man Δ in % an, so sollte s ebenfalls in %, also in Form des Variationskoeffizienten (vgl. Abschn. 4.2.3) angegeben sein, weil dann die folgenden Formeln (siehe weiter unten) direkt verwendbar sind.

Beispiel: Im letzten Beispiel hatten wir bei $\mu_x = 86.3$ eine Differenz $\delta = 0.6$ kg als unwichtig gewertet, da sie in Bezug zu μ_x weniger als 1% beträgt. Die gleiche Größe $\delta = 0.6$ kg kann aber in anderen Fällen durchaus als bedeutende Abweichung angesehen werden: Kauft man im Lebensmittelladen 2.5 kg Kartoffeln und stellt fest, daß tatsächlich nur 1.9 kg in der Packung sind, so wird man über diese Differenz von $\delta = 0.6$ kg nicht einfach hinwegsehen wollen. Gibt man Δ in % an, also etwa $\Delta = 2\%$, so bedeutet das für $\mu_x = 86.3$ kg, daß man Mittelwertunterschiede kleiner als $\Delta = 1.73$ kg vernachlässigt. Im Kartoffelbeispiel ist man dagegen nur bereit, über Gewichtsunterschiede von $\Delta = 50$ g pro 2.5 kg-Packung hinwegzusehen.

Nachdem die Bedingungen und Voraussetzungen unseres Versuches benannt sind, wollen wir jetzt unsere Wünsche und *Forderungen* an das gesuchte n formulieren:
Wir fordern vom gesuchten Stichprobenumfang n, daß

(1) das Fehlerrisiko 1. Art wie gewohnt α betrage,

(2) gleichzeitig das Fehlerrisiko 2. Art für alle wahren Mittelwertunterschiede δ, die größer als Δ sind, nicht größer als β wird.

Das heißt, wir wünschen z. B. für $\alpha = \beta = 5\%$ den Stichprobenumfang gerade so groß, daß der *t*-Test einerseits

- bei Gleichheit der Mittelwerte *nur in 5%* der Fälle zur *ungerechtfertigten Verwerfung* von H_0 führt; und andererseits
- bei Unterschieden zwischen den Mittelwerten, die größer als das festgelegte Δ sind, *nur in höchstens 5%* der Fälle zu einer *ungerechtfertigten Beibehaltung* von H_0 führt.

Um Forderung (1) zu erfüllen, betrachten wir die Formel für den kritischen Wert *K*, wie wir sie dem *t*-Test für zwei unabhängige Mittelwerte $\bar{x}, \bar{y}$ entnehmen können. *K* entspricht hier dem Wert *GD*, wobei $\sqrt{MQI} = s$ gesetzt ist (zur Herleitung vgl. Abschn. 15.1.2).

$$K = \frac{\sqrt{2} \cdot s}{\sqrt{n}} \cdot t_{Tab}(FG; \alpha) \qquad \text{(Gl. 22.1),}$$

wobei $n = n_x = n_y$ der gesuchte Stichprobenumfang,
$s = s_x = s_y$ die Standardabweichung,
$FG = 2n - 2$ der Freiheitsgrad,
$t_{Tab}(FG; \alpha)$ aus der **t-Tabelle**, (*zweiseitig*).

Der kritische Wert *K* ist die größte Differenz $|\bar{x} - \bar{y}|$, bei der die Nullhypothese noch beibehalten wird. Graphisch läßt sich das bisherige wie folgt veranschaulichen:

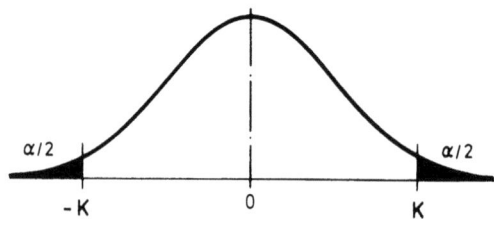

Abb. 22.1: Verteilung der Mittelwertdifferenzen der Stichproben von *X* und *Y* unter der Annahme der Gleichheit von μ_x und μ_y, d.h. $\delta = \mu_x - \mu_y = 0$. Die schwarzen Flächen repräsentieren die Wahrscheinlichkeit, experimentell einen Unterschied zu erhalten, der größer als *K* bzw. kleiner als $-K$ ist.

Mit (Gl. 22.1) haben wir Forderung (1) erfüllt, jetzt wollen wir uns Forderung (2) zuwenden. Dazu gehen wir davon aus, daß die wahre Differenz $\delta = \mu_x - \mu_y$ gleich der von uns festgelegten Zahl Δ ist. Für diesen Fall $\delta = \Delta$ verteilen sich die experimentellen Mittelwertdifferenzen nicht um 0 (wie in Abb. 22.1) sondern um Δ (wie in Abb. 22.2). Der kri-

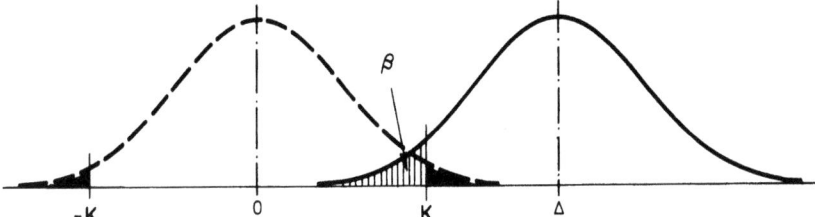

Abb. 22.2: Die durchgezogene Glockenkurve stellt die Verteilung der Mittelwertdifferenzen $\bar{x}-\bar{y}$ dar, falls für die wahre Differenz $\delta = \mu_x - \mu_y$ gilt, daß $\delta = \Delta$ ist. Der zur Erfüllung von Forderung (1) ermittelte Wert K (bzw. $-K$, falls $\Delta < 0$) schneidet einseitig die Fläche β ab. Die gestrichelte Kurve ist die in Abb. 22.1 beschriebene Verteilung.

tische Wert K schneidet nun von der Verteilung *nur auf einer Seite* eine Fläche ab, diese stellt den β-Fehler dar.

Ist nun β vorgegeben, so ergibt sich für $\Delta > 0$ folgende Gleichung

$$\Delta - K = \frac{\sqrt{2} \cdot s}{\sqrt{n}} \cdot t^*_{Tab}(FG;\beta).$$

Wir formen um in

$$K = \Delta - \frac{\sqrt{2} \cdot s}{\sqrt{n}} \cdot t^*_{Tab}(FG;\beta) \qquad \text{(Gl. 22.2)},$$

wobei diesmal $t^*_{Tab}(FG;\beta)$ in der t-Tabelle für *einseitige* Fragestellung abzulesen ist, was hier durch „*" gekennzeichnet ist.

Fassen wir (Gl. 22.1) und (Gl. 22.2) zusammen, so ergibt sich

$$\frac{\sqrt{2} \cdot s}{\sqrt{n}} \cdot t_{Tab}(FG;\alpha) = \Delta - \frac{\sqrt{2} \cdot s}{\sqrt{n}} \cdot t^*_{Tab}(FG;\beta).$$

Und daraus erhält man mit $FG = 2n - 2$ für den gesuchten Stichprobenumfang n die folgende Bedingung.

$$n = 2 \cdot \left(\frac{s}{\Delta}\right)^2 \cdot [t_{Tab}(2n-2;\alpha) + t^*_{Tab}(2n-2;\beta)]^2 \qquad \text{(Gl. 22.3)}.$$

Da alle größeren n unsere Forderungen (1) und (2) ebenfalls erfüllen, dürfen wir in Gl. 22.3 das „=" durch „≥" ersetzen.

Bemerkung: Da in Gleichung (Gl. 22.3) das gesuchte n auf beiden Seiten vorkommt, und sich auch nicht auf eine Seite der Gleichung bringen läßt, muß das n durch schrittweises Vorgehen (Iteration) bestimmt werden:

Zunächst setzt man irgendein n als Startwert für die Berechnung der rechten Seite ein, so erhält man für die linke Seite der Ungleichung einen Wert für n, dieses neue n setzt man in die rechte Seite ein, um mit den entsprechenden t_{Tab}-Werten wiederum ein n zu berechnen. Man tut das so lange, bis sich die Werte von n kaum mehr ändern.

Beispiel: Das Körpergewicht von Männern und Frauen wird untersucht, als Vorinformation übernimmt man $s = 5$ kg. Gewichtsunterschiede unter 4 kg seien nicht mehr von Interesse. Es sei $\alpha = 5\%$ und man möchte mit der Wahrscheinlichkeit $(1-\beta) = 95\%$ Mittelwertdifferenzen von $\Delta = 4$ kg noch aufdecken.

$n = 20$: rechte Seite $= 2 \cdot \left(\dfrac{5}{4}\right)^2 \cdot [t_{Tab}(38; 5\%) + t^*_{Tab}(38; 5\%)]^2$

$\qquad\qquad\qquad\quad = 3.125 \cdot [2.02 + 1.69]^2 = 42.8$, **also $n = 43$**.

$n = 43$: rechte Seite $= 2 \cdot \left(\dfrac{5}{4}\right)^2 \cdot [t_{Tab}(84; 5\%) + t^*_{Tab}(84; 5\%)]^2$

$\qquad\qquad\qquad\quad = 3.125 \cdot [1.99 + 1.66]^2 = 41.7$, **also $n = 42$**.

Man wählt für den Versuch einen Stichprobenumfang $n_x = n_y = 42$.

22.4.2 Formeln zum Stichprobenumfang beim t-Test

Die folgenden Formeln sind nützliche Anhaltspunkte bei der Wahl des Stichprobenumfangs. Die untersuchten Grundgesamtheiten werden dabei als normalverteilt vorausgesetzt.

(A) Vergleich des Mittelwertes $\bar{x}$ einer Stichprobe mit einem theoretischen Wert μ_T:

$$n \geq \left(\frac{s}{\Delta}\right)^2 \cdot [t(n-1; \alpha) + t^*(n-1; \beta)]^2$$

(B) Vergleich zweier Mittelwerte $\bar{x}, \bar{y}$ aus zwei Stichproben mit gleicher Standardabweichung

$$n \geq 2 \cdot \left(\frac{s}{\Delta}\right)^2 \cdot [t(2n-2; \alpha) + t^*(2n-2; \beta)]^2$$

(C) Vergleich zweier Mittelwerte $\bar{x}, \bar{y}$ aus zwei Stichproben mit verschiedenen Standardabweichungen $s_x \neq s_y$.

$$n_y \geq \frac{s_x \cdot s_y + s_y^2}{\Delta^2} \cdot [t(2n_y - 2; \alpha) + t^*(2n_y - 2; \beta)]^2$$

$$n_x \geq \frac{s_x}{s_y} \cdot n_y$$

wobei n, n_x, n_y die gesuchten Stichprobenumfänge,
 s, s_x, s_y aus Vorinformationen bekannte Varianzschätzwerte,
 Δ die kleinste interessierende Differenz, die noch mit Wahrscheinlichkeit $(1-\beta)$ aufgedeckt werden soll,
 α (bzw β) das Risiko 1. Art (bzw. 2. Art)
 $t(FG;\alpha)$ soll aus einer t-Tabelle für *zweiseitige* Fragestellung entnommen werden,
 $t^*(FG;\beta)$ soll aus einer t-Tabelle für *einseitige* Fragestellung entnommen werden.

Bei Varianzanalyse wähle $s = \sqrt{MQI}$ mit zugehörigem FG.

22.4.3 Nomogramme

In der Literatur findet man statt obiger Formeln häufig die schon berechneten Werte in Tafeln zusammengestellt oder graphisch in *Nomogrammen*. Aus Nomogrammen kann man den geeigneten Stichprobenumfang n bequem ablesen:

Beispiel: Sei wieder $\alpha = 5\%$, $\beta = 5\%$, $\Delta = 4$ kg, $s = 5$ kg, dann ist $\frac{s}{\Delta} = \frac{5}{4} = 1.25$. Geht man beim Abszissenwert von 1.25 hoch bis zur Kurve $\beta = 0.05 = 5\%$, so kann man am Schnittpunkt den Wert für n ablesen (n = 42).

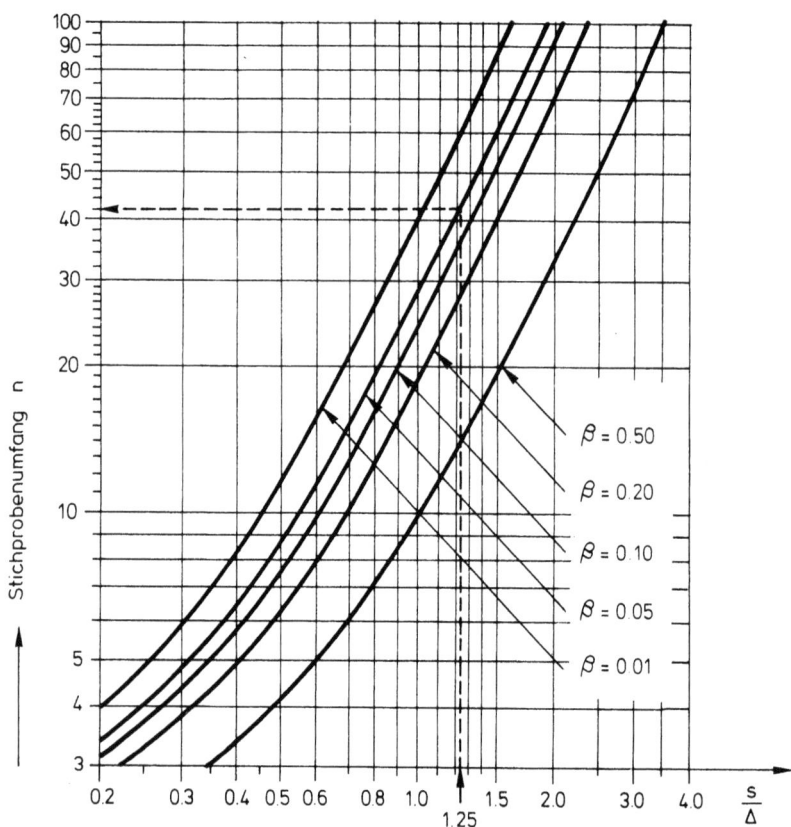

Abb. 22.3: Nomogramm zur Bestimmung des Stichprobenumfangs n zweier Stichproben, die mit dem t-Test auf Mittelwertunterschiede geprüft werden sollen, unter der Bedingung gleicher Varianzen und einem $\alpha = 5\%$.

Literaturhinweise

a) Bücher zu den mathematischen Grundlagen
BATSCHELET, E.: Einführung in die Mathematik für Biologen
　Springer Verlag, Berlin (1980)
GELLERT, W. u. a. (Herausgeber): Großes Handbuch der Mathematik
　Buch und Zeit Verlagsgemeinschaft, Köln (1967)

b) Weiterführende Bücher zur Statistik und Versuchsplanung
COCHRAN, W.; COX, G.: Experimental Design
　John Wiley & Sons, New York (1957)
KREYSZIG, E.: Statistische Methoden und ihre Anwendungen
　Vandenhoeck & Ruprecht, Göttingen (1965)
LIENERT, G. A.: Verteilungsfreie Methoden in der Biostatistik, Bd I
　Verlag Anton Hain, Meisenheim (1973)
LINDER, A.: Planen und Auswerten von Versuchen
　Birkhäuser Verlag, Basel (1969)
MUDRA, A.: Statistische Methoden für landwirtschaftliche Versuche
　Paul Parey, Berlin (1958)
SACHS, L.: Angewandte Statistik
　Springer-Verlag, Berlin (1974)
SIEGEL, S.: Nichtparametrische Statistik
　Fachbuchverlag für Psychologie, Frankfurt (1976)
SNEDECOR, G.; COCHRAN, W.: Statistical Methods
　The Iowa State Univers. Press, Ames (1980)
SOKAL, R.; ROHLF, J.: Biometry
　W. H. Freeman, San Francisco (1981)
WEBER, E.: Grundriß der biologischen Statistik
　G. Fischer Verlag, Stuttgart (1980)

Tabellen-Anhang

Die Tabellen wurden mit geringfügigen Änderungen aus Sachs, L.: Angewandte Statistik, Springer Verlag, übernommen.

Tafel I: t-Tabelle

t (FG; α)

FG \ α	0,50	0,20	0,10	0,05	0,02	0,01	0,002	0,001	0,0001
\multicolumn{10}{c}{Irrtumswahrscheinlichkeit α für den zweiseitigen Test}
1	1,000	3,078	6,314	12,706	31,821	63,657	318,309	636,619	6366,198
2	0,816	1,886	2,920	4,303	6,965	9,925	22,327	31,598	99,992
3	0,765	1,638	2,353	3,182	4,541	5,841	10,214	12,924	28,000
4	0,741	1,533	2,132	2,776	3,747	4,604	7,173	8,610	15,544
5	0,727	1,476	2,015	2,571	3,365	4,032	5,893	6,869	11,178
6	0,718	1,440	1,943	2,447	3,143	3,707	5,208	5,959	9,082
7	0,711	1,415	1,895	2,365	2,998	3,499	4,785	5,408	7,885
8	0,706	1,397	1,860	2,306	2,896	3,355	4,501	5,041	7,120
9	0,703	1,383	1,833	2,262	2,821	3,250	4,297	4,781	6,594
10	0,700	1,372	1,812	2,228	2,764	3,169	4,144	4,587	6,211
11	0,697	1,363	1,796	2,201	2,718	3,106	4,025	4,437	5,921
12	0,695	1,356	1,782	2,179	2,681	3,055	3,930	4,318	5,694
13	0,694	1,350	1,771	2,160	2,650	3,012	3,852	4,221	5,513
14	0,692	1,345	1,761	2,145	2,624	2,977	3,787	4,140	5,363
15	0,691	1,341	1,753	2,131	2,602	2,947	3,733	4,073	5,239
16	0,690	1,337	1,746	2,120	2,583	2,921	3,686	4,015	5,134
17	0,689	1,333	1,740	2,110	2,567	2,898	3,646	3,965	5,044
18	0,688	1,330	1,734	2,101	2,552	2,878	3,610	3,922	4,966
19	0,688	1,328	1,729	2,093	2,539	2,861	3,579	3,883	4,897
20	0,687	1,325	1,725	2,086	2,528	2,845	3,552	3,850	4,837
21	0,686	1,323	1,721	2,080	2,518	2,831	3,527	3,819	4,784
22	0,686	1,321	1,717	2,074	2,508	2,819	3,505	3,792	4,736
23	0,685	1,319	1,714	2,069	2,500	2,807	3,485	3,767	4,693
24	0,685	1,318	1,711	2,064	2,492	2,797	3,467	3,745	4,654
25	0,684	1,316	1,708	2,060	2,485	2,787	3,450	3,725	4,619
26	0,684	1,315	1,706	2,056	2,479	2,779	3,435	3,707	4,587
27	0,684	1,314	1,703	2,052	2,473	2,771	3,421	3,690	4,558
28	0,683	1,313	1,701	2,048	2,467	2,763	3,408	3,674	4,530
29	0,683	1,311	1,699	2,045	2,462	2,756	3,396	3,659	4,506
30	0,683	1,310	1,697	2,042	2,457	2,750	3,385	3,646	4,482
32	0,682	1,309	1,694	2,037	2,449	2,738	3,365	3,622	4,441
34	0,682	1,307	1,691	2,032	2,441	2,728	3,348	3,601	4,405
35	0,682	1,306	1,690	2,030	2,438	2,724	3,340	3,591	4,389
36	0,681	1,306	1,688	2,028	2,434	2,719	3,333	3,582	4,374
38	0,681	1,304	1,686	2,024	2,429	2,712	3,319	3,566	4,346
40	0,681	1,303	1,684	2,021	2,423	2,704	3,307	3,551	4,321
42	0,680	1,302	1,682	2,018	2,418	2,698	3,296	3,538	4,298
45	0,680	1,301	1,679	2,014	2,412	2,690	3,281	3,520	4,269
47	0,680	1,300	1,678	2,012	2,408	2,685	3,273	3,510	4,251
50	0,679	1,299	1,676	2,009	2,403	2,678	3,261	3,496	4,228
55	0,679	1,297	1,673	2,004	2,396	2,668	3,245	3,476	4,196
60	0,679	1,296	1,671	2,000	2,390	2,660	3,232	3,460	4,169
70	0,678	1,294	1,667	1,994	2,381	2,648	3,211	3,435	4,127
80	0,678	1,292	1,664	1,990	2,374	2,639	3,195	3,416	4,096
90	0,677	1,291	1,662	1,987	2,368	2,632	3,183	3,402	4,072
100	0,677	1,290	1,660	1,984	2,364	2,626	3,174	3,390	4,053
120	0,677	1,289	1,658	1,980	2,358	2,617	3,160	3,373	4,025
200	0,676	1,286	1,653	1,972	2,345	2,601	3,131	3,340	3,970
500	0,675	1,283	1,648	1,965	2,334	2,586	3,107	3,310	3,922
1000	0,675	1,282	1,646	1,962	2,330	2,581	3,098	3,300	3,906
∞	0,675	1,282	1,645	1,960	2,326	2,576	3,090	3,290	3,891
FG \ α	0,25	0,10	0,05	0,025	0,01	0,005	0,001	0,0005	0,00005
\multicolumn{10}{c}{Irrtumswahrscheinlichkeit α für den einseitigen Test}

Tafel II (a): **F-Tabelle (zweiseitig),** $\alpha = 5\%$

$F_{\nu_2}^{\nu_1}(\alpha)$

ν_1 \ ν_2	1	2	3	4	5	6	7	8	9	10	15	20	30	60	∞
1	647,8	799,5	864,2	899,6	921,8	937,1	948,2	956,7	963,3	968,6	984,9	993,1	1001	1010	1018
2	38,51	39,00	39,17	39,25	39,30	39,33	39,36	39,37	39,39	39,40	39,43	39,45	39,46	39,48	39,50
3	17,44	16,04	15,44	15,10	14,88	14,73	14,62	14,54	14,47	14,42	14,25	14,17	14,08	13,99	13,90
4	12,22	10,65	9,98	9,60	9,36	9,20	9,07	8,98	8,90	8,84	8,66	8,56	8,46	8,36	8,26
5	10,01	8,43	7,76	7,39	7,15	6,98	6,85	6,76	6,68	6,62	6,43	6,33	6,23	6,12	6,02
6	8,81	7,26	6,60	6,23	5,99	5,82	5,70	5,60	5,52	5,46	5,27	5,17	5,07	4,96	4,85
7	8,07	6,54	5,89	5,52	5,29	5,12	4,99	4,90	4,82	4,76	4,57	4,47	4,36	4,25	4,14
8	7,57	6,06	5,42	5,05	4,82	4,65	4,53	4,43	4,36	4,30	4,10	4,00	3,89	3,78	3,67
9	7,21	5,71	5,08	4,72	4,48	4,32	4,20	4,10	4,03	3,96	3,77	3,67	3,56	3,45	3,33
10	6,94	5,46	4,83	4,47	4,24	4,07	3,95	3,85	3,78	3,72	3,52	3,42	3,31	3,20	3,08
11	6,72	5,26	4,63	4,28	4,04	3,88	3,76	3,66	3,59	3,53	3,33	3,23	3,12	3,00	2,88
12	6,55	5,10	4,47	4,12	3,89	3,73	3,61	3,51	3,44	3,37	3,18	3,07	2,96	2,85	2,72
13	6,41	4,97	4,35	4,00	3,77	3,60	3,48	3,39	3,31	3,25	3,05	2,95	2,84	2,72	2,60
14	6,30	4,86	4,24	3,89	3,66	3,50	3,38	3,29	3,21	3,15	2,95	2,84	2,73	2,61	2,49
15	6,20	4,77	4,15	3,80	3,58	3,41	3,29	3,20	3,12	3,06	2,86	2,76	2,64	2,52	2,40
16	6,12	4,69	4,08	3,73	3,50	3,34	3,22	3,12	3,05	2,99	2,79	2,68	2,57	2,45	2,32
17	6,04	4,62	4,01	3,66	3,44	3,28	3,16	3,06	2,98	2,92	2,72	2,62	2,50	2,38	2,25
18	5,98	4,56	3,95	3,61	3,38	3,22	3,10	3,01	2,93	2,87	2,67	2,56	2,44	2,32	2,19
19	5,92	4,51	3,90	3,56	3,33	3,17	3,05	2,96	2,88	2,82	2,62	2,51	2,39	2,27	2,13
20	5,87	4,46	3,86	3,51	3,29	3,13	3,01	2,91	2,84	2,77	2,57	2,46	2,35	2,22	2,09
21	5,83	4,42	3,82	3,48	3,25	3,09	2,97	2,87	2,80	2,73	2,53	2,42	2,31	2,18	2,04
22	5,79	4,38	3,78	3,44	3,22	3,05	2,93	2,84	2,76	2,70	2,50	2,39	2,27	2,14	2,00
23	5,75	4,35	3,75	3,41	3,18	3,02	2,90	2,81	2,73	2,67	2,47	2,36	2,24	2,11	1,97
24	5,72	4,32	3,72	3,38	3,15	2,99	2,87	2,78	2,70	2,64	2,44	2,33	2,21	2,08	1,94
25	5,69	4,29	3,69	3,35	3,13	2,97	2,85	2,75	2,68	2,61	2,41	2,30	2,18	2,05	1,91
26	5,66	4,27	3,67	3,33	3,10	2,94	2,82	2,73	2,65	2,59	2,39	2,28	2,16	2,03	1,88
27	5,63	4,24	3,65	3,31	3,08	2,92	2,80	2,71	2,63	2,57	2,36	2,25	2,13	2,00	1,85
28	5,61	4,22	3,63	3,29	3,06	2,90	2,78	2,69	2,61	2,55	2,34	2,23	2,11	1,98	1,83
29	5,59	4,20	3,61	3,27	3,04	2,88	2,76	2,67	2,59	2,53	2,32	2,21	2,09	1,96	1,81
30	5,57	4,18	3,59	3,25	3,03	2,87	2,75	2,65	2,57	2,51	2,31	2,20	2,07	1,94	1,79
40	5,42	4,05	3,46	3,13	2,90	2,74	2,62	2,53	2,45	2,39	2,18	2,07	1,94	1,80	1,64
60	5,29	3,93	3,34	3,01	2,79	2,63	2,51	2,41	2,33	2,27	2,06	1,94	1,82	1,67	1,48
120	5,15	3,80	3,23	2,89	2,67	2,52	2,39	2,30	2,22	2,16	1,94	1,82	1,69	1,53	1,31
∞	5,02	3,69	3,12	2,79	2,57	2,41	2,29	2,19	2,11	2,05	1,83	1,71	1,57	1,39	1,00

Tafel II (b): **F-Tabelle (einseitig),** $\alpha = 5\%$

$$F_{\nu_2}^{\nu_1}(\alpha)$$

$\nu_2 \backslash \nu_1$	1	2	3	4	5	6	7	8	9	10	12	15	20	30	60	∞
1	161,4	199,5	215,7	224,6	230,2	234,0	236,8	238,9	240,5	241,9	243,9	245,9	248,0	250,1	252,2	254,3
2	18,51	19,00	19,16	19,25	19,30	19,33	19,35	19,37	19,38	19,40	19,41	19,43	19,45	19,46	19,48	19,50
3	10,13	9,55	9,28	9,12	9,01	8,94	8,89	8,85	8,81	8,79	8,74	8,70	8,66	8,62	8,57	8,53
4	7,71	6,94	6,59	6,39	6,26	6,16	6,09	6,04	6,00	5,96	5,91	5,86	5,80	5,75	5,69	5,63
5	6,61	5,79	5,41	5,19	5,05	4,95	4,88	4,82	4,77	4,74	4,68	4,62	4,56	4,50	4,43	4,36
6	5,99	5,14	4,76	4,53	4,39	4,28	4,21	4,15	4,10	4,06	4,00	3,94	3,87	3,81	3,74	3,67
7	5,59	4,74	4,35	4,12	3,97	3,87	3,79	3,73	3,68	3,64	3,57	3,51	3,44	3,38	3,30	3,23
8	5,32	4,46	4,07	3,84	3,69	3,58	3,50	3,44	3,39	3,35	3,28	3,22	3,15	3,08	3,01	2,93
9	5,12	4,26	3,86	3,63	3,48	3,37	3,29	3,23	3,18	3,14	3,07	3,01	2,94	2,86	2,79	2,71
10	4,96	4,10	3,71	3,48	3,33	3,22	3,14	3,07	3,02	2,98	2,91	2,85	2,77	2,70	2,62	2,54
11	4,84	3,98	3,59	3,36	3,20	3,09	3,01	2,95	2,90	2,85	2,79	2,72	2,65	2,57	2,49	2,40
12	4,75	3,89	3,49	3,26	3,11	3,00	2,91	2,85	2,80	2,75	2,69	2,62	2,54	2,47	2,38	2,30
13	4,67	3,81	3,41	3,18	3,03	2,92	2,83	2,77	2,71	2,67	2,60	2,53	2,46	2,38	2,30	2,21
14	4,60	3,74	3,34	3,11	2,96	2,85	2,76	2,70	2,65	2,60	2,53	2,46	2,39	2,31	2,22	2,13
15	4,54	3,68	3,29	3,06	2,90	2,79	2,71	2,64	2,59	2,54	2,48	2,40	2,33	2,25	2,16	2,07
16	4,49	3,63	3,24	3,01	2,85	2,74	2,66	2,59	2,54	2,49	2,42	2,35	2,28	2,19	2,11	2,01
17	4,45	3,59	3,20	2,96	2,81	2,70	2,61	2,55	2,49	2,45	2,38	2,31	2,23	2,15	2,06	1,96
18	4,41	3,55	3,16	2,93	2,77	2,66	2,58	2,51	2,46	2,41	2,34	2,27	2,19	2,11	2,02	1,92
19	4,38	3,52	3,13	2,90	2,74	2,63	2,54	2,48	2,42	2,38	2,31	2,23	2,16	2,07	1,98	1,88
20	4,35	3,49	3,10	2,87	2,71	2,60	2,51	2,45	2,39	2,35	2,28	2,20	2,12	2,04	1,95	1,84
21	4,32	3,47	3,07	2,84	2,68	2,57	2,49	2,42	2,37	2,32	2,25	2,18	2,10	2,01	1,92	1,81
22	4,30	3,44	3,05	2,82	2,66	2,55	2,46	2,40	2,34	2,30	2,23	2,15	2,07	1,98	1,89	1,78
23	4,28	3,42	3,03	2,80	2,64	2,53	2,44	2,37	2,32	2,27	2,20	2,13	2,05	1,96	1,86	1,76
24	4,26	3,40	3,01	2,78	2,62	2,51	2,42	2,36	2,30	2,25	2,18	2,11	2,03	1,94	1,84	1,73
25	4,24	3,39	2,99	2,76	2,60	2,49	2,40	2,34	2,28	2,24	2,16	2,09	2,01	1,92	1,82	1,71
26	4,23	3,37	2,98	2,74	2,59	2,47	2,39	2,32	2,27	2,22	2,15	2,07	1,99	1,90	1,80	1,69
27	4,21	3,35	2,96	2,73	2,57	2,46	2,37	2,31	2,25	2,20	2,13	2,06	1,97	1,88	1,79	1,67
28	4,20	3,34	2,95	2,71	2,56	2,45	2,36	2,29	2,24	2,19	2,12	2,04	1,96	1,87	1,77	1,65
29	4,18	3,33	2,93	2,70	2,55	2,43	2,35	2,28	2,22	2,18	2,10	2,03	1,94	1,85	1,75	1,64
30	4,17	3,32	2,92	2,69	2,53	2,42	2,33	2,27	2,21	2,16	2,09	2,01	1,93	1,84	1,74	1,62
40	4,08	3,23	2,84	2,61	2,45	2,34	2,25	2,18	2,12	2,08	2,00	1,92	1,84	1,74	1,64	1,51
60	4,00	3,15	2,76	2,53	2,37	2,25	2,17	2,10	2,04	1,99	1,92	1,84	1,75	1,65	1,53	1,39
120	3,92	3,07	2,68	2,45	2,29	2,17	2,09	2,02	1,96	1,91	1,83	1,75	1,66	1,55	1,43	1,25
∞	3,84	3,00	2,60	2,37	2,21	2,10	2,01	1,94	1,88	1,83	1,75	1,67	1,57	1,46	1,32	1,00

Tafel III: U-Tabelle, zweiseitig

$U(n_1, n_2; \alpha)$

$\alpha = 5\%$

n_2 \ n_1	1	2	3	4	5	6	7	8	9	10	11	12	13	14	15	16	17	18	19	20
1	–	–	–	–	–	–	–	–	–	–	–	–	–	–	–	–	–	–	–	–
2	–	–	–	–	–	–	–	–	–	–	–	–	–	–	–	–	–	–	–	–
3	–	–	–	–	–	–	–	–	–	–	–	–	–	–	–	–	–	–	–	–
4	–	–	–	0	–	–	–	–	–	–	–	–	–	–	–	–	–	–	–	–
5	–	–	0	1	2	–	–	–	–	–	–	–	–	–	–	–	–	–	–	–
6	–	–	1	2	3	5	–	–	–	–	–	–	–	–	–	–	–	–	–	–
7	–	–	1	3	5	6	8	–	–	–	–	–	–	–	–	–	–	–	–	–
8	–	0	2	4	6	8	10	13	–	–	–	–	–	–	–	–	–	–	–	–
9	–	0	2	4	7	10	12	15	17	–	–	–	–	–	–	–	–	–	–	–
10	–	0	3	5	8	11	14	17	20	23	–	–	–	–	–	–	–	–	–	–
11	–	0	3	6	9	13	16	19	23	26	30	–	–	–	–	–	–	–	–	–
12	–	1	4	7	11	14	18	22	26	29	33	37	–	–	–	–	–	–	–	–
13	–	1	4	8	12	16	20	24	28	33	37	41	45	–	–	–	–	–	–	–
14	–	1	5	9	13	17	22	26	31	36	40	45	50	55	–	–	–	–	–	–
15	–	1	5	10	14	19	24	29	34	39	44	49	54	59	64	–	–	–	–	–
16	–	1	6	11	15	21	26	31	37	42	47	53	59	64	70	75	–	–	–	–
17	–	2	6	11	17	22	28	34	39	45	51	57	63	67	75	81	87	–	–	–
18	–	2	7	12	18	24	30	36	42	48	55	61	67	74	80	86	93	99	–	–
19	–	2	7	13	19	25	32	38	45	52	58	65	72	78	85	92	99	106	113	–
20	–	2	8	14	20	27	34	41	48	55	62	69	76	83	90	98	105	112	119	127
21	–	3	8	15	22	29	36	43	50	58	65	73	80	88	96	103	111	119	126	134
22	–	3	9	16	23	30	38	45	53	61	69	77	85	93	101	109	117	125	133	141
23	–	3	9	17	24	32	40	48	56	64	73	81	89	98	106	115	123	132	140	149
24	–	3	10	17	25	33	42	50	59	67	76	85	94	102	111	120	129	138	147	156
25	–	3	10	18	27	35	44	53	62	71	80	89	98	107	117	126	135	145	154	163
26	–	4	11	19	28	37	46	55	64	74	83	93	102	112	122	132	141	151	161	171
27	–	4	11	20	29	38	48	57	67	77	87	97	107	117	127	137	147	158	168	178
28	–	4	12	21	30	40	50	60	70	80	90	101	111	122	132	143	154	164	175	186
29	–	4	13	22	32	42	52	62	73	83	94	105	116	127	138	149	160	171	182	193
30	–	5	13	23	33	43	54	65	76	87	98	109	120	131	143	154	166	177	189	200
31	–	5	14	24	34	45	56	67	78	90	101	113	125	136	148	160	172	184	196	208
32	–	5	14	24	35	46	58	69	81	93	105	117	129	141	153	166	178	190	203	215
33	–	5	15	25	37	48	60	72	84	96	108	121	133	146	159	171	184	197	210	222
34	–	5	15	26	38	50	62	74	87	99	112	125	138	151	164	177	190	203	217	230
35	–	6	16	27	39	51	64	77	89	103	116	129	142	156	169	183	196	210	224	237
36	–	6	16	28	40	53	66	79	92	106	119	133	147	161	174	188	202	216	231	245
37	–	6	17	29	41	55	68	81	95	109	123	137	151	165	180	194	209	223	238	252
38	–	6	17	30	43	56	70	84	98	112	127	141	156	170	185	200	215	230	245	259
39	–	7	18	31	44	58	72	86	101	115	130	145	160	175	190	206	221	236	252	267
40	0	7	18	31	45	59	74	89	103	119	134	149	165	180	196	211	227	243	258	274

$\alpha = 1\%$

n_2 \ n_1	1	2	3	4	5	6	7	8	9	10	11	12	13	14	15	16	17	18	19	20
1	–	–	–	–	–	–	–	–	–	–	–	–	–	–	–	–	–	–	–	–
2	–	–	–	–	–	–	–	–	–	–	–	–	–	–	–	–	–	–	–	–
3	–	–	–	–	–	–	–	–	–	–	–	–	–	–	–	–	–	–	–	–
4	–	–	–	–	–	–	–	–	–	–	–	–	–	–	–	–	–	–	–	–
5	–	–	–	–	0	–	–	–	–	–	–	–	–	–	–	–	–	–	–	–
6	–	–	–	–	1	2	–	–	–	–	–	–	–	–	–	–	–	–	–	–
7	–	–	–	–	1	3	4	–	–	–	–	–	–	–	–	–	–	–	–	–
8	–	–	–	1	2	4	6	7	–	–	–	–	–	–	–	–	–	–	–	–
9	–	–	–	1	3	5	7	9	11	–	–	–	–	–	–	–	–	–	–	–
10	–	–	–	2	4	6	9	11	13	16	–	–	–	–	–	–	–	–	–	–
11	–	–	–	2	5	7	10	13	16	18	21	–	–	–	–	–	–	–	–	–
12	–	–	1	3	6	9	12	15	18	21	24	27	–	–	–	–	–	–	–	–
13	–	–	1	3	7	10	13	17	20	24	27	31	34	–	–	–	–	–	–	–
14	–	–	1	4	7	11	15	18	22	26	30	34	38	42	–	–	–	–	–	–
15	–	–	2	5	8	12	16	20	24	29	33	37	42	46	51	–	–	–	–	–
16	–	–	2	5	9	13	18	22	27	31	36	41	45	50	55	60	–	–	–	–
17	–	–	2	6	10	15	19	24	29	34	39	44	49	54	60	65	70	–	–	–
18	–	–	2	6	11	16	21	26	31	37	42	47	53	58	64	70	75	81	–	–
19	–	0	3	7	12	17	22	28	33	39	45	51	56	63	69	74	81	87	93	–
20	–	0	3	8	13	18	24	30	36	42	48	54	60	67	73	79	86	92	99	105
21	–	0	3	8	14	19	25	32	38	44	51	58	64	71	78	84	91	98	105	112
22	–	0	4	9	14	21	27	33	40	47	54	61	68	75	82	89	96	104	111	118
23	–	0	4	9	15	22	29	35	43	50	57	64	72	79	87	94	102	109	117	125
24	–	0	4	10	16	23	30	37	45	52	60	68	75	83	91	99	107	115	123	131
25	–	0	5	11	17	24	32	39	47	55	63	71	79	87	96	104	112	121	129	138
26	–	1	5	11	18	26	33	41	49	58	66	74	83	91	100	109	118	127	135	144
27	–	1	5	12	19	27	35	43	52	60	69	78	87	96	105	114	123	132	142	151
28	–	1	6	12	20	28	36	45	54	63	72	81	91	100	109	119	128	138	148	157
29	–	1	6	13	21	29	38	47	56	66	75	85	94	104	114	124	134	144	154	164
30	–	1	6	13	22	31	40	49	58	68	78	88	98	108	118	129	139	150	160	171
31	–	1	7	14	23	32	41	51	61	71	81	92	102	113	123	134	145	156	166	177
32	–	1	7	15	24	33	43	53	63	74	84	95	106	117	128	139	150	161	172	184
33	–	2	8	15	25	34	44	55	65	76	87	98	110	121	132	144	155	167	179	190
34	–	2	8	16	26	36	46	57	68	79	90	102	113	125	137	149	161	173	185	197
35	–	2	8	17	27	37	47	59	70	82	93	105	117	129	141	154	166	179	191	203
36	–	2	9	17	28	38	49	61	72	84	96	109	121	134	146	159	172	184	197	210
37	–	2	9	18	29	39	51	63	75	87	99	112	125	138	151	164	177	190	203	217
38	–	2	9	18	30	41	52	65	77	90	102	116	129	142	156	169	182	196	210	223
39	–	2	9	19	30	42	54	66	79	92	106	119	132	146	160	174	188	202	216	230
40	–	2	9	19	31	43	55	68	81	95	109	122	136	150	165	179	193	208	222	237

Tafel IV: z-Tabelle — z (α)

α	zweiseitig	einseitig
0,000001	4,891638	4,753424
0,00001	4,417173	4,264891
0,0001	3,890592	3,719016
0,001	3,290527	3,090232
0,005	2,807034	2,575829
0,01	**2,575829**	**2,326348**
0,02	2,326348	2,053749
0,025	2,241400	1,959964
0,03	2,170090	1,880794
0,04	2,053749	1,750686
0,05	**1,959964**	**1,644854**
0,06	1,880794	1,554774
0,07	1,811911	1,475791
0,08	1,750686	1,405072
0,09	1,695398	1,340755
0,1	1,644854	1,281552
0,2	1,281552	0,841621
0,3	1,036433	0,524401
0,4	0,841621	0,253347
0,5	0,674490	0,000000

Tafel V: W-Tabelle — W (n; α)

Test n	zweiseitig 5 %	1 %	0,1 %	einseitig 5 %	1 %
6	0			2	
7	2			3	0
8	3	0		5	1
9	5	1		8	3
10	8	3	0	10	5
11	10	5	1	13	7
12	13	7	2	17	9
13	17	9	4	21	12
14	21	12	6	25	15
15	25	15		30	19
16	29	19	8	35	23
17	34	23	11	41	27
18	40	27	14	47	32
19	46	32	18	53	37
20	52	37	21	60	43
21	58	42	25	67	49
22	65	48	30	75	55
23	73	54	35	83	62
24	81	61	40	91	69
25	89	68	45	100	76
26	98	75	51	110	84
27	107	83	57	119	92
28	116	91	64	130	101
29	126	100	71	140	110
30	137	109	78	151	120
31	147	118	86	163	130
32	159	128	94	175	140
33	170	138	102	187	151
34	182	148	111	200	162
35	195	159	120	213	173
36	208	171	130	227	185
37	221	182	140	241	198
38	235	194	150	256	211
39	249	207	161	271	224
40	264	220	172	286	238
41	279	233	183	302	252
42	294	247	195	319	266
43	310	261	207	336	281
44	327	276	220	353	296
45	343	291	233	371	312
46	361	307	246	389	328
47	378	322	260	407	345
48	396	339	274	426	362
49	415	355	289	446	379
50	434	373	304	466	397
51	453	390	319	486	416
52	473	408	335	507	434
53	494	427	351	529	454
54	514	445	368	550	473
55	536	465	385	573	493
56	557	484	402	595	514
57	579	504	420	618	535
58	602	525	438	642	556
59	625	546	457	666	578
60	648	567	476	690	600
61	672	589	495	715	623
62	697	611	515	741	646
63	721	634	535	767	669
64	747	657	556	793	693
65	772	681	577	820	718

Tafel VI: χ^2-Tabelle $\qquad\qquad\chi^2$ (FG, α)

FG	5 %	1 %	0,1 %	FG	5 %	1 %	0,1 %	FG	5 %	1 %	0,1 %
1	3,84	6,63	10,83	51	68,67	77,39	87,97	101	125,46	136,97	150,67
2	5,99	9,21	13,82	52	69,83	78,61	89,27	102	126,57	138,13	151,88
3	7,81	11,34	16,27	53	70,99	79,84	90,57	103	127,69	139,30	153,10
4	9,49	13,28	18,47	54	72,15	81,07	91,87	104	128,80	140,46	154,31
5	11,07	15,09	20,52	55	73,31	82,29	93,17	105	129,92	141,62	155,53
6	12,59	16,81	22,46	56	74,47	83,51	94,46	106	131,03	142,78	156,74
7	14,07	18,48	24,32	57	75,62	84,73	95,75	107	132,15	143,94	157,95
8	15,51	20,09	26,13	58	76,78	85,95	97,04	108	133,26	145,10	159,16
9	16,92	21,67	27,88	59	77,93	87,16	98,32	109	134,37	146,26	160,37
10	18,31	23,21	29,59	60	79,08	88,38	99,61	110	135,48	147,41	161,58
11	19,68	24,73	31,26	61	80,23	89,59	100,89	111	136,59	148,57	162,79
12	21,03	26,22	32,91	62	81,38	90,80	102,17	112	137,70	149,73	163,99
13	22,36	27,69	34,53	63	82,53	92,01	103,44	113	138,81	150,88	165,20
14	23,68	29,14	36,12	64	83,68	93,22	104,72	114	139,92	152,04	166,41
15	25,00	30,58	37,70	65	84,82	94,42	105,99	115	141,03	153,19	167,61
16	26,30	32,00	39,25	66	85,97	95,62	107,26	116	142,14	154,34	168,81
17	27,59	33,41	40,79	67	87,11	96,83	108,52	117	143,25	155,50	170,01
18	28,87	34,81	42,31	68	88,25	98,03	109,79	118	144,35	156,65	171,22
19	30,14	36,19	43,82	69	89,39	99,23	111,05	119	145,46	157,80	172,42
20	31,41	37,57	45,31	70	90,53	100,42	112,32	120	146,57	158,95	173,62
21	32,67	38,93	46,80	71	91,67	101,62	113,58	121	147,67	160,10	174,82
22	33,92	40,29	48,27	72	92,81	102,82	114,83	122	148,78	161,25	176,01
23	35,17	41,64	49,73	73	93,95	104,01	116,09	123	149,89	162,40	177,21
24	36,42	42,98	51,18	74	95,08	105,20	117,35	124	150,99	163,55	178,41
25	37,65	44,31	52,62	75	96,22	106,39	118,60	125	152,09	164,69	179,60
26	38,89	45,64	54,05	76	97,35	107,58	119,85	126	153,20	165,84	180,80
27	40,11	46,96	55,48	77	98,49	108,77	121,10	127	154,30	166,99	181,99
28	41,34	48,28	56,89	78	99,62	109,96	122,35	128	155,41	168,13	183,19
29	42,56	49,59	58,30	79	100,75	111,14	123,59	129	156,51	169,28	184,38
30	43,77	50,89	59,70	80	101,88	112,33	124,84	130	157,61	170,42	185,57
31	44,99	52,19	61,10	81	103,01	113,51	126,08	131	158,71	171,57	186,76
32	46,19	53,48	62,49	82	104,14	114,69	127,32	132	159,81	172,71	187,95
33	47,40	54,77	63,87	83	105,27	115,88	128,56	133	160,92	173,85	189,14
34	48,60	56,06	65,25	84	106,40	117,06	129,80	134	162,02	175,00	190,33
35	49,80	57,34	66,62	85	107,52	118,23	131,04	135	163,12	176,14	191,52
36	51,00	58,62	67,98	86	108,65	119,41	132,28	136	164,22	177,28	192,71
37	52,19	59,89	69,34	87	109,77	120,59	133,51	137	165,32	178,42	193,89
38	53,38	61,16	70,70	88	110,90	121,77	134,74	138	166,42	179,56	195,08
39	54,57	62,43	72,05	89	112,02	122,94	135,98	139	167,52	180,70	196,27
40	55,76	63,69	73,40	90	113,15	124,12	137,21	140	168,61	181,84	197,45
41	56,94	64,95	74,74	91	114,27	125,29	138,44	141	169,71	182,98	198,63
42	58,12	66,21	76,08	92	115,39	126,46	139,67	142	170,81	184,12	199,82
43	59,30	67,46	77,42	93	116,51	127,63	140,83	143	171,91	185,25	201,00
44	60,48	68,71	78,75	94	117,63	128,80	142,12	144	173,00	186,39	202,18
45	61,66	69,96	80,08	95	118,75	129,97	143,34	145	174,10	187,53	203,36
46	62,83	71,20	81,40	96	119,87	131,14	144,57	146	175,20	188,67	204,55
47	64,00	72,44	82,72	97	120,99	132,31	145,79	147	176,29	189,80	205,73
48	65,17	73,68	84,04	98	122,11	133,47	147,01	148	177,39	190,94	206,91
49	66,34	74,92	85,35	99	123,23	134,64	148,23	149	178,49	192,07	208,09
50	67,50	76,15	86,66	100	124,34	135,81	149,45	150	179,58	193,21	209,26

Tafel VII: **Fmax-Tabelle**

$F_{max\,\nu}^{k}(\alpha)$

$\alpha = 5\%$

k\ν	2	3	4	5	6	7	8	9	10	11	12
2	39,0	87,5	142	202	266	333	403	475	550	626	704
3	15,4	27,8	39,2	50,7	62,0	72,9	83,5	93,9	104	114	124
4	9,60	15,5	20,6	25,2	29,5	33,6	37,5	41,1	44,6	48,0	51,4
5	7,15	10,8	13,7	16,3	18,7	20,8	22,9	24,7	26,5	28,2	29,9
6	5,82	8,38	10,4	12,1	13,7	15,0	16,3	17,5	18,6	19,7	20,7
7	4,99	6,94	8,44	9,70	10,8	11,8	12,7	13,5	14,3	15,1	15,8
8	4,43	6,00	7,18	8,12	9,03	9,78	10,5	11,1	11,7	12,2	12,7
9	4,03	5,34	6,31	7,11	7,80	8,41	8,95	9,45	9,91	10,3	10,7
10	3,72	4,85	5,67	6,34	6,92	7,42	7,87	8,28	8,66	9,01	9,34
12	3,28	4,16	4,79	5,30	5,72	6,09	6,42	6,72	7,00	7,25	7,48
15	2,86	3,54	4,01	4,37	4,68	4,95	5,19	5,40	5,59	5,77	5,93
20	2,46	2,95	3,29	3,54	3,76	3,94	4,10	4,24	4,37	4,49	4,59
30	2,07	2,40	2,61	2,78	2,91	3,02	3,12	3,21	3,29	3,36	3,39
60	1,67	1,85	1,96	2,04	2,11	2,17	2,22	2,26	2,30	2,33	2,36
∞	1,00	1,00	1,00	1,00	1,00	1,00	1,00	1,00	1,00	1,00	1,00

$\alpha = 1\%$

k\ν	2	3	4	5	6	7	8	9	10	11	12
2	199	448	729	1036	1362	1705	2063	2432	2813	3204	3605
3	47,5	85	120	151	184	21(6)	24(9)	28(1)	31(0)	33(7)	36(1)
4	23,2	37	49	59	69	79	89	97	106	120	120
5	14,9	22	28	33	38	42	46	50	54	57	60
6	11,1	15,5	19,1	22	25	27	30	32	34	36	37
7	8,89	12,1	14,5	16,5	18,4	20	22	23	24	26	27
8	7,50	9,9	11,7	13,2	14,5	15,8	16,9	17,9	18,9	19,8	21
9	6,54	8,5	9,9	11,1	12,1	13,1	13,9	14,7	15,3	16,0	16,6
10	5,85	7,4	8,6	9,6	10,4	11,1	11,8	12,4	12,9	13,4	13,9
12	4,91	6,1	6,9	7,6	8,2	8,7	9,1	9,5	9,9	10,2	10,6
15	4,07	4,9	5,5	6,0	6,4	6,7	7,1	7,3	7,5	7,8	8,0
20	3,32	3,8	4,3	4,6	4,9	5,1	5,3	5,5	5,6	5,8	5,9
30	2,63	3,0	3,3	3,4	3,6	3,7	3,8	3,9	4,0	4,1	4,2
60	1,96	2,2	2,3	2,4	2,4	2,5	2,5	2,6	2,6	2,7	2,7
∞	1,00	1,0	1,0	1,0	1,0	1,0	1,0	1,0	1,0	1,0	1,0

„Studentisierte Variationsbreiten"

FG \ P	2	3	4	5	6	7	8	9	10	11	12	13	14	15	16	17	18	19	20
1	17,969	26,98	32,82	37,08	40,41	43,12	45,40	47,36	49,07	50,59	51,96	53,20	54,33	55,36	56,32	57,22	58,04	58,83	59,56
2	6,085	8,33	9,80	10,88	11,74	12,44	13,03	13,54	13,99	14,39	14,75	15,08	15,38	15,65	15,91	16,14	16,37	16,57	16,77
3	4,501	5,91	6,82	7,50	8,04	8,48	8,85	9,18	9,46	9,72	9,95	10,15	10,35	10,52	10,69	10,84	10,98	11,11	11,24
4	3,926	5,04	5,76	6,29	6,71	7,05	7,35	7,60	7,83	8,03	8,21	8,37	8,52	8,66	8,79	8,91	9,03	9,13	9,23
5	3,635	4,60	5,22	5,67	6,03	6,33	6,58	6,80	6,99	7,17	7,32	7,47	7,60	7,72	7,83	7,93	8,03	8,12	8,21
6	3,460	4,34	4,90	5,30	5,63	5,90	6,12	6,32	6,49	6,65	6,79	6,92	7,03	7,14	7,24	7,34	7,43	7,51	7,59
7	3,344	4,16	4,68	5,06	5,36	5,61	5,82	6,00	6,16	6,30	6,43	6,55	6,66	6,76	6,85	6,94	7,02	7,10	7,17
8	3,261	4,04	4,53	4,89	5,17	5,40	5,60	5,77	5,92	6,05	6,18	6,29	6,39	6,48	6,57	6,65	6,73	6,80	6,87
9	3,199	3,95	4,41	4,76	5,02	5,24	5,43	5,59	5,74	5,87	5,98	6,09	6,19	6,28	6,36	6,44	6,51	6,58	6,64
10	3,151	3,88	4,33	4,65	4,91	5,12	5,30	5,46	5,60	5,72	5,83	5,93	6,03	6,11	6,19	6,27	6,34	6,40	6,47
11	3,113	3,82	4,26	4,57	4,82	5,03	5,20	5,35	5,49	5,61	5,71	5,81	5,90	5,98	6,06	6,13	6,20	6,27	6,33
12	3,081	3,77	4,20	4,51	4,75	4,95	5,12	5,27	5,39	5,51	5,61	5,71	5,80	5,88	5,95	6,02	6,09	6,15	6,21
13	3,055	3,73	4,15	4,45	4,69	4,88	5,05	5,19	5,32	5,43	5,53	5,63	5,71	5,79	5,86	5,93	5,99	6,05	6,11
14	3,033	3,70	4,11	4,41	4,64	4,83	4,99	5,13	5,25	5,36	5,46	5,55	5,64	5,71	5,79	5,85	5,91	5,97	6,03
15	3,014	3,67	4,08	4,37	4,59	4,78	4,94	5,08	5,20	5,31	5,40	5,49	5,57	5,65	5,72	5,78	5,85	5,90	5,96
16	2,998	3,65	4,05	4,34	4,56	4,74	4,90	5,03	5,15	5,26	5,35	5,44	5,52	5,59	5,66	5,73	5,79	5,84	5,90
17	2,984	3,63	4,02	4,31	4,52	4,70	4,86	4,99	5,11	5,21	5,31	5,39	5,47	5,54	5,61	5,67	5,73	5,79	5,84
18	2,971	3,61	4,00	4,28	4,49	4,67	4,82	4,96	5,07	5,17	5,27	5,35	5,43	5,50	5,57	5,63	5,69	5,74	5,79
19	2,960	3,59	3,98	4,25	4,47	4,65	4,79	4,92	5,04	5,14	5,23	5,31	5,39	5,46	5,53	5,59	5,65	5,70	5,75
20	2,950	3,58	3,96	4,23	4,45	4,62	4,77	4,90	5,01	5,11	5,20	5,28	5,36	5,43	5,49	5,55	5,61	5,66	5,71
21	2,941	3,56	3,93	4,21	4,43	4,60	4,74	4,87	4,98	5,08	5,17	5,25	5,33	5,40	5,46	5,52	5,58	5,62	5,67
22	2,933	3,55	3,92	4,19	4,40	4,57	4,72	4,85	4,95	5,05	5,14	5,23	5,30	5,37	5,43	5,49	5,55	5,59	5,64
23	2,927	3,54	3,91	4,18	4,39	4,55	4,70	4,82	4,93	5,03	5,12	5,20	5,27	5,34	5,40	5,46	5,52	5,57	5,62
24	2,919	3,53	3,90	4,17	4,37	4,54	4,68	4,81	4,92	5,01	5,10	5,18	5,25	5,32	5,38	5,44	5,49	5,55	5,59
25	2,913	3,52	3,89	4,16	4,36	4,52	4,66	4,79	4,90	4,99	5,08	5,16	5,23	5,30	5,36	5,42	5,48	5,52	5,57
26	2,907	3,51	3,88	4,14	4,34	4,51	4,65	4,77	4,88	4,97	5,06	5,14	5,21	5,28	5,34	5,40	5,46	5,50	5,55
27	2,902	3,50	3,87	4,13	4,33	4,49	4,63	4,75	4,86	4,96	5,04	5,12	5,19	5,26	5,32	5,38	5,43	5,48	5,53
28	2,897	3,49	3,86	4,12	4,32	4,48	4,62	4,74	4,85	4,94	5,03	5,11	5,18	5,24	5,30	5,36	5,42	5,46	5,51
29	2,892	3,49	3,85	4,11	4,31	4,47	4,61	4,73	4,84	4,93	5,01	5,09	5,16	5,23	5,29	5,35	5,40	5,45	5,49
30	2,888	3,48	3,85	4,10	4,30	4,46	4,60	4,72	4,82	4,92	5,00	5,08	5,15	5,21	5,27	5,33	5,38	5,43	5,47
31	2,884	3,48	3,84	4,09	4,29	4,45	4,59	4,71	4,81	4,91	4,99	5,07	5,14	5,20	5,26	5,32	5,37	5,41	5,46
32	2,881	3,47	3,83	4,09	4,28	4,45	4,58	4,70	4,80	4,89	4,98	5,06	5,13	5,19	5,25	5,30	5,35	5,40	5,45
33	2,877	3,47	3,83	4,08	4,27	4,44	4,57	4,69	4,79	4,88	4,97	5,04	5,11	5,17	5,23	5,29	5,34	5,39	5,43
34	2,874	3,46	3,82	4,07	4,27	4,43	4,56	4,68	4,78	4,87	4,96	5,03	5,10	5,16	5,22	5,28	5,33	5,37	5,42
35	2,871	3,46	3,81	4,07	4,26	4,42	4,56	4,67	4,78	4,86	4,95	5,02	5,09	5,15	5,21	5,27	5,32	5,36	5,41
36	2,868	3,45	3,81	4,06	4,25	4,41	4,55	4,66	4,77	4,85	4,93	5,01	5,08	5,14	5,20	5,25	5,30	5,35	5,40
37	2,865	3,45	3,80	4,05	4,25	4,41	4,54	4,65	4,76	4,84	4,93	5,00	5,07	5,13	5,19	5,24	5,29	5,34	5,39
38	2,863	3,45	3,80	4,05	4,24	4,40	4,53	4,65	4,75	4,84	4,92	4,99	5,06	5,12	5,18	5,23	5,28	5,33	5,38
39	2,861	3,44	3,79	4,04	4,24	4,40	4,53	4,64	4,75	4,83	4,92	4,99	5,06	5,12	5,17	5,22	5,28	5,32	5,37
40	2,858	3,44	3,79	4,04	4,23	4,39	4,52	4,63	4,73	4,82	4,90	4,98	5,04	5,11	5,16	5,22	5,27	5,31	5,36
50	2,841	3,41	3,76	4,00	4,16	4,34	4,47	4,55	4,65	4,73	4,81	4,88	4,94	5,00	5,06	5,11	5,15	5,20	5,24
60	2,829	3,40	3,74	3,98	4,16	4,31	4,44	4,55	4,65	4,73	4,81	4,88	4,94	5,00	5,06	5,11	5,15	5,20	5,24
120	2,800	3,36	3,68	3,92	4,10	4,24	4,36	4,47	4,56	4,64	4,71	4,78	4,84	4,90	4,95	5,00	5,04	5,09	5,13
∞	2,772	3,31	3,63	3,86	4,03	4,17	4,29	4,39	4,47	4,55	4,62	4,68	4,74	4,80	4,85	4,89	4,93	4,97	5,01

Tafel IX: „**Schranken für Nemenyi**", zweiseitig ND (k, n; α)
α = 5%

n	k = 3	k = 4	k = 5	k = 6	k = 7	k = 8	k = 9	k = 10
1	3,3	4,7	6,1	7,5	9,0	10,5	12,0	13,5
2	8,8	12,6	16,5	20,5	24,7	28,9	33,1	37,4
3	15,7	22,7	29,9	37,3	44,8	52,5	60,3	68,2
4	23,9	34,6	45,6	57,0	68,6	80,4	92,4	104,6
5	33,1	48,1	63,5	79,3	95,5	112,0	128,8	145,8
6	43,3	62,9	83,2	104,0	125,3	147,0	169,1	191,4
7	54,4	79,1	104,6	130,8	157,6	184,9	212,8	240,9
8	66,3	96,4	127,6	159,6	192,4	225,7	259,7	294,1
9	78,9	114,8	152,0	190,2	229,3	269,1	309,6	350,6
10	92,3	134,3	177,8	222,6	268,4	315,0	362,4	410,5
11	106,3	154,8	205,0	256,6	309,4	363,2	417,9	473,3
12	120,9	176,2	233,4	292,2	352,4	413,6	476,0	539,1
13	136,2	198,5	263,0	329,3	397,1	466,2	536,5	607,7
14	152,1	221,7	293,8	367,8	443,6	520,8	599,4	679,0
15	168,6	245,7	325,7	407,8	491,9	577,4	664,6	752,8
16	185,6	270,6	358,6	449,1	541,7	635,9	732,0	829,2
17	203,1	296,3	392,6	491,7	593,1	696,3	801,5	907,9
18	221,2	322,6	427,6	535,5	646,1	758,5	873,1	989,0
19	239,8	349,7	463,6	580,6	700,5	822,4	946,7	1072,4
20	258,8	377,6	500,5	626,9	756,4	888,1	1022,3	1158,1
21	278,4	406,1	538,4	674,4	813,7	955,4	1099,8	1245,9
22	298,4	435,4	577,2	723,0	872,3	1024,3	1179,1	1335,7
23	318,9	465,2	616,9	772,7	932,4	1094,8	1260,3	1427,7
24	339,8	495,8	657,4	823,5	993,7	1166,8	1343,2	1521,7
25	361,1	527,0	698,8	875,4	1056,3	1240,4	1427,9	1617,6

Tafel X: „**Schwellenwerte für Friedman**", $\chi^2(k, n; \alpha)$
α = 5%

n \ k	3	4	5	6	7	8	9	10	11	12	13	14	15
3	6,000	7,4	8,53	9,86	11,24	12,57	13,88	15,19	16,48	17,76	19,02	20,27	21,53
4	6,500	7,8	8,8	10,24	11,63	12,99	14,34	15,67	16,98	18,3	19,6	20,9	22,1
5	6,400	7,8	8,99	10,43	11,84	13,23	14,59	15,93	17,27	18,6	19,9	21,2	22,4
6	7,000	7,6	9,08	10,54	11,97	13,38	14,76	16,12	17,4	18,8	20,1	21,4	22,7
7	7,143	7,8	9,11	10,62	12,07	13,48	14,87	16,23	17,6	18,9	20,2	21,5	22,8
8	6,250	7,65	9,19	10,68	12,14	13,56	14,95	16,32	17,7	19,0	20,3	21,6	22,9
9	6,222	7,66	9,22	10,73	12,19	13,61	15,02	16,40	17,7	19,1	20,4	21,7	23,0
10	6,200	7,67	9,25	10,76	12,23	13,66	15,07	16,44	17,8	19,2	20,5	21,8	23,1
11	6,545	7,68	9,27	10,79	12,27	13,70	15,11	16,48	17,9	19,2	20,5	21,8	23,1
12	6,167	7,70	9,29	10,81	12,29	13,73	15,15	16,53	17,9	19,3	20,6	21,9	23,2
13	6,000	7,70	9,30	10,83	12,32	13,76	15,17	16,56	17,9	19,3	20,6	21,9	23,2
14	6,143	7,71	9,32	10,85	12,34	13,78	15,19	16,58	17,9	19,3	20,6	21,9	23,2
15	6,400	7,72	9,33	10,87	12,35	13,80	15,20	16,6	18,0	19,3	20,6	21,9	23,2
16	5,99	7,73	9,34	10,88	12,37	13,81	15,23	16,6	18,0	19,3	20,7	22,0	23,2
17	5,99	7,73	9,34	10,89	12,38	13,83	15,2	16,6	18,0	19,3	20,7	22,0	23,3
18	5,99	7,73	9,36	10,90	12,39	13,83	15,2	16,6	18,0	19,4	20,7	22,0	23,3
19	5,99	7,74	9,36	10,91	12,40	13,8	15,3	16,7	18,0	19,4	20,7	22,0	23,3
20	5,99	7,74	9,37	10,92	12,41	13,8	15,3	16,7	18,0	19,4	20,7	22,0	23,3
∞	5,99	7,82	9,49	11,07	12,59	14,07	15,51	16,92	18,31	19,68	21,03	22,36	23,69

Tafel XI: **"Schranken für Wilcoxon-Wilcox"**, zweiseitig

$\alpha = 5\%$ $\qquad$ **WD (k, n; α)**

n	k = 3	k = 4	k = 5	k = 6	k = 7	k = 8	k = 9	k = 10
1	3,3	4,7	6,1	7,5	9,0	10,5	12,0	13,5
2	4,7	6,6	8,6	10,7	12,7	14,8	17,0	19,2
3	5,7	8,1	10,6	13,1	15,6	18,2	20,8	23,5
4	6,6	9,4	12,2	15,1	18,0	21,0	24,0	27,1
5	7,4	10,5	13,6	16,9	20,1	23,5	26,9	30,3
6	8,1	11,5	14,9	18,5	22,1	25,7	29,4	33,2
7	8,8	12,4	16,1	19,9	23,9	27,8	31,8	35,8
8	9,4	13,3	17,3	21,3	25,5	29,7	34,0	38,3
9	9,9	14,1	18,3	22,6	27,0	31,5	36,0	40,6
10	10,5	14,8	19,3	23,8	28,5	33,2	38,0	42,8
11	11,0	15,6	20,2	25,0	29,9	34,8	39,8	44,9
12	11,5	16,2	21,1	26,1	31,2	36,4	41,6	46,9
13	11,9	16,9	22,0	27,2	32,5	37,9	43,3	48,8
14	12,4	17,5	22,8	28,2	33,7	39,3	45,0	50,7
15	12,8	18,2	23,6	29,2	34,9	40,7	46,5	52,5
16	13,3	18,8	24,4	30,2	36,0	42,0	48,1	54,2
17	13,7	19,3	25,2	31,1	37,1	43,3	49,5	55,9
18	14,1	19,9	25,9	32,0	38,2	44,5	51,0	57,5
19	14,4	20,4	26,6	32,9	39,3	45,8	52,4	59,0
20	14,8	21,0	27,3	33,7	40,3	47,0	53,7	60,6
21	15,2	21,5	28,0	34,6	41,3	48,1	55,1	62,1
22	15,5	22,0	28,6	35,4	42,3	49,2	56,4	63,5
23	15,9	22,5	29,3	36,2	43,2	50,3	57,6	65,0
24	16,2	23,0	29,9	36,9	44,1	51,4	58,9	66,4
25	16,6	23,5	30,5	37,7	45,0	52,5	60,1	67,7

$\alpha = 1\%$

n	k = 3	k = 4	k = 5	k = 6	k = 7	k = 8	k = 9	k = 10
1	4,1	5,7	7,3	8,9	10,5	12,2	13,9	15,6
2	5,8	8,0	10,3	12,6	14,9	17,3	19,7	22,1
3	7,1	9,8	12,6	15,4	18,3	21,2	24,1	27,0
4	8,2	11,4	14,6	17,8	21,1	24,4	27,8	31,2
5	9,2	12,7	16,3	19,9	23,6	27,3	31,1	34,9
6	10,1	13,9	17,8	21,8	25,8	29,9	34,1	38,2
7	10,9	15,0	19,3	23,5	27,9	32,3	36,8	41,3
8	11,7	16,1	20,6	25,2	29,8	34,6	39,3	44,2
9	12,4	17,1	21,8	26,7	31,6	36,6	41,7	46,8
10	13,0	18,0	23,0	28,1	33,4	38,6	44,0	49,4
11	13,7	18,9	24,1	29,5	35,0	40,5	46,1	51,8
12	14,3	19,7	25,2	30,8	36,5	42,3	48,2	54,1
13	14,9	20,5	26,2	32,1	38,0	44,0	50,1	56,3
14	15,4	21,3	27,2	33,3	39,5	45,7	52,0	58,4
15	16,0	22,0	28,2	34,5	40,8	47,3	53,9	60,5
16	16,5	22,7	29,1	35,6	42,2	48,9	55,6	62,5
17	17,0	23,4	30,0	36,7	43,5	50,4	57,3	64,4
18	17,5	24,1	30,9	37,8	44,7	51,8	59,0	66,2
19	18,0	24,8	31,7	38,8	46,0	53,2	60,6	68,1
20	18,4	25,4	32,5	39,8	47,2	54,6	62,2	69,8
21	18,9	26,0	33,4	40,9	48,3	56,0	63,7	71,6
22	19,3	26,7	34,1	41,7	49,5	57,3	65,2	73,2
23	19,8	27,3	34,9	42,7	50,6	58,6	66,7	74,9
24	20,2	27,8	35,7	43,6	51,7	59,8	68,1	76,5
25	20,6	28,4	36,4	44,5	52,7	61,1	69,5	78,1

Tafel XII: Zufallszahlen

44983	33834	54280	67850	96025	96117	00768	14821	69029	25453	48798	15486
89494	34431	44890	59892	79682	20308	82510	53609	13258	89631	80497	49167
54430	52632	94126	95597	48338	67645	44676	14730	22642	21919	21050	87791
96999	42104	34377	63309	82181	00278	28209	95629	75818	09043	48564	87355
87947	09427	32380	43636	58578	07761	28456	46570	11623	50417	37763	30136
30238	46126	85306	37114	22718	50584	92291	56575	24075	43889	40909	18741
22938	13073	32066	43098	75738	94910	15403	89151	73322	18370	90586	46115
89182	27750	63314	87302	49472	24885	79506	60638	07132	00908	92035	75518
16187	03303	40287	52435	23926	92544	54099	31497	06863	22864	72620	74169
21526	07401	30925	46148	20138	33874	56715	38424	38273	11361	15203	64912
42907	95158	27146	37012	43361	03173	97911	71313	44256	66609	42504	76799
21479	48265	01674	47274	56350	37512	14883	99673	62298	33948	32456	28675
90076	70233	76730	25043	16686	54737	57431	01786	20803	69465	37970	05673
93202	25355	93941	84434	22384	13240	93617	51549	28532	57150	77261	62643
46059	72208	90475	10341	39703	83224	37858	61657	04184	15597	29448	01922
38220	13972	86115	17196	24569	26820	66299	39960	02489	53079	72789	22562
82618	85756	51156	74037	12501	94162	42006	16135	82797	31296	93268	10104
07896	74085	59886	03051	78702	13402	74318	10870	72107	11550	66175	33345
95241	84360	13960	95736	43637	60399	19080	60261	11207	73065	48286	57057
53849	26578	39954	86726	91039	13884	25376	36880	02564	96978	62332	77321
72967	53031	47906	99501	27753	69946	66875	25601	30038	78786	65197	65283
87910	89260	66444	15979	83469	76952	50065	72802	70630	87336	16385	32784
10482	34277	40177	01081	57788	08612	39886	42234	04905	83274	22459	75032
68034	98561	46747	30655	41878	93610	51745	41771	61398	98154	61644	12405
80277	92450	60888	18689	45966	25837	70906	60733	11765	09293	70076	40751
59896	78185	60268	03650	36814	88460	34049	09111	64205	77930	32391	69076
78369	04163	77673	73342	78915	20537	06126	27222	17378	59359	00055	66780
23015	54261	95020	77705	81682	96907	24711	93548	87546	07687	47338	12240
55171	85448	12545	55992	08790	88992	69756	18960	85182	02245	11566	52527
58095	62204	69319	00672	96037	78680	98734	83719	40702	79038	68639	63329
19700	98193	37600	70617	58959	45486	58338	84563	62071	17799	96994	41635
12666	87597	23190	26243	36690	75829	71060	32257	15699	02654	83110	44278
66685	05344	71633	68536	18786	28575	00855	79261	49705	31491	25318	52586
72590	47283	45445	35611	98354	53680	45747	62026	13032	14048	16304	11959
30286	06434	50229	09070	44848	09996	77753	05018	92605	10316	07351	78020
87494	95585	25547	53500	45047	08406	66984	63390	48093	02366	05407	08325
32301	25923	76556	13274	39776	97027	56919	17792	09214	53781	90102	25774
70711	37921	54989	17828	60976	57662	61757	93272	09887	34196	98251	52453
36086	05468	41631	95632	78154	38634	47463	37514	24437	01316	04770	06534
37403	42231	17073	49097	54147	03656	14735	06370	18703	90858	55130	40869
41022	76893	29200	82747	97297	74420	18783	93471	89055	56413	77817	10655
70978	57385	70532	46978	87390	53319	90155	03154	20301	47831	86786	11284
19207	41684	20288	19783	82215	35810	39852	43795	21530	96315	55657	76473
50172	23114	28745	12249	35844	63265	26451	06986	08707	99251	06260	74779
43112	94833	72864	58785	53473	06308	56778	30474	57277	23425	27092	47759
64031	41740	69680	69373	73674	97914	77989	47280	71804	74587	70563	77813
92357	38870	73784	95662	83923	90790	49474	11901	30322	80254	99608	17019
79945	42580	86605	97758	08206	54199	41327	01170	21745	71318	07978	35440
48030	05125	70866	72154	86385	39490	57482	32921	33795	43155	30432	48384
80016	81500	48061	25583	74101	87573	01556	89184	64830	16779	35724	82103
34265	65728	89776	04006	06089	84076	12445	47416	83620	49151	97420	23859
82534	76335	21108	42302	79496	21054	80132	67719	72662	58360	57384	65406
72055	61146	82780	89411	53131	57879	39099	42715	24830	60045	23250	39847
26999	96294	20431	30114	23035	30380	76272	60343	55773	42492	47962	21439
01628	47335	17893	53176	07436	14799	78197	48601	97557	83918	20530	61565
66322	27390	73834	73494	21527	93579	20949	85666	25102	64733	93872	72698
96239	18521	67354	41883	58939	36222	43935	36272	47817	90287	91434	86453
10497	83617	39176	45062	63903	33862	14903	38996	60027	41702	78189	28598
69712	33438	85908	58620	50646	47857	96024	58568	67614	44370	40276	85964
51375	42451	76889	68096	80657	91046	95340	70209	23825	46031	45306	64476

Sachverzeichnis

Abbruchvorschrift 162, **166**
abhängige Merkmale (Variable) 49, **54**, 63
Ablehnungsbereich 91
Abschlußprinzip 162
absolute Häufigkeiten 18
Abstand in Y-Richtung 67
Abszissenachse 16
Abweichung von der Linearität 191, **206**
Achsenabschnitt 72, 77
Achsentransformation 71
Additivität 132, 141
alpha-Fehler, alpha-Risiko 84, 85
Alternativhypothese 83
ANOVA 113
Anzahl Wiederholungen 213, **226**
a posteriori **152**, 161
a posteriori-Verfahren 161 ff., 173
a priori 152 ff.
a priori-Verfahren 153 ff.
Äquidistanz 197, 207, 213, 221
arithmetisches Mittel 30
aus Daten geschätzter Parameter 105
Ausgleichsgerade **63**, 197
Ausreißer 42, 47
Ausschaltung von Störfaktoren 222

balanziert 129, 135 f., 205, 221
Balkendiagramm 18
Bartlett-Test 146, **149**
Behandlungseffekte 114, 130
beobachteter Wert 60
beobachtete Häufigkeiten 60, 105
Berkson-Fall 193
beschreibende Statistik 1, 11
Bestimmtheitsmaß 51, 54, 70
beta-Fehler 86 ff.
beteiligte Mittelwerte **163**, 166
Bias 214
bimodal (zweigipflig) 24
Bindungen **103**, 179, 181, 186

Binomialverteilung 85
biologische Variabilität 114, 115
bivariable Normalverteilung 46
bivariable Verteilungen 11, **44**
Blockbildung 218 f.
Blockdiagramm 18
Blöcke mit zufälliger Anordnung 186, 218, **222**

ceteris-paribus-Prinzip 215
charakteristische Maßzahlen 29, 43
Chi-Quadrat, χ^2 **58 ff.**, 105, 109, 179
Chi-Quadrat-Anpassungstest 105
Chi-Quadrat-Homogenitätstest 108 f.

deskriptive Statistik 11
Dichtemittel 31
Differenzenquotient 64
diskret 6
doppel-logarithmisch 81
Doppel-log-Papier 77 f.
Doppel-log-Transformation 77
Dosis-Wirkungskurve 79
Durchschnittsquadrate 127

Effizienz 102
einfache Varianzanalyse 119
einfache Zellbesetzung 136, 141, 144, 196
Einfach-log-Papier 74 f.
Einfach-log-Transformation 72 f.
einfaktorielle Varianzanalyse 113, 119, 127, 173, 183
einfaktorielle Versuchsanlage 220
einseitige Abhängigkeit 54, 63, 191
einseitige Fragestellung 90
einseitiger Test 91
Ellipse 47, 68
Empfindlichkeit 218
Entscheidungssituation 90
erklärte Varianz 71
erwartete Häufigkeiten 59 f., 105, 108

Sachverzeichnis

erwarteter Wert 60
Erwartungswerte 129
explorative Datenanalyse 3
Exponentialfunktion 73f.
exponentielle Beziehung 72
Exzeß 25, 146

Faktorstufen 119
fehlerbehaftet 193f.
Fehler 1. Art **84**, 88, 90
Fehler 2. Art **86**, 90
Feldertafel 59
feste Effekte 115ff.
FG 92
flachgipflig 25
Fmax-Test 146f.
formale Korrelation 53
Freiheitsgrad **92f.**, 127, 207
Friedman-Rangvarianzanalyse 183
Friedman-Test 186
F-Test 135, 176
F-Verteilung 100

GD-Test (LSD) **157**, 164
Gemeinsamkeitskorrelation 52, 194
Genauigkeit 214
geometrisches Mittel 36
geordnete Liste 11
geplante Mittelwertvergleiche 153, 157
geplante Vergleiche 152
Gerade 63
Geradengleichung **64f.**, 189
Gesamtmittelwert 35, 120f.
Gesamtstreuung 113
Gesamt-Varianz 71
gewogenes arithmetisches Mittel 35
Glättung 23, 45
gleiche Zellbesetzung 136
glockenförmig 24, 42
Glockenkurve 125, 193
graphische Bestimmung 64
graphische Darstellung **16**, 55
graphisch transformiert 74
Grenzdifferenzen **155f.**, 163
Grenzvariationsbreitentest (LSR-Test) 167
Grundgesamtheit 38, 82, 221
Gruppenmittelwert 206
Gruppen von Mittelwerten 157
Güte des Tests 102

GV-Test 157, **167f.**, 171

harmonisches Mittel 36
Häufigkeiten 14
Häufigkeitstabelle 12f., 45
Hauptachse der Ellipse 48, 68, 191
Heritabilität 117
Histogramm 21, 45
hochgipflig 25
homogene Mittelwertgruppe 167
homogenes Material 108, 218
homogene Varianzen **124**, 135, **145f.**, 192f.
Homogenitätstest 107
Homoskedastizität **146**, 195
H-Test 178ff.
H-Test, Korrektur K 179
Hyperbel 81

Indizes 49
induktive Basis 219
inhomogene Stichprobe 52f.
Inhomogenitätskorrelation 52
Interquartilabstand, -bereich 39f.
Intervallschätzung 110, 200
Intervallskala 7
Irrtumswahrscheinlichkeit alpha **84**, 163
Iteration 229

Kartogramm 21
kausaler Zusammenhang 54
Klassenbreite 12
Klassengrenzen 12
klassifizierte Häufigkeitstabelle 15
Klassifizierung 12, 45
kleinste interessierende Differenz 227
Kolmogorov-Smirnow-Test 146
Komponenten-Stabdiagramm 18
Konfidenzbereich 202
Konfidenzintervall 110ff.
Konfidenzintervall für Steigung 200
konfirmatorische Datenanalyse 3
konservatives Testen **89**, 153, 167, 194
Kontingenz 58
Kontingenzkoeffizient **58ff.**, 109
Kontingenztafel 59, 60
Kontrolle 155
Kontrollgruppe 221
Korrekturglied 128
Korrektur K zum H-Test 179f.

korrigierter Kontingenzkoeffizient 62
Korrelation 44, **47**, 52, 191
Korrelationskoeffizient **47 ff.**, 54, 99, 191
Korrelationstyp 52, 54
Kreisdiagramm 19
kritischer Wert K **86 ff.**, 94
Kruskal-Wallis-Test 178 ff.
kumulative Häufigkeiten 26

Lageparameter 28, 30
Lageunterschiede 103
Lagevergleich
 – unabhängiger Stichproben 101
 – verbundener Stichproben 103
Lateinische Quadrate 222, 224
Lauf-Index 14
lineare Beziehung 72
lineare Funktion 63, 47
lineare Kontraste **169 ff.**, 225
linearer Zusammenhang 48, 191
lineares Modell 145
Linearität 190, 196, 205
linksgipflig (rechtsschief) 34
linksschief 34
logarithmieren 72
Lokationsmaß 34
Lokation 30
LSD-Test 155

Maßkorrelationskoeffizient 47 f., 99
Maßzahlen (siehe Parameter) 28, 82
mathematische Papiere 81
Median 26, **32 ff.**, 177, 183
mehrfaktorielle Versuche 220, **224**
mehrgipflig 24
Mehrstichproben-Fall 177
Methode der kleinsten Quadrate **67 ff.**, 73, 189, 197
Millimeterpapier 81
Mittelwertgruppen 158
mittlere Abweichungsquadrate 199
mittlere Quadratsummen 127
mittlerer Fehler **38**, 42, 111
Modalwert 31 ff.
Modelle 191
Modellgleichung 145
Modell I 124, 193
 –, Regressionsanalyse 191
 –, Varianzanalyse 124, 127 ff.
Modell II 124, 176

Modell vom Typ I oder II 124
Monotonie 56
monovariable Verteilungen 11
MQ 127
MQA, MQB, MQW, MQR 135, 199
multimodal 24
multiple Mittelwertvergleiche 152, 163
multipler t-Test 163
multiple Vergleiche 182, 186
multiplikative Beziehung 145

natürlicher Logarithmus 72 f.
Nemenyi-Test 182
Newman-Keuls-Test 162, **164 ff.**
nichtlineare Regressionsfunktion 207
nichtlinear 71
nichtparametrisch 101, 177
NK-Test 164 ff., 173
nominalskaliert **6**, 58, 105
Nomogramm 231
Normalgleichungen 67
normalverteilt **41 f.**, 94, 110, 124, 135, 145 f., 174
 –, nicht normalverteilt 177, 183
Nullhypothese 83

oberes Quartil 34, 40
Objektivität 5
Ordinalskala 6
ordinalskaliert 56, 101, 177, 183
Ordinate 16, 54

paariger Test 98
paarige Stichproben 97
Parameter 28, 43, 82
 – B 51
 – C, C_{korr} 61 f.
 – cv 39, 193
 – D 31
 – G 36
 – H 36
 – I_{50} 40
 – Q_1, Q_2, Q_3 34, 40
 – r 48
 – R 57
 – $s_x, s_x^2, s_{\bar{x}}$ 37, 38
 – V 39
 – $\bar{x}, \tilde{x}$ 30, 35
 – Z 33
parameterfreies Verfahren 177, 183

Parameter aus Daten geschätzt 106
parametrisch 101, 171
Planung, fachliche, statistische 213
Poisson-Verteilung 106
polyfaktorielle Versuchsanlage 219
Polygonzug 22, 132
Präzision 214, 218
Primäre Tafel 11
Probitanalyse 79
Produkt-Moment-Korrelationskoeffizient 48
prognostizieren 190
Protokoll 11
Prüfstatistiken 92
Prüfverteilungen 92
Punktschätzung 109
Punktwolke 47 ff., 50, 68
P-Wert 96

Quartil 34, 40
quasi zweifaktoriell 186

Randomisieren 146, **216 ff.**, 222
Randverteilung 59, 108
Randwahrscheinlichkeit 59
Rangkorrelationskoeffizient **55 ff.**, 104
Rangplätze, Rangzahlen **56 f.**, 101 ff., 179
Rangtest 101
Raster-Papiere 81
rechtsgipflig (linksschief) 34
Regression 44, 191
–, einfache Besetzung 196, **202**
–, mehrfache Besetzung 204
Regressionsanalyse 189 ff.
–, Fragestellung der 199
–, Voraussetzungen 195
Regressionsgerade 63, 191
Regressionsmodell I 191
Regressionsmodell II 193
Regressionsmodell II 193
– Bezeichnungen 195
Regressionsrechnung 63
relative Häufigkeit **18**, 59
Reliabilität 5
Residuen 69 ff.
Restfehler 121 ff.
Reststreuung 113, 121
Rücktransformation 73

Schätzwerte 38, **82 ff.**, 109, 121, 175
Schätzungen von Varianzkomponenten 117, **174 ff.**
Scheffé-Test 171
Schiefe 35, 146
schließende Statistik 1, 82
Schranken für Nemenyi 183
Schranken für Wilcoxon-Wilcox 187
Schrittweite 197, 221
Schwellenwerte für Friedman 184
sigmoid 79 ff.
signifikant 83, 88, 129
Signifikanz 96, 129
Signifikanz-Niveau, Kennzeichnung 84, 168
Skalen-Niveau 6
SNK-Test 165
Sorten-, Behandlungs-, Gruppeneffekte 114, 130
Spaltenanzahl 59
Spaltensummen 123, 137
Spannweite 39
Spontanrate 190, 201
SQA, SQB, SQR, SQW 134
SQA, SQU 199
SQ auf, SQ um 197, 199
SQI, SQT, SQZ 126
SQL 204 ff.
SQ total 126
Stabdiagramm 17
Standardabweichung 37, 41 ff.
Stärke des Zusammenhangs 47
statistische Planung 213
statistische Tests 93
Steigungsdreieck 65
Steigung der Geraden 49, **64**, 72, 77, 190
stetiger Ausgleich 23, 45
Stichprobe 38, 83, 221
Stichprobenentnahme 145
Stichprobenmittelwert 35
Stichprobenschätzwert 38, 82 f., 88
Stichprobenumfang 14, 41, 88 f., 230
Störfaktoren 218, 222
Streifendiagramm 18
Streuung innerhalb, zwischen 116
Streuungskomponenten 117, **125 f.**
Streuungsmaße 36
Streuungsparameter 28
Streuungszerlegung 117, 206
Strichliste 13 ff.

studentisierte Variationsbreiten 162, 168
Student-Newman-Keuls-Test 165
Stufen-Mittelwert 120
Summe der Abweichungsquadrate 37, 126
symmetrischer Versuchsaufbau 221
Summenhäufigkeiten 25
Summenhäufigkeits-Polygon 25
Summenkurve 25, 80

„Tab"-Werte 94f.
Tafel der Varianzanalyse 127, 140
Test
 –, Bartlett- 149
 –, χ^2-Anpassungs- 105
 –, χ^2-Homogenitäts- 108
 –, F_{max}- 147
 –, Friedman 183
 –, F- 100
 –, GD- 155
 –, Grenzdifferenzen- 155
 –, Grenzvariationsbreite- 167
 –, GV- 167
 –, H- 178
 –, Kruskal-Wallis- 178
 –, LSD- 155
 –, LSR- 167
 –, Nemenyi- 182
 –, Newman-Keuls- 164
 –, NK- 164
 –, Scheffé- 171
 –, SNK- 164
 –, SQZ-Zerlegung 159
 –, Students t- 95ff.
 –, Student-Newman-Keuls- 164
 –, t- 95ff.
 –, Tukey- 170
 –, U- 101
 –, Varianzquotienten- 100
 –, Wilcoxon-Wilcox 186
Test-Statistik 92
Test-Theorie 82ff.
theoretisch vermuteter Wert 95, 200
Transformationen 63, **71ff.**, 146, 207
Treffgenauigkeit 214
Tukey-Test 169ff.
t-Test 94, 97, 99, 171
t-Test (nach Varianzanalyse) 154
t-Wert 95, 111

unabhängig i.S.d. Wahrsch.Rechnung 59, 92, 108, 124, 135, 145f.
unabhängige Merkmale (Variable) 49, **54**, 83, 191
unabhängige Stichproben 96f., 182
ungeplanter multipler t-Test 162
ungeplanter multipler Vergleich 177
ungeplanter Mittelwertvergleich 161
ungeplanter Vergleich 152
unteres Quartil 34, 40
Untersuchungsbereich 66
unverbunden 98
unverbundene Stichproben 177
Urliste 11
U-Test **101ff.**, 178, 182
U-Werte 101

Validität 5
Variabilitätsursache 113
Varianz **37**, 42, 100
Varianzanalyse 113
 – bei Ordinalskalierung 177
 –, einfache 127, 178, 183
 –, einfaktorielle 127, 178, 183
 –, Friedmans Rang- 183
 –, Kruskal-Wallis Rang- 178
 –, Modell I 127ff.
 –, Modell II 173
 –, zweifache, mit Wdh. 136ff.
 –, zweifache, ohne Wdh. 141ff., 185
 –, zweifaktorielle 130
Varianzkomponenten 117, 134, 174
Varianzquotienten-Test 100, 129
Variationsbreite 11, **39**, 162
Variationskoeffizient **38f.**, 193, 227
verbunden 185
verbundene Stichproben 97f., 177, 183ff., 187
Vergleich mehrerer Mittelwerte 116
Verhältnisskala 7
vermengt 115
Vermengung 226
Verschlüsselung 221
Versuchsfehler 113
Versuchsplanung 89, **212ff.**
„Vers"-Werte 94f.
Verteilung der Einzelwerte 110
Verteilung der Mittelwerte 110
verteilungsfrei 101
Verteilungsgebirge 44ff.

verteilungsgebunden 101, 171
Verteilungstypen 24
Vertrauensbereich 42, **109f.**, 190
Verzerrung 71
vollkommene Korrelation 49
Vorhersage 66, 190

wahrer Mittelwert 38, 88, 121, 191
wahre Werte **82f.**, 88
Wahrscheinlichkeitsnetz 79, **80f.**, 146
wechselseitige Abhängigkeit 52
Wechselwirkungen 130ff.
Wendepunkt 41
Wiederholungen **119**, 215
Wilcoxon-Test für Paardifferenzen **103f.**, 186
Wilcoxon-Wilcox-Test 183, **186ff.**
Wirksamkeit 102
Wirtschaftlichkeit 221, 226
Wölbung 25
W-Wert 103

X-Wert
–, fest vorgegeben 193
–, mit Fehler 193
–, ohne Fehler 193
–, zufällig 183

Y-Achsenabschnitt 65, 190

Zehner-Logarithmus 72f.
Zeilenanzahl 59
Zeilensumme 137
Zellbesetzung, mehrfache 136
zentrale Tendenz 30
Zentralwert 26, 32ff.
Zerlegung der Varianz 119, 126
Zerlegung von SQZ **157**, 170
zufällig 92, 216
zufälliger Effekt **115ff.**, 124, 173
Zufallsvariabilität 113
Zufallszahlen 216
Zufallszuteilung 146, **216**, 240
zulässige Vergleiche 159
Zusammenfassung von Klassen 107
Zusammenhang 47, 51, 109
Zweier-Logarithmus 72
zweifaktoriell 130, 185
zweifaktorielle Varianzanalyse 130ff., 176
zweigipflig 16
zweiseitig 91
z-Wert 102

Auswahl englischer Fachausdrücke

absolute frequency	absolute Häufigkeit
analysis of variance	Varianzanalyse, Streuungszerlegung
arithmetic mean	arithmetischer Mittelwert
at random	zufällig
average	Mittelwert (auch Medianwert), Durchschnitt
bar diagram	Stabdiagramm
bell-shaped curve	Glockenkurve
beta error	Fehler 2. Art (β-Fehler)
between groups	zwischen den Gruppen
biased	mit einem systematischen Fehler behaftet
bias	Bias, systematischer Fehler
by chance	zufällig
cases	Fälle
cell frequency	Klassenhäufigkeit
chi-square	Chi-Quadrat
class frequency	Klassenhäufigkeit
class mark	Klassenmitte
cluster	Klumpen
columns	Spalten
confidence belt	Konfidenzbereich, Konfidenzgürtel, Vertrauensbereich
confidence interval	Konfidenzintervall, Vertrauensintervall
confidence region	Konfidenzbereich
continuous	stetig
count	Anzahl
critical region	kritischer Bereich, Verwerfungsbereich
critical value	kritischer Wert
cumulative frequency	Summenhäufigkeit
degrees of freedom (df)	Freiheitsgrade (FG)
dependent	abhängig
design of experiment	Planung eines Experiments, Versuchsplanung
distribution free	verteilungsfrei
distribution function	Verteilungsfunktion
dosis-mortality curve	Dosis-Wirkungskurve
equation	Gleichung
error of first (second) kind	Fehler 1. (2.) Art, α (β)-Fehler
error of observation	Meßfehler, Beobachtungsfehler
error	Fehler
estimate	Schätzung, Schätzwert, auch Schätzfunktion
excess	Exzeß, Steilheit, Wölbung
expectation	Erwartungswert, Mittelwert

explained	erklärt
factorial	Fakultät, faktoriell
finite population	endliche Grundgesamtheit
fixed effects model	Modell mit festen Effekten
frequency polygon	Häufigkeitspolygon
frequency ratio	relative Häufigkeit
F-distribution	F-Verteilung
goodness of fit	Güte der Anpassung
grouping	klassifizieren, gruppieren
GAUSS distribution	GAUSS-Verteilung, Normalverteilung
independent	unabhängig
interactions	Wechselwirkungen
intercept	Schnittpunkt mit der Y-Achse
kurtosis	Exzeß, Steilheit, Wölbung
latin square	Lateinisches Quadrat
least squares method	Methode der kleinsten Quadrate
level	Niveau
marginal distribution	Randverteilung
mean	Mittelwert
mode	Dichtemittel, Modalwert
mutually exclusive events	sich gegenseitig ausschließende Ereignisse
nonparametric methods	nichtparametrische Methoden, verteilungsunabhängige Methoden
nonsense correlation	Scheinkorrelation
normal equations	Normalgleichungen
observation	Beobachtung
one-tailed test	einseitiger Test
order statistics	Rangzahlen
outlier	Ausreißer
percent	Prozent
pie chart	Kreisdiagramm
pooling of classes	Zusammenfassung von Klassen
population	Grundgesamtheit
probability	Wahrscheinlichkeit
probability paper	Wahrscheinlichkeitsnetz
random effects model	Modell mit zufälligen Effekten, Modell II
random error	Zufallsfehler, statistischer Fehler
random event	Zufallsereignis
random sample	Zufallsstichprobe
range	Spannweite, Variationsbreite
rank correlation	Rangkorrelation
ratio	Verhältnis, Wert
reject	verwerfen
relative frequency	Relative Häufigkeit
residual	Fehlerstreuung
rows	Zeilen
sample	Stichprobe
sample mean	Mittelwert der Stichprobe
sample size	Stichprobenumfang
significance level	Signifikanzniveau

sign	Vorzeichen
skewness	Schiefe
slope	Steigung
space	Raum
standard deviation	Standardabweichung
standard error	mittlerer Fehler
statistic	Maßzahl
subset	Untermenge, Teilmenge
sum of squares (ss)	Summe der quadratischen Abweichungen (SQ)
Student's distribution	t-Verteilung von Student
tail	Schwanz einer Verteilung
tally chart	Strichliste
tie	Bindung
trial	Zufallsexperiment
two-tailed test	zweiseitiger Test
type I error	Fehler 1. Art, α-Fehler
unbiased	frei von systematischen Fehlern, erwartungstreu
value	Wert
variance ratio distribution	F-Verteilung
weighted average	gewogenes Mittel
within groups	innerhalb der Gruppen

L. Sachs

Angewandte Statistik
Statistische Methoden und ihre Anwendungen

Zugleich 6., neubearbeitete Auflage der
„Statistischen Auswertungsmethoden"
6. Auflage. 1984. XXIV, 552 Seiten
Broschiert DM 68,-. ISBN 3-540-12800-X

Inhaltsübersicht: Einleitung. - Einführung in die Statistik. - Vorbemerkungen. - Statistische Entscheidungstechnik. - Die Anwendung statistischer Verfahren in Medizin und Technik. - Der Vergleich unabhängiger Stichproben gemessener Werte. - Weitere Prüfverfahren. - Abhängigkeitsmaße: Korrelation und Regression. - Die Auswertung von Mehrfeldertafeln. - Varianzanalytische Methoden. - Benutztes Schrifttum und weiterführende Literatur. - Übungsaufgaben. - Eine Auswahl englischer Fachausdrücke. - Namenverzeichnis. - Sachverzeichnis.

L. Sachs

Statistische Methoden
5., neubearbeitete Auflage. 1982. 5 Abbildungen, 25 Tabellen, 1 Klapptafel. XIII, 124 Seiten
Broschiert DM 14,-. ISBN 3-540-11762-8

Inhaltsübersicht: Grundlagen und Ziele statistischer Methoden. - Mittelwerte und Variabilität, unklassifizierte Beobachtungen. - Häufigkeitsverteilung und Summenhäufigkeitsverteilung. - Normalverteilung. - Vertrauensbereiche. - Statistische Tests. - Wieviel Beobachtungen werden benötigt? - Korrelation und Regression. - Anhang: Schnellverfahren für den Vergleich mehrerer Mittelwerte. - Schlußbemerkung. - Weiterführende Literatur. - Zum Gebrauch der Klapptafel. - Zur Schnellinformation: Sachverzeichnis mit Abschnittsnummern. - Sachverzeichnis (mit Seitenzahlen). - Kurztabellen: t und χ^2-Verteilung. - Klapptafel.

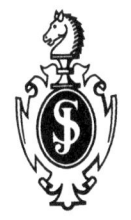

Springer-Verlag
Berlin
Heidelberg
New York
Tokyo

P. J. Russell

Genetik

Eine Einführung

Übersetzt aus dem Englischen von K. Wolf

1983. 262 Abbildungen. X, 236 Seiten
DM 42,–. ISBN 3-540-12063-7

Inhaltsübersicht: Das genetische Material. – Erbmaterial und Chromosomenaufbau. – DNA-Replikation bei Prokaryonten. – DNA-Replikation und der Zellzyklus bei Eukaryonten. – Mitose und Meiose. – Mutation, Mutagenese und Selektion. – Transkription. – Proteinbiosynthese (Translation). – Der genetische Code. – Phagengenetik. – Bakteriengenetik. – Rekombinierte DNA. – Genetik der Eukaryonten: Die Mendelschen Regeln. Meiotische Analyse bei Diploiden. Pilzgenetik. Ein Überblick über die Humangenetik. – Extrachromosomale Genetik. – Biochemische Genetik (Genfunktion). – Genregulation bei Bakterien. – Regulation der Genexpression bei Eukaryonten. – Populationsgenetik. – Sachverzeichnis.

Dieses reich illustrierte Buch gibt eine kurze, umfassende und leicht faßliche Einführung in alle Teilgebiete der Genetik, wobei es neben Grundwissen auch Einblick in moderne Arbeitstechniken vermittelt. Der Einstieg erfolgt durch die molekulare Genetik, deren Befunde zum Verständnis der daran anschließenden klassischen Genetik beitragen. Besonderes Schwergewicht liegt dabei nicht auf der Vermittlung von Tatsachen, sondern auf deren experimenteller Ableitung.

Zahlreiche Abbildungen ergänzen und vertiefen die Aussagen im Text und tragen zu einem besseren Verständnis bei. Außerdem regen ausführliche Literaturangaben am Ende der Kapitel zum Weiterstudium an. Diese Vorzüge machen das Buch zu einem wertvollen Hilfsmittel für Biologie- und Medizinstudenten der ersten Semester, ebenso wie für Dozenten und Lehrer bei der Unterrichtsvorbereitung.

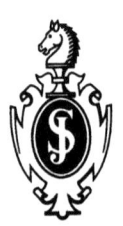

Springer-Verlag
Berlin
Heidelberg
New York
Tokyo

MIX
Papier aus verantwortungsvollen Quellen
Paper from responsible sources
FSC® C105338

If you have any concerns about our products,
you can contact us on
ProductSafety@springernature.com

In case Publisher is established outside the EU,
the EU authorized representative is:
**Springer Nature Customer Service Center GmbH
Europaplatz 3, 69115 Heidelberg, Germany**

Printed by Libri Plureos GmbH
in Hamburg, Germany